伤寒六经辨证法

伤寒六经辨证法，在辨证和治疗方面，都有非常完整的系统性和系列性。

系统性，是指数百个伤寒的具体证候，因为病位和病性的同一性，被归纳为六个病理阶段，即六经。这六经又因为同一的病因，共同构成了一个完整的伤寒病理发展变化过程。

在这个过程中，伤寒六经各病理阶段过程中的若干具体证候之间，形成的纵向病理关系，就构成了六经辨证的系统性。

系列性，则是说这数百个伤寒的具体证候，因为病理趋势的特殊性相互区别，又因为病因的同一性被组织成一个伤寒证候系列。再根据病性的相同性，它们又被分为阴性证系列和阳性证系列。更进一步，由于病位病性的同一性，它们形成了六经证的系列性。

六经各症状之间的横向病理关系，构成了六经辨证法的系列性。从系列性角度看，伤寒过程根据器官功能的盛衰，被分为阴证和阳证两大类证候。

人体层面之阴阳		
阳（太阳）	阳（少阳）	阳（阳明）
阴（少阴）	阴（厥阴）	阴（太阴）

阴证和阳证再依据表、里、气机等病位进一步细化为六经。在每一经中，又根据不同的病理趋势，分为多个具体的症状。

"半表半里证"的含义是疾病并非完全在表（外部）或完全在里（内部），而是邪气同时存在于表的部位和里的部位。这是在外感疾病中，病邪从外部侵入并逐渐向内发展的一个阶段。

《伤寒论》常用药

桂枝、芍药、甘草、生姜、大枣、葛根、麻黄、附子、杏仁、知母、石膏、粳米、人参、白术、茯苓、干姜、大黄、芒硝、半夏、黄芩、黄连、柴胡、细辛、五味子、厚朴、猪苓、泽泻、栀子、香豉、枳实、胶饴、桃仁、龙骨、牡蛎、蜀漆、水蛭、虻虫、葶苈子、甘遂、栝蒌实、栝蒌根、桔梗、巴豆、贝母、芫花、大戟、赤石脂、太一禹余粮、旋复花、代赭、瓜蒂、赤小豆、阿胶、麦门冬、麻仁、滑石、食蜜、茵陈蒿、吴茱萸、黄柏、连翘、生梓白皮、鸡子

4.另煎

贵重药材为了充分煎出其有效成分，应单独另外煎煮2~3小时。煎出的药液可以单独服用，也可以与其他药材的煎液混合后服用。如：人参、羚羊角、鹿茸。

5.烊化

胶类药物以及黏性大且易溶解的药物，为了避免在煎煮时粘锅或黏附其他药物影响整体的煎煮效果，可以先单独用水或黄酒将这些药物加热溶化，也就是"烊化"。之后，可以用已经煎好的药液来冲服这些烊化后的药物，或者将它们放入其他已经煎好的药液中，再次加热烊化后服用。如：阿胶、鹿角胶、鳖甲胶、蜂蜜。

6.冲服

（1）贵重药材的用量通常较少，为了防止药材散失，通常会将这些药材研成细末，制成散剂。使用时，用温开水或药液冲服即可。如：麝香、牛黄、蛤蚧。

（2）在某些情况下，根据病情的需要，将某些药材研成散剂冲服能够提高药效。如：三七、乌贼骨、瓦楞子、延胡索。

（3）对于高温容易破坏药效或有效成分难溶于水的药物，通常不会直接煎煮。如：雷丸、鹤草芽。

（4）一些液体药物，由于它们的特性，不适合直接煎煮。如：竹沥汁、藕汁、鲜地黄汁。

7.泡服

有效成分易溶于水或久煎容易破坏药效的药物，用少量开水加盖浸泡，半小时后去渣即可服用。如：藏红花、胖大海。

8.煎汤代水

（1）有些药物如果和其他药物一起煎煮，容易使煎液变得混浊，难以服用。可以先单独煎煮它们，然后取其上清液代替水来煎煮其他药物。例如：灶心土。

（2）质轻、用量多、体积大、吸水量大的药物。如：丝瓜络、玉米须。

六、挤

煎中药后，直接丢弃药渣是不科学的。药渣呈饱和状态，含大量有效成分，特别是疏松、吸水药物。如：白茅根、芦根、鱼腥草等。为保留药效，药渣在丢弃前应挤汁。

黄、猪肤、葱白、猪胆汁、乌梅、蜀椒、通草、葽蕤、天门冬、白头翁、秦皮、商陆根、海藻、竹叶。

六经病的治则

六经病证的治疗原则，总的来说，主要分为两个方面：扶正和祛邪。当疾病在三阳经时，通常表现为邪气较浅而正气较盛，此时治疗应以攻邪为主。例如，太阳病适合采用解表发汗的方法；阳明病则需要清泄体内的热邪；少阳病则侧重于和解表里，使内外平衡。

当疾病发展至三阴经时，邪气较为旺盛而正气相对衰弱，此时治疗应以扶正为主。例如，太阴病的治疗应注重温中祛寒；少阴病则需要扶助阳气并培育阴液；厥阴病的治疗原则是，对于热证要清热，对于寒证要温阳。

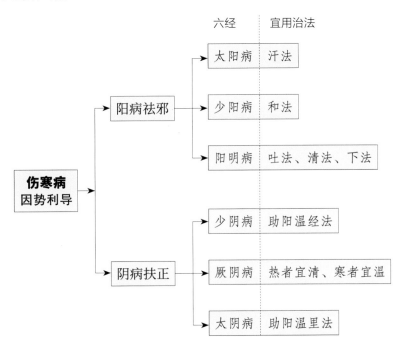

太阳经的疾病即太阳病，是外感病的初期阶段。由于风寒外邪侵袭人体的肌表，所以出现恶寒发热、头项强痛、脉浮等症状。病性属阳，病位在表，所以又称为表证，营卫不和是其病理特点。太阳病可分为太阳病症、太阳病兼变证、太阳病类似证等。太阳病以表证为主，辛温发汗解表是总的治疗原则。

四、泡

使用凉水来浸泡药材，这样熬煮时药物成分能更快地溶出。如果使用热水浸泡，药材表面可能会形成一层保护膜，阻碍药物成分的有效释放。另外，过热的水还可能使某些药物成分氧化，影响药效，从而影响治疗效果。因此，在首次煎煮前，建议将药材用凉水浸泡30分钟。如果是以种子、果实为主的药物，建议浸泡1小时。

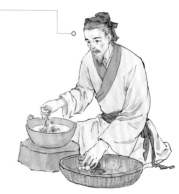

浸泡药材

五、煎

由于药物的特性和治疗用途不同，古代煎中药分为以下八种特殊的方法。

1. 先煎

（1）有些金石、矿物、介壳类药物的有效成分不容易溶于水，所以应该打碎后先煎。先煎煮20~30分钟，然后再加入其他药物，这样可以帮助有效成分更好地溶解出来。如：磁石、代赭石、生石膏、寒水石、紫石英、牡蛎、珍珠母、石决明、紫贝齿、龟甲。

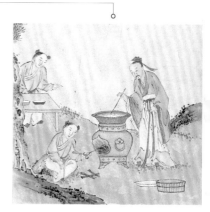

煎药图（局部）
明代《本草品汇精要》

（2）对于毒副作用较强的药物，应该先煎45~60分钟后再加入其他药物。长时间的煎煮可以降低这些药物的毒性，确保用药安全。如：附子、乌头。

2. 后下

（1）气味芳香的药物，如果长时间煎煮，其有效成分容易挥发，从而降低药效。因此，这类药物需要在其他药物煮沸后5~10分钟再放入。如：薄荷、香薷、木香、砂仁、沉香、白豆蔻。

（2）有些药物如果长时间煎煮会破坏其有效成分。如：钩藤、大黄。

3. 包煎

以下特点的药物，需要用纱布袋将它们装好，再与其他药物一同煎煮。

（1）那些黏性强、粉末状的药物，防止加热时发生焦化或煳化，防止药液变得混浊，故需包煎。如：蛤粉、滑石。

（2）细小种子、花粉类和药物细粉，防止不易与水充分接触而在水的表面，故需包煎。如：车前子、蒲黄等。

（3）带有绒毛的药物，防止绒毛脱落混入药液刺激咽喉而引发咳嗽，故需包煎。如：旋覆花。

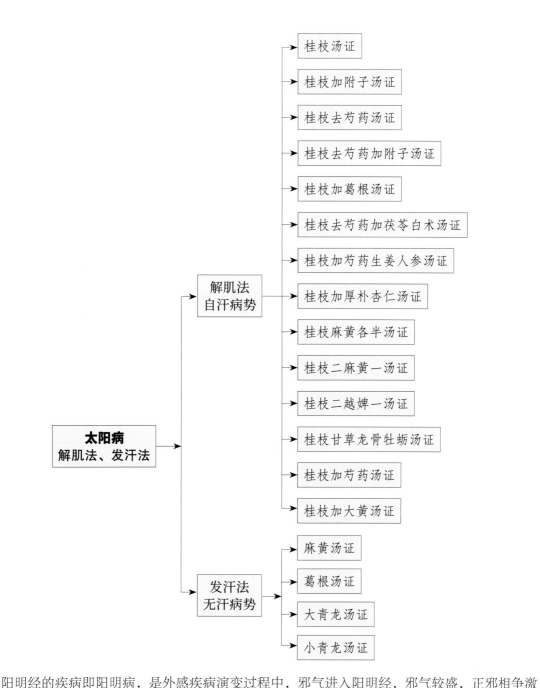

　　阳明经的疾病即阳明病，是外感疾病演变过程中，邪气进入阳明经，邪气较盛，正邪相争激烈的阶段。以内热炽盛、津伤化燥为主要特征。病性为热、实，病位为里。阳明病大体可分为热证与实证两类，治疗法则以祛邪为主，主要治法为吐法、清法、下法，主要方剂有白虎汤、大承气汤等。

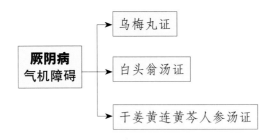

厥阴病
气机障碍 → 乌梅丸证
→ 白头翁汤证
→ 干姜黄连黄芩人参汤证

中药煎熬的方法

一、煎药器具

煎中药时，选择合适的器具很重要。砂锅和瓦罐是最佳选择，因为它们升温慢、受热均匀，能够最大限度地保留药效，使药物更好地发挥作用。随着科技的进步，现在有了电煎药壶，它能设定时间和火力，甚至能自动断电，让煎药变得更加方便。

需要注意的是，由于铜、铁、铝锅在加热时容易与药物发生化学反应，不仅影响药效，还可能会产生有害物质，因此这些材料制成的锅不适宜用来煎中药。

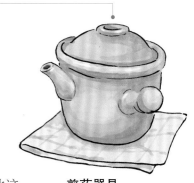

煎药器具

二、水

煎中药时，务必选用清洁的水，比如纯净水、自来水。如果选用自来水，建议提前静置数小时，这样可以让水中的杂质沉淀，使水质更为清澈。但是不要直接用热水或者开水。在煎煮中药时，添加水量以没过药物表面的3～5厘米为宜。

三、火

针对大多数中药，煎时要先以武火为主，煮沸后再改用文火慢慢熬煮。根据药物性能选择文火或武火：①解表药、清热药、芳香药用武火短时间煎煮；②补养药用文火长时间煎煮；③附子、乌头等宜长时间煎煮。

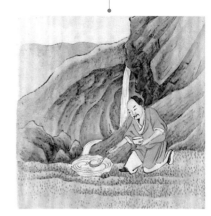

泉水（局部）
明代《本草品汇精要》书影

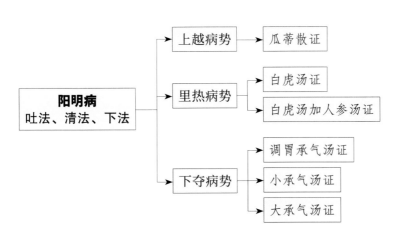

少阳经的疾病即少阳病，是外感疾病演变过程中，邪气由表入里的中间阶段。外邪进入少阳经，导致枢机不利，肝胆郁火，可以出现口苦、咽干、目眩、往来寒热、胸胁苦满等症状。病位在半表半里，病性属热。少阳病治疗以和解为主，小柴胡汤是治疗少阳病的代表方剂。

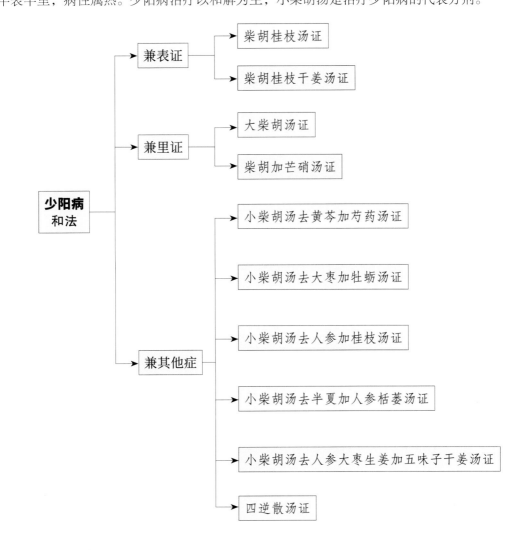

太阴经的疾病即太阴病，是三阴疾病的初始阶段，机体的抗病能力衰退，脾气、脾阳逐渐虚弱，寒湿内盛，出现腹满时痛、呕吐、食不下、自利益甚等症状。病性属阴，病位为里，是虚寒证。温法是治疗太阴病的主要方法，理中汤是治疗太阴经疾病的代表方剂。

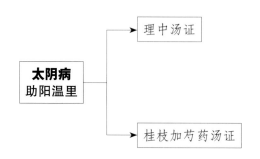

少阴经的疾病即少阴病，是外感疾病发展过程中的较为危重的阶段，机体抗病能力明显衰退，心肾两脏虚衰，出现脉微细、但欲寐的症状。病性属阴、寒、虚，病位为里。少阴病可分为寒化、热化两大类。寒化的治疗法则为温补，治疗代表方剂为四逆汤；热化的治疗法则是育阴清热，治疗代表方剂为黄连阿胶汤。

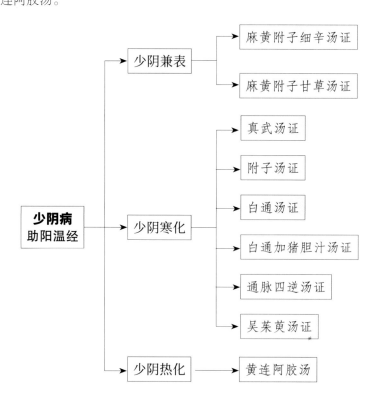

厥阴经是六经的最后一经，厥阴经的疾病是正邪交争的后期阶段。厥阴经的疾病即厥阴病，因病邪深入厥阴，阴寒极盛的同时有阳气来复的机制，所以厥阴病常常是阴中有阳，临床表现为寒热错杂。厥阴经疾病的治则为寒热并用，乌梅丸为代表方剂。

图解

伤寒论

〔汉〕张仲景 著

冯宇 王茂云 编译

河北科学技术出版社
·石家庄·

"专家编译（编著）典藏图解系列"审校委员会

（排名不分先后）

张仲景《伤寒杂病论》原序

余每览越人入虢之诊，望齐侯之色，未尝不慨然叹其才秀也。怪当今居世之士，曾不留神医药，精究方术，上以疗君亲之疾，下以救贫贱之厄，中以保身长全，以养其生；但竞逐荣势，企踵权豪，孜孜汲汲，惟名利是务，崇饰其末，忽弃其本，华其外而悴其内，皮之不存，毛将安附焉？卒然遭邪风之气，婴非常之疾，患及祸至，而方震栗，降志屈节，钦望巫祝，告穷归天，束手受败。赍百年之寿命，持至贵之重器，委付凡医，恣其所措。咄嗟呜呼！厥身已毙，神明消灭，变为异物，幽潜重泉，徒为啼泣。痛夫，举世昏迷，莫能觉悟，不惜其命，若是轻生，彼何荣势之云哉？而进不能爱人知人，退不能爱身知己，遇灾值祸，身居厄地，蒙蒙昧昧，蠢若游魂。哀乎，趋世之士，驰竞浮华，不固根本，忘躯循物，危若冰谷，至于是也。

余宗族素多，向余二百，建安纪年以来，犹未十稔，其死亡者，三分有二，伤寒十居其七。感往昔之沦丧，伤横夭之莫救，乃勤求古训，博采众方，撰用《素问》《九卷》《八十一难》《阴阳大论》《胎胪药录》，并《平脉辨证》，为《伤寒杂病论》，合十六卷，虽未能尽愈诸病，庶可以见病知源，若能寻余所集，思过半矣。

夫天布五行，以运万类，人禀五常，以有五藏，经络府俞，阴阳会通，玄冥幽微，变化难极。自非才高识妙，岂能探其理致哉？上古有神农、黄帝、岐伯、伯高、雷公、少俞、少师、仲父，中世有长桑、扁鹊，汉有公乘、阳庆及仓公，下此以往，未之闻也。

观今之医，不念思求经旨，以演其所知，各承家技，终始顺旧。省疾问病，务在口给。相对斯须，便处汤药，按寸不及尺，握手不及足，人迎趺阳，三部不参，动数发息，不满五十，短期未知决诊，九候曾无仿佛，明堂阙庭，尽不见察，所谓窥管而已。夫欲视死别生，实为难矣。孔子云："生而知之者上，学则亚之，多闻博识，知之次也。"余宿尚方术，请事斯语。

宋刻《伤寒论》序

夫伤寒论，盖祖述大圣人之意，诸家莫其伦拟，故晋皇甫谧序《甲乙针经》云："伊尹以元圣之才，撰用《神农本草》，以为《汤液》；汉张仲景论广《汤液》，为十数卷，用之多验；近世太医令王叔和，撰次仲景遗论甚精，皆可施用。"是仲景本伊尹之法，伊尹本神农之经，得不谓祖述大圣人之意乎？

张仲景，《汉书》无传，见《名医录》云："南阳人，名机，仲景乃其字也。举孝廉，官至长沙太守。始受术于同郡张伯祖，时人言，识用精微过其师。所著论，其言精而奥，其法简而详，非浅闻寡见者所能及。"自仲景于今八百余年，惟王叔和能学之，其间如葛洪、陶景、胡洽、徐之才、孙思邈辈，非不才也，但各自名家，而不能修明之。

开宝中，节度使高继冲，曾编录进上，其文理舛错，未尝考正；历代虽藏之书府，亦缺于仇校。是使治病之流，举天下无或知者。

国家诏儒臣校正医书，臣奇续被其选。以为百病之急，无急于伤寒，今先校定张仲景《伤寒论》十卷，总二十二篇，证外合三百九十七法，除复重，定有一百一十二方，今请颁行。

太子右赞善大夫臣　　高保衡
尚书屯田员外郎臣　　孙　奇
尚书司封郎中秘阁校理臣　林亿等　谨上

凡　例

《伤寒论》成书年代为汉代，其所用剂量单位为汉代度量衡，与现代公制度量衡不同。为避免临床中医师在临证用药过程中用错剂量，现将汉代度量衡和现代公制度量衡进行换算，临床中医师可参考应用。

1. 关于质量

柯雪帆等根据大量出土的秦汉铜铁权及现存与中国历史博物馆的东汉"光和大司农铜权"进行实测，东汉1两为15.625克，1斤为250克，由此得出以下质量换算结果：

1斤＝250克，1两＝15.625克，1分＝3.906克，1铢＝0.651克。

2. 关于容量

根据现藏于上海博物馆的商鞅铜方升实测容量等可以基本肯定，东汉1升为现代公制的200ml，1合为现代公制的20ml。

另外，1方寸匕的容量约为5ml；尚未见对钱匕的可靠考证，从《伤寒论》用药来看，钱匕当小于方寸匕。

3. 关于长度

东汉承新莽之制，根据对新莽尺的测量，可按1尺为23cm计算，1寸为2.3cm。

4.《伤寒论》中件数计算的药物重量

中等附子1枚为10~15克，大者1枚为20~30克；杏仁50枚为15克；桃仁50枚为15克；瓜蒌中等者1枚为60~80克；栀子14个为7克；乌梅300枚为680克；石膏鸡子大为56克。

目录

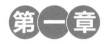

辨脉法

脉象分阳脉和阴脉，阳脉为有余之脉，包括大、浮、数、动、滑等；阴脉为不足之脉，包括沉、涩、弱、微等。每种脉象对应相应的证候，根据寸口、关上、尺中三部的脉象大小、浮沉、迟数等判断疾病的演变规律。

问：脉象有阳脉和阴脉的区别，分别指的是什么？

答：一般来说，凡脉象表现为大、浮、数、动、滑一类的，为有余之脉，就属于阳脉；凡脉象表现为沉、涩、弱、微一类的，为不足之脉，就属于阴脉。凡是阴性病证出现阳脉的，多数是正能胜邪，疾病容易痊愈，大多预后良好；凡阳性病证出现阴脉的，大多是正不胜邪，多属危候，预后凶险。

脉象与整体观

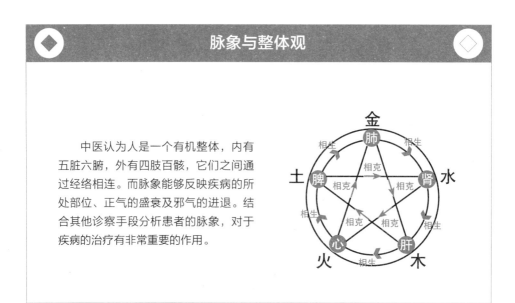

中医认为人是一个有机整体，内有五脏六腑，外有四肢百骸，它们之间通过经络相连。而脉象能够反映疾病的所处部位、正气的盛衰及邪气的进退。结合其他诊察手段分析患者的脉象，对于疾病的治疗有非常重要的作用。

问：阳结证和阴结证的脉象是怎么区分的呢？

答：脉象浮而数，病人能够进食，却排便困难的，为燥实内结，这就叫作阳结证，大约到第十七天病情会加重。脉象沉而迟，病人不能饮食，自觉身体沉重，大便反而硬结的，为阴寒内结，这就叫作阴结证，大约到第十四天病情会加重。

问：有一种病证，病人先是恶寒，之后又出现发热，这是什么原因呢？

答：阳脉不足，阴气乘虚上侵阳位，所以出现恶寒；阴脉不足，阳气乘虚陷入阴中，所以出现发热。

问：什么叫阳不足？

答：以脉为例，假如寸口脉象弱，就是阳不足，阴气乘虚上侵阳位，就会出现像凉水洒在身上一样恶寒的感觉。

问：什么叫阴不足？

答：如果尺部脉象弱，就是阴不足，阳气乘虚陷入阴中，所以就会出现发热。如果病人寸脉浮，尺脉弱，是阳气浮于外、阴血虚于内的表现。卫阳衰弱不能固外，就会汗出如流珠；阴血亏虚不能濡养筋脉，就会出现筋脉挛急。脉象以沉为主的，是营气虚衰。对于营气虚衰的病人，如果再用烧针等温法治疗，就会更伤营阴，而阳热更盛，最终导致气血留滞，出现再次发热、心烦不安和躁扰不宁等变证。

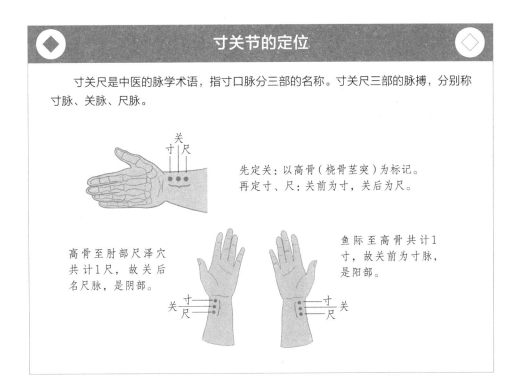

寸关节的定位

寸关尺是中医的脉学术语，指寸口脉分三部的名称。寸关尺三部的脉搏，分别称寸脉、关脉、尺脉。

先定关：以高骨（桡骨茎突）为标记。
再定寸、尺：关前为寸，关后为尺。

高骨至肘部尺泽穴共计1尺，故关后名尺脉，是阴部。

鱼际至高骨共计1寸，故关前为寸脉，是阳部。

诊脉的方法

按脉时，手指应略呈弓形倾斜，与受诊者体表呈45°左右为宜，指目（指尖隆起处）对脉脊。常用指法介绍于下。

举法：用较轻的指力，按在寸口脉搏动的部位。

按法：用较重的指力，甚至按到筋骨体察脉象的方法。

寻法：切脉时指力从轻到重，或从重到轻，左右推寻，调节最适当指力的方法。

总按：三指同时稍用力诊脉的方法。

单按：一个手指诊察一部脉象的方法。

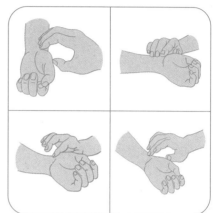

脉象浮盛有力，就像遮盖车子的车盖一样，是阳气偏胜所致，叫作阳结脉。

脉象连绵不断，就像触摸强直的长竿一样，是阴气偏胜所致，叫作阴结脉。

脉象轻浮泛泛于上，就像肉汤上漂浮的油脂一样，这是阳气衰微的表现。

脉象极其细小，就像蜘蛛丝一样，这是阴气衰微的表现。

脉象连绵软弱无力，且越来越细，好像倾倒漆时漆向下流淌的状态，这是失血过多，血脉空虚的表现。

脉象按之跳动缓慢，时而停止，后而又能恢复跳动的，叫作结脉。脉象按之跳动较快，时而停止，后而又能恢复跳动的，叫作促脉。促脉是阳盛所致，结脉是阴盛所致，这些都属于病态的脉象。

阴阳之气相互搏结，脉气不能贯通三部，就会形成动脉。数脉见于寸部，为阳虚失于固摄，则汗出；数脉见于尺部，为阴虚阳盛，则发热。如果只在关部见到数脉、上下无头无尾、豆粒大小并摇动不定的，这就叫动脉。

寸部脉象浮大而柔软，尺部脉象也是浮大而柔软，寸脉与尺脉相等同的，这是阴阳平和的表现，叫作缓脉，是正常人的脉象表现。

脉象浮而紧的叫作弦脉。弦脉的感觉如同弓弦一样端直，按下去也不移动；而紧脉就像转紧的绳索一样，按下去旋转不定。二者可以以此来区别。

脉象弦而无力是阳气衰微的表现；大而无力即芤脉，是血虚的表现。阳气衰微则阴寒内盛，脉象见芤脉为血脉空虚，里寒与血虚相搏结，在脉象就表现为弦芤并见，这就叫革脉。如果妇女见革脉，多主流产或崩漏下血；如果男子见革脉，多主失血或遗精滑精。

 脉象的特点

名称	脉象
阳结脉	浮盛有力，就像蒙蔽车子的车盖一样
阴结脉	连绵不断，就像触摸强直的长竿一样
结脉	跳动缓慢，时而停止，后而又能恢复跳动
促脉	跳动较快，时而停止，后而又能恢复跳动
动脉	只在关部见到，脉象数、上下无头无尾、豆粒般大小、摇动不定的
缓脉	寸部脉象浮大而柔软，尺部脉象也是浮大而柔软，寸脉与尺脉相等同的脉象，这是阴阳平和的表现
弦脉	脉象浮而紧，如同弓弦一样端直，按下去不移动
紧脉	紧脉就像转紧的绳索一样，按下去旋转不定
芤脉	脉象大而无力
革脉	阳气衰微则阴寒内盛，脉象见芤脉为血脉空虚，里寒与血虚相搏结，在脉象就表现为弦芤并见

问：有的疾病表现为先有寒战，然后汗出，汗出后疾病就能随之痊愈，这是什么道理呢？

答：这种病人的脉象浮而紧，浮紧主表寒证，此时正邪交争，正气欲祛邪外出，所以寒战。当正气充盛足以祛邪外出，邪气不能与正相争，随汗而出，故而人体得愈。

问：有的病人没有寒战就自然随汗出而痊愈，这是什么道理呢？

答：这种病人脉象大而有力且浮数，表明正气不虚，足以祛邪外出，所以知道不寒战就可汗出而痊愈。

问：有的疾病既不发生寒战，也不见汗出，但是也能自行痊愈，这是什么道理呢？

答：这种病人的脉象多微弱。由于病人曾用过发汗、涌吐或攻下的方法治疗，或曾经失血导致邪气虽然衰退，但是体内津液也受了损伤，无法宣发于体表而出汗。此时只要阴阳之气能够慢慢自我调和，就可以既不发寒战也不出汗而自行痊愈。

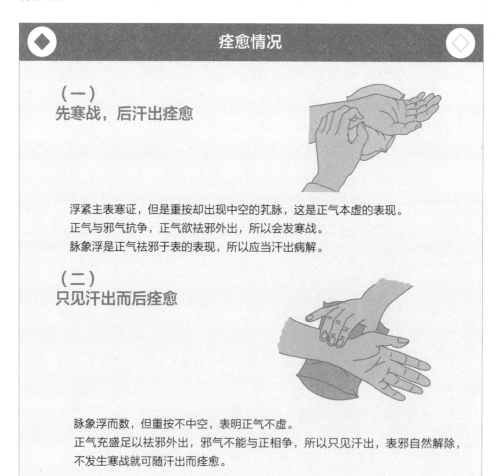

痊愈情况

（一）
先寒战，后汗出痊愈

浮紧主表寒证，但是重按却出现中空的芤脉，这是正气本虚的表现。
正气与邪气抗争，正气欲祛邪外出，所以会发寒战。
脉象浮是正气祛邪于表的表现，所以应当汗出病解。

（二）
只见汗出而后痊愈

脉象浮而数，但重按不中空，表明正气不虚。
正气充盛足以祛邪外出，邪气不能与正相争，所以只见汗出，表邪自然解除，不发生寒战就可随汗而痊愈。

（三）
不发生寒战，
也不见汗出即痊愈

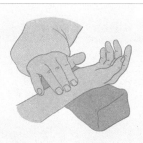

病人曾用过发汗、涌吐或攻下的方法治疗，或曾失血导致邪气虽然衰退，但是体内津液也被损伤，无法宣发于体表面为汗。

平时素体康健之人当得病后只要其阴阳之气能够慢慢自我调和，同样可以既不发寒战也不出汗而自行痊愈。

[注]

发汗法：运用有发汗作用的药物使病人出汗，使表邪随汗而解。汗法有退热、透疹、消水肿、祛风湿等作用。

涌吐法：运用药物的涌吐作用引起呕吐，以排除胃中宿食、毒物及痰涎等病邪的方法，称涌吐法。

攻下法：运用有泻下、攻逐或润下作用的药物，以通导大便、消除积滞、荡涤实热、攻逐水饮和积聚的治疗方法。

问：病人患伤寒三天，脉象浮数而微，身凉而不发热，这是为什么呢？

答：这是疾病将好转的征兆，大概在半夜时分好转。如果病人脉象浮为主，疾病将要好转时，正气祛邪外出，多会伴有全身微微汗出；如果病人脉象数为主，疾病将要好转时，胃气恢复旺盛，大多应能进食；如果脉象以微为主，阳气衰微津液不固，祛除邪气一般伴随大汗出，而后痊愈。

问：诊察疾病时，想要判断是否痊愈，应当依据什么来判断呢？

答：如果寸口、关上与尺中三部的脉象大小、浮沉及迟数相等，即为阴阳平和的脉象。此时即使还有发热畏寒等症状没有解除，病情看似较重，也会预后良好。

病人将会痊愈的脉象

如果寸口、关上与尺中三部的脉象大小、浮沉及迟数几无差别，即为阴阳平和的脉象，根据此种脉象，可以判断出疾病即将痊愈。

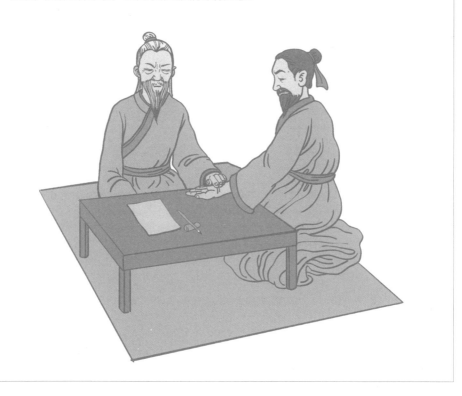

病人在立夏的时候出现洪大脉，这是夏季本来就应该出现的脉象，即本位脉。此时，如果病人苦于身体疼痛沉重的，需要用发汗法治疗；如果第二天身体已经不感到疼痛沉重了，那就不需要再发汗了；如果全身自然汗出连绵不绝的，到第二天症状就会解除。为什么这样说呢？因为立夏见到脉象洪大，就是夏令的本位脉。脉象应时表示正气充足，能够顺应时令变化，所以自然痊愈。其他季节的脉象也可以此类推。

问：怎样根据疾病发病的时间来预知疾病痊愈的时间呢？

答：如果是半夜发病，大部分人在第二天中午就可以痊愈；如果是中午发病，到了当天半夜多半会痊愈。为什么这样说呢？因为中午为阳，半夜为阴，中午得病半夜解除的，是因为阳性病得到了阴气的调和；半夜得病，第二天中午痊愈的，是因为阴性病得到了阳气的调和。

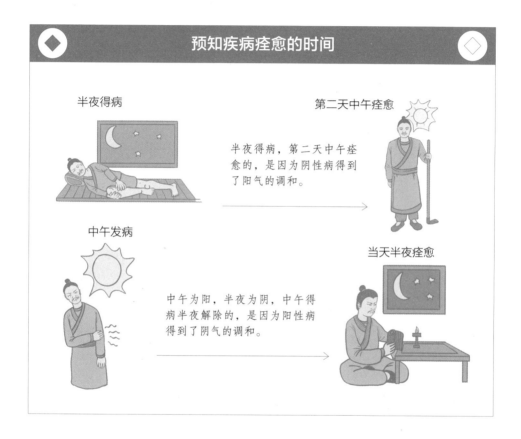

寸口脉象浮说明疾病在表，脉象沉说明疾病在里，脉象数是疾病在腑，脉象迟是疾病在脏。假如诊得迟脉，说明患者疾病在脏。

跌阳脉象浮而涩，而少阴脉象正常的，这是疾病在脾，按理当病见腹泻，这是根据什么知道的呢？因为脉象浮大，是气实血虚。现在跌阳脉不是浮大，而是浮涩，可知是脾胃虚弱，所以应当会出现腹泻。这里所说的少阴脉正常，是指少阴脉弦而浮，为少阴经气调和之脉，所以说是少阴脉如常。如果少阴脉滑数，则为热邪内郁湿热下注，应当会出现脓血便。

跌阳脉

跌阳脉又被称为冲阳脉，是三部九候诊法切脉部位之一。属足阳明胃经的经脉，位置在足背胫前动脉搏动处，用以候脾胃。宋代医学家许叔微说"跌阳胃脉定生死，少阴肾脉为根蒂"。

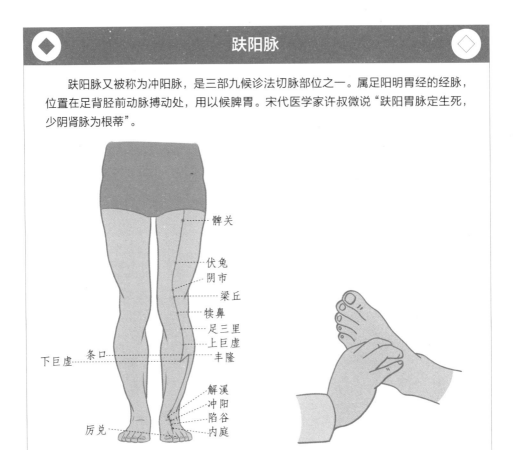

髀关

伏兔
阴市
梁丘
犊鼻
足三里
上巨虚
丰隆

下巨虚　条口

解溪
冲阳
陷谷
内庭

厉兑

寸口脉象浮而紧，浮为风邪袭表，紧为寒邪外束，浮紧同时出现是风寒袭表的表现。风邪易伤卫气，寒邪易伤营气，营卫同时受邪，就会出现骨节剧烈疼痛的症状，这是风寒袭表、经气不舒所致，应当用汗法。

跌阳脉象迟而缓，主胃气调和，是无病之脉。如果跌阳脉象浮而数，可能预示着病人脾胃受到损伤，但这并不是病人原本就脾胃虚弱，而是医生误用攻下法所造成的。误下损脾伤胃，营卫之气内陷，跌阳脉由数变微，但浮脉仍在，由于脾虚运化失常，气滞腹中，所以会出现大便硬结，腹胀得嗳气略减的症状；脉仍浮提示邪气独留于胃中，所以即使腹中饥饿也没有食欲，同时伴随潮热、口渴等症状。只有当数脉转为迟缓，跌阳、寸口脉象皆恢复正常，病人才会饥饿且能进食，这是脾胃功能恢复正常的表现。如果病人脉数始终存在，为邪热稽留不去，时间久了就会变生恶疮。

病人脉象微而涩的，这是医生误治造成的。由于误用峻猛发汗的药物损伤其阳，又多次用峻泻攻下药物耗伤其阴，导致阴阳俱虚，或误用刺血法，病人先恶寒，而后发热，发热恶寒交替发作没有休止，在天气炎热的夏天却想多穿衣服，在天气寒冷的冬季却想要裸露身体。之所以这样，是因为阳气衰弱失于温煦则恶寒，阴血亏虚失于凉润则发热。五月的时候阳气趋于体表，中阳虚冷，阳虚不能胜阴寒，所以想多穿衣服；十一月的时候阳气收敛于内，阴气内弱，不能抵御里热，中焦烦热，所以想要裸露身体。此外，病人尺部脉象迟涩也可能预示病人津血亏虚。

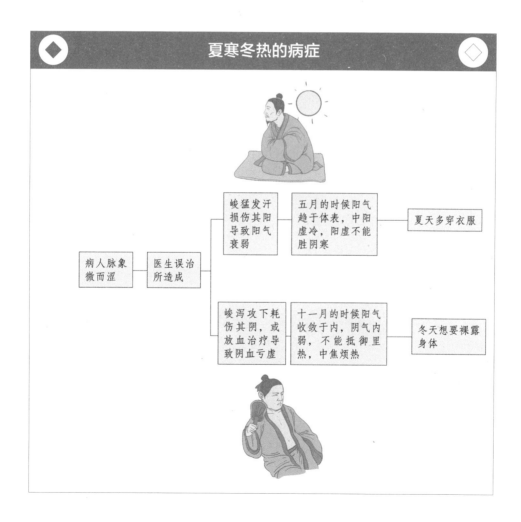

夏寒冬热的病症

| 病人脉象微而涩 | 医生误治所造成 | 峻猛发汗损伤其阳导致阳气衰弱 | 五月的时候阳气趋于体表，中阳虚冷，阳虚不能胜阴寒 | 夏天多穿衣服 |

| 峻泻攻下耗伤其阴，或放血治疗导致阴血亏虚 | 十一月的时候阳气收敛于内，阴气内弱，不能抵御里热，中焦烦热 | 冬天想要裸露身体 |

脉象浮而大，浮为邪气在表，大为里有邪实，症见胃脘部痞满硬结。如果热邪内结成实兼有大便干硬等症状的，可用攻下法治疗，而且不可发汗；如果里实尚未完全形成，病势偏于表，则应当先用发汗法，不可先用攻下或者渗利小便之法。因为利小便会加重津液受损的情况，导致大便硬结。邪热在表的适合用发汗法治疗，如果汗出透彻，邪随汗出，疾病就会随热退而痊愈；如果汗出不透彻，热不得汗而外泄，津液受损，就会出现大便困难。如果又兼见迟脉，因迟脉主寒，那就还不可以使用攻下法。

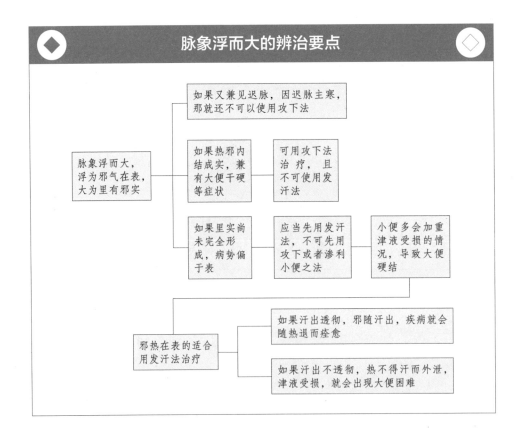

脉象浮而洪大，症见身上汗出如油、喘息不止、汤水不能下咽、身体麻木不仁、精神时而安静时而烦躁，神志时而清醒时而昏愦，是生命垂危的表现。如果

不知道哪一脏的脏气先绝，可以结合其他症状来综合判断。如果虚汗发抖，喘息不止，是肺气先绝；如果阳热独盛，全身皮肤晦暗如被烟熏，伴双目呆滞直视，摇头不能自已，是心气先绝；如见口唇发青，四肢震颤摇动不停，是肝气先绝；如果口唇周围颜色青黑，伴全身冷汗皮肤发黄的，是脾气先绝；如果大小便失禁，狂言乱语，双目呆滞直视的，是肾气先绝。如果不知道哪一脏的阴气或阳气先绝，可以从病人死后的表现来判断。如果是阳气先绝、阴气后竭的，人死亡后的身体必然会呈青黑色；而如果是阴气先绝、阳气后竭的，人死亡后身体皮肤泛红且腋下及心窝部温热。

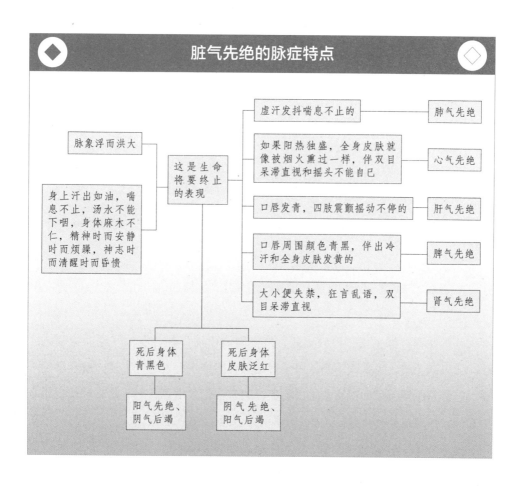

脏气先绝的脉症特点

脉象浮而洪大

身上汗出如油，喘息不止，汤水不能下咽，身体麻木不仁，精神时而安静时而烦躁，神志时而清醒时而昏愦

这是生命将要终止的表现

虚汗发抖喘息不止的 —— 肺气先绝

如果阳热独盛，全身皮肤就像被烟火熏过一样，伴双目呆滞直视和摇头不能自已 —— 心气先绝

口唇发青，四肢震颤摇动不停的 —— 肝气先绝

口唇周围颜色青黑，伴出冷汗和全身皮肤发黄的 —— 脾气先绝

大小便失禁，狂言乱语，双目呆滞直视 —— 肾气先绝

死后身体青黑色 —— 阳气先绝、阴气后竭

死后身体皮肤泛红 —— 阴气先绝、阳气后竭

寸口脉象浮大无力，浮为阳气虚浮于外，大为里虚有寒，多为虚证。医者却误用攻下之法治疗，这是严重的治疗错误。误下后更伤阳气，里寒更甚，里寒内盛而虚阳外浮，寒邪与气滞相搏结，凝滞中焦，肠道气机阻滞，就会出现肠鸣。医生不知是里寒所致，以为邪热内结，反而让病人通过饮冷水来发汗，水饮与寒邪相搏结，病人就会出现气逆噎塞不通的变证。

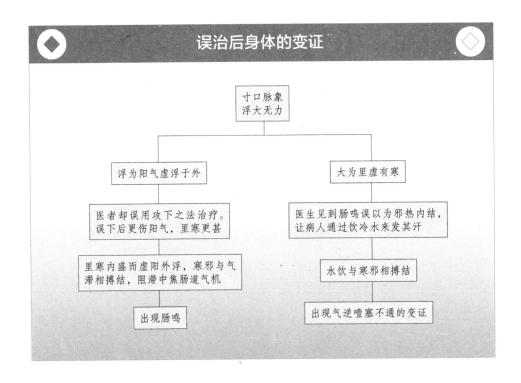

跌阳脉浮，浮主虚，胃气虚弱，气机阻滞不通，就会发生气逆而噎塞的症状。如果脉象滑，为胃气不畅饮停于胃之象，饮停于胃，胃气上逆，就会出现干哕。这都是医者治疗失误所致，用治实证的方法治疗虚证，对于阴虚证却妄用辛温发汗，热迫血妄行脉象浮，鼻中干燥的，大多会出现衄血。

脉象浮数，多见于表证，大多有发热恶寒的症状。如果兼有身体某一部位出现疼痛，但饮食又和平常一样没有明显变化的，这是局部有痈肿蓄脓的表现。

脉象浮而迟，颜面发热潮红，同时伴有惊悸，一般在第六七天的时候上述症状应当随汗出而痊愈。如果不见汗出，反而发热，疾病痊愈的时间就会延迟。脉迟主里阳不足，阳不足则不能蒸化津液作汗，汗不出邪气就不能随之外出而解，所以发热无汗必然伴有皮肤瘙痒，同时疾病痊愈的时间就将延长。

寸口部寸关尺三部脉象均为紧脉，脉紧为寒，标志着风寒清邪侵犯了上焦，寒湿浊邪侵犯了下焦。由于风寒之邪轻清，伤人多伤上焦，所以叫作洁；寒湿之邪重浊，伤人多伤下焦，所以叫作浑。清邪上袭，阳分被伤，就会出现发热、头痛、颈项部拘急不舒及腰部和小腿酸痛等症状；浊邪下犯，阴分被伤，就会出现心中寒栗、膝盖及足部发凉和大小便失禁等症状。这些都是因为表气虚弱，里气不能内守，外邪得以乘虚侵袭所致。无论是病邪乘表虚伤于上，还是乘里虚伤于下，都会造成三焦气机紊乱，表里内外气机不得通达。如果上焦邪气郁滞不通，内热熏灼于上，就会出现口腔溃疡或牙龈糜烂。如果中焦气机失调，影响脾胃正常的生理功能，导致胃不能受纳腐熟水谷，脾不能转化传输水谷精微，营卫之气的化生和转输乏源且不能通调，气血运行就会受到影响而停滞不畅。此时如果卫气先得通达，内郁的邪热随卫气外泄，小便多会黄赤，邪热内郁熏蒸流窜，或在经络中游窜，或在脏腑间出入，凡是邪热所经过的地方，都有可能发生痈肿；如果是营气先得通达，此时阳气偏于衰微，营阴不能被卫阳所保护，外邪乘虚内侵，营卫之气与邪抗争，就会出现打喷嚏、声音嘶哑难出及咽喉梗塞不利等表现。如果卫阳已属不足，外袭的寒邪与内里的郁热相搏结，血被热迫，壅堵肠络，就会出现大便带血如猪肝色。如果阴阳之气俱竭尽，中焦脾气衰败，五脏津液尽泄于下，下焦失于约束，就会出现肛门重坠大便有里急后重感、次数频繁，脐周拘急绞痛，属危重之症。

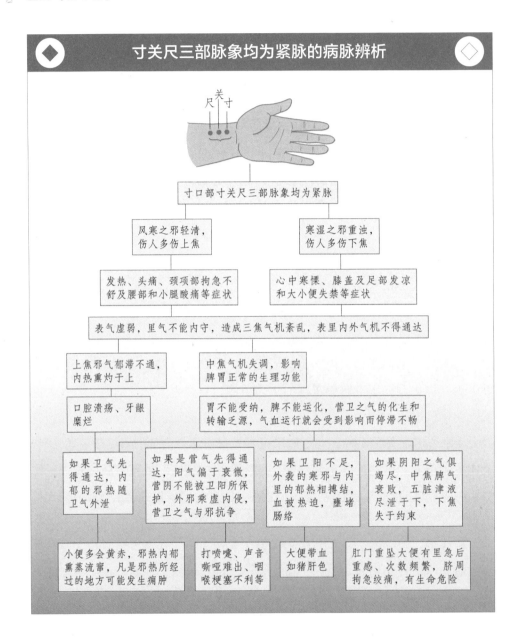

寸关尺三部脉象均为紧脉的病脉辨析

寸口部寸关尺三部脉象均为紧脉

| 风寒之邪轻清，伤人多伤上焦 | 寒湿之邪重浊，伤人多伤下焦 |

发热、头痛、颈项部拘急不舒及腰部和小腿酸痛等症状

心中寒慄、膝盖及足部发凉和大小便失禁等症状

表气虚弱，里气不能内守，造成三焦气机紊乱，表里内外气机不得通达

上焦邪气郁滞不通，内热熏灼于上

中焦气机失调，影响脾胃正常的生理功能

口腔溃疡、牙龈糜烂

胃不能受纳，脾不能运化，营卫之气的化生和转输乏源，气血运行就会受到影响而停滞不畅

如果卫气先得通达，内郁的邪热随卫气外泄

如果是营气先得通达，阳气偏于衰微，营阴不能被卫阳所保护，外邪乘虚内侵，营卫之气与邪抗争

如果卫阳不足，外袭的寒邪与内里的郁热相搏结，血被热迫，壅堵肠络

如果阴阳之气俱竭尽，中焦脾气衰败，五脏津液尽泄于下，下焦失于约束

小便多会黄赤，邪热内郁熏蒸流窜，凡是邪热所经过的地方可能发生痈肿

打喷嚏、声音嘶哑难出、咽喉梗塞不利等

大便带血如猪肝色

肛门重坠大便有里急后重感、次数频繁，脐周拘急绞痛，有生命危险

寸口部寸关尺三部脉象均为紧脉，同时出现张口呼吸、口唇干燥、身体蜷曲而卧、双足冰冷、流涕、苔滑等症状，这是表里俱病、虚实夹杂，既有寒邪郁闭肌表，又有阳虚里寒内生，不能盲目治疗。疾病到第七八天以后，如果病人出现微微发热，同时手足转温，这是邪退正复、疾病将要好转的征象；如果到第七八

天以后反而出现大热，是邪盛正衰、阴邪内盛格阳于外的表现，疾病就难治了。
此外，假如病人出现恶寒发热伴有恶心想吐的感觉，这是表寒偏重，病势偏重
于表，治宜解表为主；如果病人出现脘腹疼痛伴泄泻的，是里寒偏甚，病证偏于
里，治当先治其里或温里解表兼施。

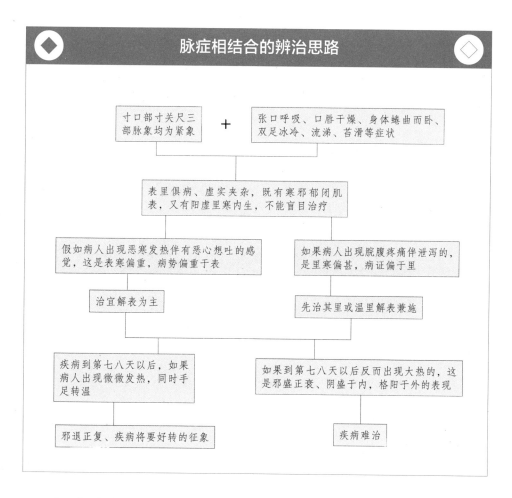

寸口部寸关尺三部脉象均为紧脉，如果一直发展到伴有呕吐或腹泻等症状
的，脉紧仍持续不缓解，为邪气仍盛，病邪还未解除；如果紧脉已经转为和缓
脉，是邪退正复的标志，疾病将要向愈。如果脉象由紧转为迟，到了第六七天的
时候不欲饮食，这是由于寒伤脾阳，继发水饮内停所致，表明病邪还未祛除；如

果食欲恢复正常，是中阳得复，水饮得消的表现，病邪已经祛除。如果疾病到了第六七天后，寸口部寸关尺三部脉象可触及，伴有心烦明显、牙关紧闭不能说话、烦躁不安、躁扰不宁等症状的，是阳气来复疾病将要痊愈的表现；如果病人脉象调和正常，即使伴有心烦明显、眼睑微微肿胀、目珠微黄但润泽等症状的，也是正气调和疾病将要痊愈的表现。

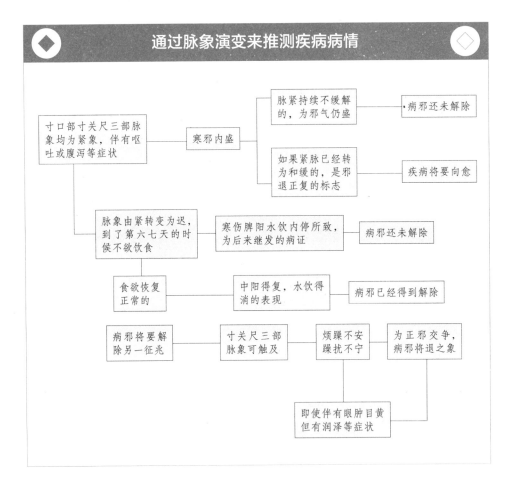

通过脉象演变来推测疾病病情

寸口部寸关尺三部脉象均为紧象，伴有呕吐或腹泻等症状 → 寒邪内盛
- 脉紧持续不缓解的，为邪气仍盛 → 病邪还未解除
- 如果紧脉已经转为和缓的，是邪退正复的标志 → 疾病将要向愈

脉象由紧转变为迟，到了第六七天的时候不欲饮食 → 寒伤脾阳水饮内停所致，为后来继发的病证 → 病邪还未解除

食欲恢复正常的 → 中阳得复，水饮得消的表现 → 病邪已经得到解除

病邪将要解除另一征兆 ← 寸关尺三部脉象可触及 ← 烦躁不安躁扰不宁 ← 为正邪交争，病邪将退之象

即使伴有眼肿目黄但有润泽等症状

脉象见浮而数，浮为风邪袭表，数为卫阳不足。风属阳邪，阳盛于表，故出现发热；卫阳不足，失于温煦，则畏寒。而卫阳不足，复为风寒所束，就会出现发热恶寒。

　　脉象见浮而滑，浮主热在阳分，滑主邪气盛实，浮滑脉并见，为阳热亢盛之象。如果病人的脉象由浮滑转为疾脉（脉率极快，一息六至以上），同时伴有发热、汗出而热不解的，这是阳热亢盛至极，气血循行失常，精气欲脱的表现，预后凶险，多属不治之症。

　　伤寒，出现咳嗽喘逆，如果脉象散乱无根、伴大骨枯槁陷下等形体严重脱损表现的，是元气将散、脏气将绝的表现，多属于死证。

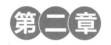

平脉法

　　寸关尺三部脉象，是阴阳相互依存和相互维系的反映，不仅会随着四时气候的变化而形态各异，而且也会随着疾病的演变而发生浮沉快慢等变化。寸关尺三部脉象不同，所主的疾病也不一样。

问：人有寸关尺三部脉象，是阴阳相互依存和相互维系的反映。脉搏的跳动与营卫气血及肺气密切相关。在人体内，卫气营血随呼吸出入的气息活动而循环上下而遍布周身，所以才有脉搏的跳动。人与大自然相应，脉象也会随着四时气候的变化而形态各异。比如春天脉象多弦，秋天脉象多浮，冬天脉象多沉，夏天脉象多洪。在临床诊察病人时，每个人的脉象也有大小的区别，即使很短的时间内也总会变化不定。此外，尺部和寸部脉象也会参差不齐，有的见长脉，有的见短脉；上部和下部的脉象也可能不一致，有的脉搏可触及，有的脉搏却摸不到。人的脉搏也会随着疾病的演变而发生浮沉快慢等变化，这些都很容易让人心生疑惑，稍有不慎就难以把握纲领，请老师详加讲解，以便清楚明白。

答：你所提到的问题正是医学中的根源问题。脉分寸关尺三部，卫气营血在体内规律地流行。所以肾脉沉、心脉洪、肺脉浮、脾脉缓、肝脉弦均为各脏本脏脉，不会有丝毫差错。人体营卫之气随呼吸出入按时循行周身，每百刻，循环一周。因此，通过观察寸口的脉象就可以观察人体气血的虚实、病情的变化以及阴阳的盛衰情况。比如感受风邪，则脉象浮虚；感受寒邪，脉象牢坚；沉伏之脉主水饮内停；急弦之脉是支饮为害；动脉主疼痛；数脉主大热。如果脉证不相符则需要探明产生这种现象的原因。寸关尺三部脉象不同，所主的疾病也不一样。脉搏太过或者不及也都是病态之脉。邪气伤人不是空无所见的，追究根源就一定能找到病变产生的原因。因此，诊治疾病的时候，必须审察疾病在表还是在里，在三焦的哪个位置，明确邪气所侵犯的部位后，再诊察推断脏腑的盛衰情况。这样就会有独特高明的见解。所以分条将这些记录如下，以便于传给有志于医学的人们。

五脏脉的本位脉

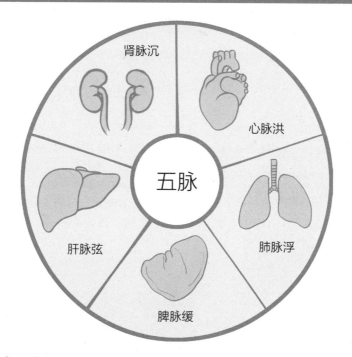

中医中脏器的概念，是功能性的，而非实物的脏器。此处将实物脏器和脉对应起来，是为了便于读者理解。

表里辨证

表里辨证是八纲辨证中的重要的方法之一，是用以概括与辨别病变位置和病势趋向的一对纲领。

表与里是相对的概念，表里概念虽然是相对而言的，但在具体操作时一定是确切的，如下表。

表	肌表	经络	腑	三阳经	皮肤	皮毛、肌腠、经络
里	脏腑	脏腑	脏	三阴经	筋骨	脏腑、气血、骨髓

三焦的位置与生理特点

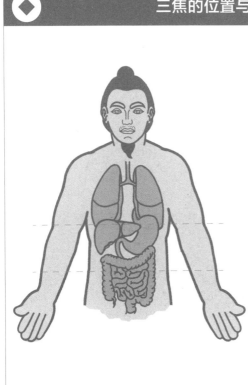

上焦：包括膈以上的心肺两脏及头面部。

上焦如雾（《灵枢·营卫生会》），是指上焦主宣发卫气，敷布精微的作用。

中焦：膈以下，脐以上的部位，包括脾、胃、肝和胆等脏腑，但也有医家将肝归属于下焦。

中焦如沤（《灵枢·营卫生会》），是指脾胃运化水谷，化生气血的作用。

下焦：脐以下部位为下焦，包括肾、大肠、小肠和膀胱等脏腑。

下焦如渎（《灵枢·营卫生会》），是指肾、膀胱、大小肠等脏腑主泌别清浊与排泄废物的作用。

脉气随着人的呼吸出入而运行。刚开始诊脉时，如果脉来得快去得慢，表明出气时脉气循行快而入气时循行慢，出气主外，入气主内，快主实慢主虚，这是里虚外实证。刚开始诊脉时，如果脉来得慢去得快，表明出气时脉气循行慢而入气时循行快，这是里实外虚证。

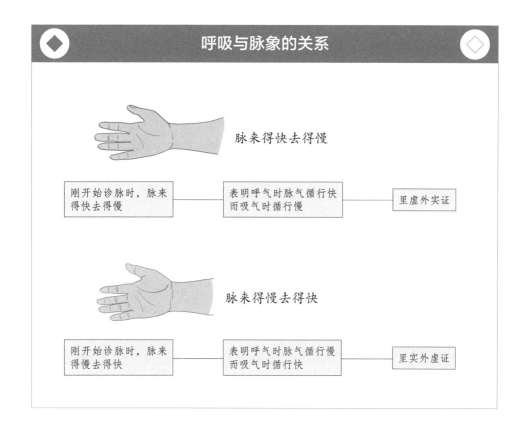

呼吸与脉象的关系

脉来得快去得慢

| 刚开始诊脉时，脉来得快去得慢 | → | 表明呼气时脉气循行快而吸气时循行慢 | → | 里虚外实证 |

脉来得慢去得快

| 刚开始诊脉时，脉来得慢去得快 | → | 表明呼气时脉气循行慢而吸气时循行快 | → | 里实外虚证 |

问：医术高明的医生通过望诊便能知道病情，一般水平的医生通过问诊就能知道病情，而水平低下的医生通过脉诊才能知道病情。请老师指导其中的道理。

答：病人家属来请医生时说道：病人发热，身体疼痛，但还能安然入睡。到病人家后诊病人的脉象为沉迟，便能推断疾病将要痊愈。这是根据什么知道的呢？病人发热伴身体疼痛，是病在表，表证的脉象应该浮大，但现在反见沉迟脉，为表证而得里脉，由此可知道邪气已衰，疾病将要痊愈。如果病人说腹部突然疼痛，但又能自如而坐，医生诊其脉象浮大，也可知道疾病将愈。这又是根据什么知道的呢？因为腹部疼痛为病在里，里证的脉象应当沉细，如今反见到浮大脉，阴证而见阳脉，为正气来复、邪气已退的征象，因此推断疾病将痊愈。

病人的家属来请医生时说，病人发热且烦躁不安。医生到病人家里的时候，看到病人面向墙壁躺卧，这是热邪已退去的表现，即使脉象暂时还不调和，也可以断定疾病即将痊愈。如果病人向壁躺卧，听到医生来，并不急忙起身相迎，反而怒目以视，问诊时欲言又止吞吞吐吐，诊脉的时候频繁吞咽唾沫，这是装病的表现。如果脉象正常，医生可故意说病情非常严重，必须服用剧烈呕吐或者猛烈泻下的药物，同时需要针灸数十处或近百处之的穴位，病人马上就能痊愈。

医生给病人诊脉时，病人一直打呵欠的，是没有病的表现。诊脉时病人呻吟，是身有疾苦。病人说话迟钝不灵活的是风病；说话时频频摇头的是里有疼痛；行动迟缓的是筋脉拘急不舒的病变；喜欢弯腰伏身而坐，是短气的表现；不能正坐（汉时人跪坐为正坐）且伸出一条腿的是腰痛的表现；双手护着腹部，惧怕人触碰的，为里实证脘腹疼痛的表现。

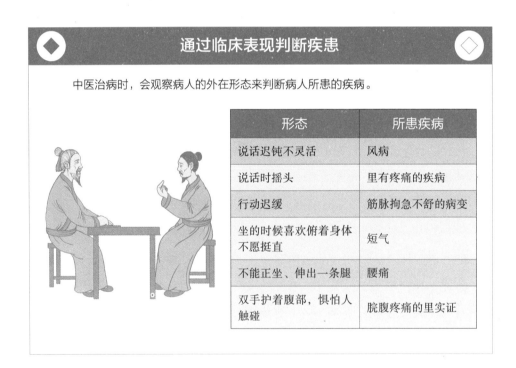

通过临床表现判断疾患

中医治病时，会观察病人的外在形态来判断病人所患的疾病。

形态	所患疾病
说话迟钝不灵活	风病
说话时摇头	里有疼痛的疾病
行动迟缓	筋脉拘急不舒的病变
坐的时候喜欢俯着身体不愿挺直	短气
不能正坐、伸出一条腿	腰痛
双手护着腹部，惧怕人触碰	脘腹疼痛的里实证

对于伏气这种疾病，要留意观察潜伏邪气的性质和发病时可能出现的证候特点，判断当前月内可能发生哪种伏气病。如果以往已经有邪气内伏，应当详细诊

察伏于何经。如果脉象微弱，邪在少阴，少阴经循喉，邪循经上喉，应当会出现喉中疼痛如受伤，不可误为喉痹证。病人说确实咽中疼痛，但此刻又感觉要腹泻，因少阴为肾经，肾司二便的缘故。

问：人在惊恐惧怕的时候的脉象是怎样的呢？

答：病人的脉象细小无力，就好像用手指按在细丝线上的感觉一样，同时面部苍白失去血色。

问：如果人体内津液匮乏，没有饮水，他的脉象会是怎样？

答：脉象涩滞，同时伴有口干唇燥的表现。

问：人在羞愧时脉象是什么样的呢？

答：脉象为浮脉，同时可以见到他的面色一会儿白，一会儿红。

问：《难经》里所说的脉象有三菽重、六菽重，这是什么意思？

答：医生在以手按脉的时候，以三粒豆子重的力度轻按下去，诊得的脉象为肺气之脉，以六粒豆的重量按脉而诊得的脉象为心气之脉，以九粒豆的重量诊脉诊得的脉象为脾气之脉，重按十二粒豆的重量而诊得的脉象为肝气之脉，用力重按到骨头上而诊得的脉象为肾气之脉。比如腹泻病证，寸关尺三部的脉象都摸不到，然而尺脉有时会随呼吸出现微微波动应指外鼓的，这是肾气还未衰竭的表现；但是如果出现一呼一至、一吸一至的损脉，那就难以治疗了。

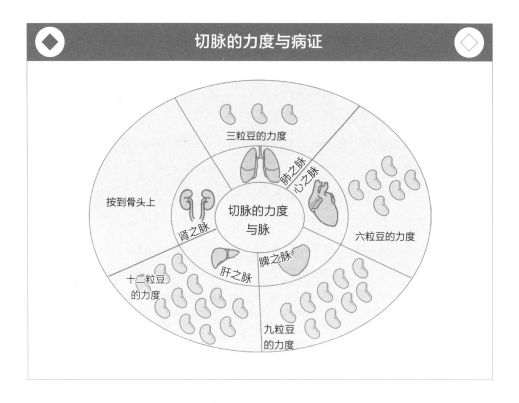

切脉的力度与病证

三粒豆的力度

按到骨头上

肾之脉

切脉的力度
与脉

肺之脉

心之脉

脾之脉

肝之脉

六粒豆的力度

十二粒豆
的力度

九粒豆
的力度

问：脉有互相乘侮的说法，其中有纵克，有横克，有逆克，有顺克，这是什么意思呢？

答：人的五脏禀五行之气而生，各有本脏的脉象；五脏与四时相应，四时又各见其相应之脏的本脉，如果不见本脉，即为病候。一般有纵横顺逆四种情况，比如水行克火，水是当胜者，夏日应见洪脉，而反脉沉，即为水行乘火的纵克；反之，冬日应见沉脉，而反见洪脉，即为火行乘水的横克。所谓逆顺，乃就五行相生的关系而论，例如水为金之子，火为木之子，水行乘金，火行乘木，为子反乘母为逆克；金为水母而乘水，木为火母而乘火，又属母行乘子为顺克。

五行乘侮

相乘

相乘是指五行中某一行对其所胜一行的过度克制的现象。

比如木行过亢，就会过度克制其所胜行土，导致土行虚弱不足，称为"木亢乘土"。

相侮

相侮又叫反克，是指五行中某一行对其所不胜一行的反向克制的现象。

例如木气过于亢，其所不胜的一行金不仅不能克制木，反而被木所侮，出现木侮金的现象。

问：脉象中有邪气伤人的病脉，这是指的什么呢？

答：弦、紧、浮、滑、沉、涩这六种脉象即邪气伤人所致的病脉，是各经脉受到邪气侵害所导致的病变。

问：诊脉过程中所谓的"灾怪"是指什么意思呢？

答：如果一个病人的脉象与临床症状都符合太阳病的表现，脉症相符，就给予治疗太阳病的汤药。病人服完汤药一顿饭的时间，就出现了剧烈呕吐或者腹痛腹泻等情况。医生先前来诊治时并没有出现这些情况，现在却突然发生这种异常的变化，这就叫作灾怪。那为什么会发生呕吐腹泻呢？或许在就诊前曾经服过其他的药物，到现在药力刚刚发生了作用，所以才会出现灾怪情况。

问：东方肝脉的表现是怎么样的？

答：肝脏五行属木，六气属于厥阴，它的脉象特点为微弦濡弱而长，这是肝的平脉。如果肝发生病变时，出现濡弱脉象，是疾病将要痊愈的征象。如果只见弦脉，多为死证。凭什么这么认为呢？因为脉象如同弓弦一样硬直，意味着肝脏真气耗伤，为真脏脉，所以多为死证，预后不良。

问：南方心脉的表现是怎么样的？

答：心脏五行属火，六气属于少阴，它的脉象特点是洪大而长，这是心的平脉。如果心发生病变时，出现洪大脉象，是疾病将要痊愈的征象。如果脉象来时微弱去时洪大，与来盛去衰的洪大脉象相反，这是反常的现象，叫作反，是疾病在里的标志；如果脉来时小然后大的，为邪从里向表，叫作覆，是疾病在表的标志；如果脉象浮取微而前小的，就容易出汗；如果脉象沉取微而去时大的，就会出现关格小便不通，此时头部没出汗的说明阳气未衰，尚还可以医治；头部出汗的是阳气将脱，多属于死证。

问：西方肺脉的表现是怎么样的？

答：肺五行属金，六气属于太阴，它的脉象特点是就像羽毛一样轻浮，这是肺的平脉。如果肺发生病变时出现这种脉象，或者脉象从容缓和的，这是疾病将要痊愈的征象。如果出现数脉，说明疾病在加重。为什么这么认为呢？因为数脉是主南方火盛之象，南方火克西方金，就会形成痈肿的变证，多属难治之证。

 心、肝、肺三脏的属性

名称	五行	六气	脉象特点	方位
肝	木	厥阴	微弦濡弱而长	东方
心	火	少阴	洪大而长	南方
肺	金	太阴	毛浮	西方

问：在二月时候出现毛浮的脉象，为什么断定病人到秋天就会死亡呢？

答：二月的时节脉象应当微弦濡弱，如今反而出现毛浮脉，所以能知道病人到秋天就会死亡。二月是肝脏当令的时节，肝五行属木，脉象应当濡弱，现如今反而出现毛浮脉，毛脉为秋季当令肺的平脉，肺五行属金，金能克木，所以预知其到秋天的时候就会死亡。其他各季的脉象变化都可以按照这个道理来类推。

给肥胖的病人诊脉时，应当注意寻找出现浮脉的原因；给瘦弱的病人诊脉时，应当注意寻找出现沉脉的原因。因为肥胖的人本当多见沉脉，如今反而出现浮脉，瘦弱的人本应多见浮脉，如今反而出现沉脉，这些都是反常的脉象，应当仔细查找出现反常的原因。

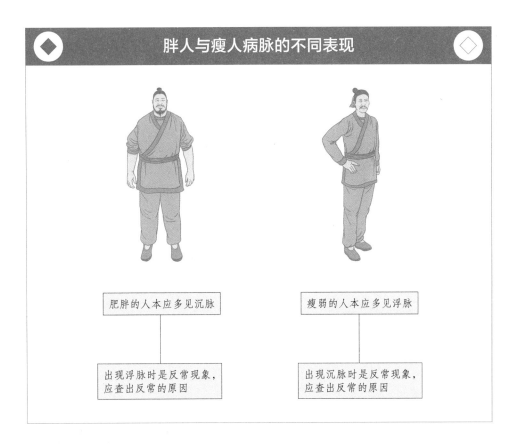

脉搏仅见于寸部，不下行到关部尺部，这是阳气有升无降，即将竭绝，所以称为阳绝；脉搏仅见于尺部，不上行到寸部关部，这是阴气有降无升，即将竭绝，所以称为阴绝。这都是不治之症。如果要预测死亡时间，可以依据月令季节和疾病相克的理论来推断。

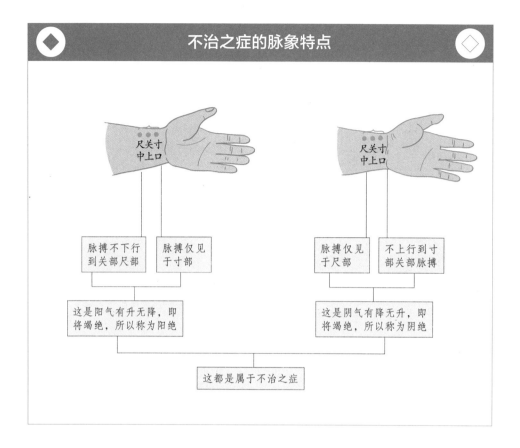

不治之症的脉象特点

脉搏不下行
到关部尺部

脉搏仅见
于寸部

这是阳气有升无降，即
将竭绝，所以称为阳绝

脉搏仅见
于尺部

不上行到寸
部关部脉搏

这是阴气有降无升，即
将竭绝，所以称为阴绝

这都是属于不治之症

脉象提示有病象，而外形无疾病表现的，叫作行尸，说明脏腑生气已竭。如果突然眩晕跌倒、不省人事，多会死亡。若外形有疾病表现，而脉搏正常无病象的，叫作内虚，因体内缺乏水谷之气所致，虽然身体感觉难受，但是预后不会太差。

行尸与内虚

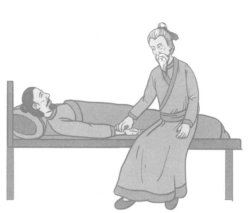

脉象提示有病象，而外形无疾病表现的，是脏腑生气已竭，有死亡的危险，叫作行尸。

若外形有疾病表现，而脉搏正常无病象的，因为体内缺乏水谷之气所致，虽身体困苦却无大碍，叫作内虚。

问：脉搏浮动，脉体大而盛，又忽然下沉，叫作滑脉，这是什么意思呢？

答：沉为少阴纯阴的征象，大而盛为阳明正阳的征象，两者同时出现是气血充盛、阴阳平和的标志，这就是滑脉，且关部与尺部自然平和。如果阳明关部微见沉脉，为阳明里实尚不太甚，病人饮食尚能正常；如果少阴尺脉微现滑象的，此处滑是指紧而升浮的征象，这是少阴邪实的表现，病人多会出现大腿内侧出汗及阴部潮湿的症状。

问：紧脉是怎样产生的呢？

答：如果发汗太过，或者过用涌吐等攻法，导致病人肺脏虚寒，就会出现紧脉；咳嗽的病人，因过度喝冷水导致寒饮内停，也会出现紧脉；病人因胃肠虚寒腹泻，同样也可出现紧脉。

通过寸口脉可以得知营卫之气的盛衰。寸口脉卫气盛实的，叫作高；营气盛实的，叫作章；高和章相合的脉象，叫作纲；卫气虚弱的，叫作慄；营气虚弱的，叫作卑；慄和卑相合的脉象，叫作损；卫气平和的，叫作缓；营气平和的，叫作迟；缓与迟相合的脉象，叫作沉。

 通过寸口脉得知营卫之气的盛衰

脉名	高	章	纲	慄	卑	损	缓	迟	沉
卫气	盛实	/	盛实	虚弱	/	虚弱	平和	/	平和
营气	/	盛实	盛实	/	虚弱	虚弱	/	平和	平和

寸口脉象见缓而迟，缓脉是卫气调和之象，卫气充盛于外，其人皮肤颜色鲜明有光泽，声音清晰高亢，毛发生长旺盛；迟脉为营气旺盛之象，营气充盈于内，其人骨髓生长，血脉充盛，肌肉结实有力。阴阳相互协调，营卫之气通畅，刚柔相济，所以身体强壮无病。

跌阳脉象滑而紧，滑主胃中谷气充实，紧主脾脏邪气强盛，胃实与脾强相互搏结，两脏俱伤，就像是用手握持刀刃一样。

寸口脉象浮而大，浮主正气虚弱，大主邪气盛实。浮大脉出现在尺部的，是邪气郁闭下焦，正虚气化不利，而导致小便不通，即为关；浮大脉出现在寸部的，是邪气壅居上焦，正虚气逆不降，而出现呕吐上逆，即为格。

跌阳脉象伏而涩，伏为中焦壅塞，不能腐熟消化水谷，则出现呕吐上逆，涩为脾虚不能运化，则出现不能饮食，这也叫作关格。

脉象浮而大，浮是感受风邪，大是邪气盛实。卫气与风邪相搏结，轻者外泄皮肤，形成瘾疹，周身皮肤瘙痒，叫作泄风；重者风邪久羁不去，皮肤溃烂结痂，叫作痂癞。

寸口脉象弱而迟，弱主卫气虚弱，迟主营中有虚，营为阴血，血虚则发热；卫为阳气，阳气不足胃内就会有饥饿感，但因阳虚气滞中焦，胃中虚胀，即使有饥饿感也不能进食。

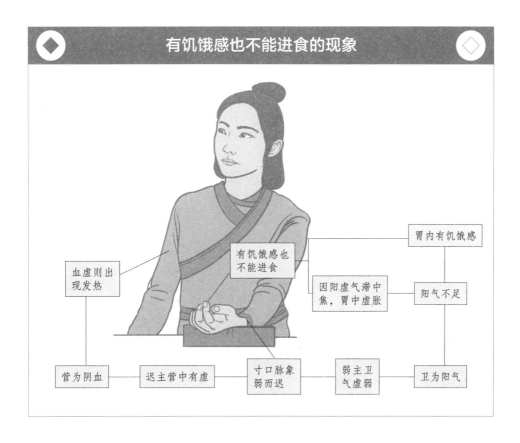

有饥饿感也不能进食的现象

趺阳脉大而紧，脉大为正虚，紧为寒盛，正虚邪实，腹泻难治。

寸口脉弱而缓，弱主中焦阳气不足，缓主胃内水谷有余，中焦虚弱，运化失常，饮食停滞，病人会出现噫气吞酸，饮食不能消化等症状，是气机壅滞于膈上的缘故。

趺阳脉浮而紧，浮为胃气虚弱，紧为寒邪内盛，胃气虚则腹部胀满，寒盛则腹中绞痛。气虚与寒邪相搏结，就会出现肠鸣有声，腹中气转，气机转动就能使胸膈壅滞之气得以活动下行。如果少阴脉触摸不到，这是虚寒之气积于下焦，可导致外阴部肿大而且疼痛。

寸口脉脉象微涩，微是卫气虚弱，涩是营气不足，营卫虚衰，不能相互扶

持，三焦就失去了营养，身体麻木不仁。营气不足，筋脉失养，则会出现身体
剧烈疼痛和说话困难的症状；卫气虚弱，卫外不固，则会出现恶寒和频繁打呵欠
的症状。营卫虚衰，三焦失养，便不能各司其职，上焦肃降失职，会出现噫气吞
酸；中焦腐熟失职，不能消化饮食，不想进食；下焦泌别失职，会出现小便失禁。

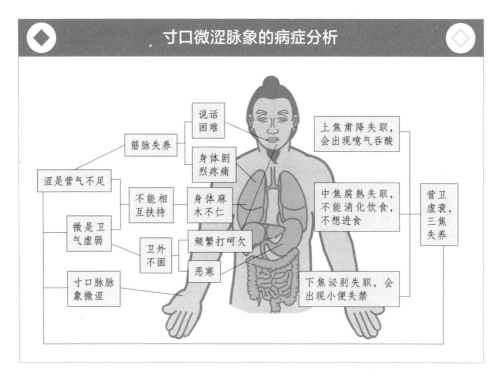

跌阳脉沉而数，沉主邪实于里，数主中焦有热，热能消化水谷饮食，疾病就
比较容易治疗。若脉象不沉数反而为沉紧的，表明里寒内盛，多属难治之症。

寸口脉象微涩，微是卫气虚弱，涩是营气不足。卫气虚弱则面色多萎黄，营
气不足则面部多发青。营气就如同树根，卫气如同枝叶，荣卫之气都衰微，温煦
濡润失职，就像树根与枝叶都已经枯萎一样，就会出现恶寒、战栗、咳嗽气逆、
咳吐腥臭脓血痰以及咳唾涎沫等症状。

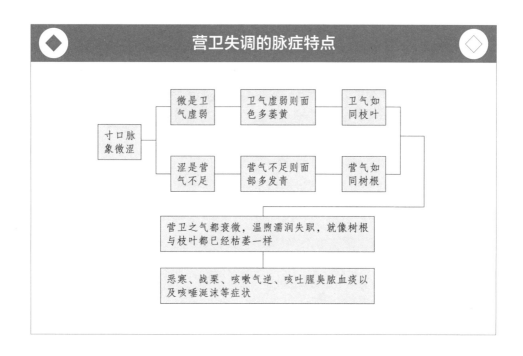

跌阳脉浮而芤，浮主卫气虚弱，芤主营气损伤。浮脉与芤脉并见，意味着营卫之气均衰微，不能充养四肢百骸，病人多会出现身体消瘦、皮肤粗糙皲裂如甲片。

寸口脉微而缓，微是卫气不足，失于固护，卫气不固则皮肤腠理空虚；缓主胃气有余，胃气有余则能消化吸收饮食水谷。水谷得胃气的消化，才能化生营卫之气，得以在脉道中循行；水液得胃气的吸收，输送到经脉，血液才得以形成。如果营气盛而卫气衰，就不能固护肌表，就会出现肌肤腠理疏松；三焦失去正常功能，不能运行气血，就会发生血崩证。

跌阳脉微而紧，紧为其里有寒，微为正气虚弱。微紧相搏结，为中焦脾胃虚寒、中气不足，故出现短气的症状。

少阴脉弱而涩，弱而无力为阴虚，虚热内生，上扰心神，则见心中微微烦躁不安；涩为血少，循行不畅，阳气不能外达四肢，温煦失职，则见手足逆冷。

跌阳脉隐伏不显、难以触及，多为中焦脾阳衰微。脾虚失于健运，升降失常，不能运化水谷之气，水谷精微不能营养周身上下，就会出现身体发凉而皮肤发硬的情况。

 跌阳脉象分析

跌阳脉象	分析	症状（治疗难易）
沉而数	沉主邪实于里，数主中焦有热	热能消化水谷饮食，疾病就比较容易治疗
浮而芤	浮主卫气虚弱，芤主营气损伤，营卫之气均衰微，不能充养四肢百骸	病人多会出现身体消瘦、皮肤粗糙皲裂如鳞甲
微而紧	紧为其里有寒，微为正气虚弱。微紧相搏结，中焦脾胃虚寒、中气不足	出现腹痛、短气
隐伏不显	脾虚失于健运，升降失常，不能运化水谷之气，水谷精微不能营养周身上下	身体发凉而皮肤发硬

少阴脉按寻不到，多为肾气衰微，精血虚少。肾阴亏虚不能潜阳，阳气上逆，冲入胸膈，导致宗气反被所阻，聚而难行，进一步导致血结于心下。如果阳气下陷，下注于阴部和大腿内侧，与阴气相搏结，营卫之气不能畅行，导致身体失去知觉、麻木不仁、手足厥冷，如同死尸一般，这就叫作尸厥证，应当针刺期门及巨阙等穴位来急救。

寸口部脉象微，尺部脉象紧，微为阳气衰绝，紧是阴寒内盛。阴寒内盛，格阳于外，所以病人非常虚弱而且大汗淋漓。

寸口部凡是脉象微而无力的多为阳气虚弱，凡是脉象濡细无力的多为阴血不足，凡是脉象弱沉细的多会出现发热，凡是脉象紧而有力的多为寒邪偏盛。一般情况下，平时阳虚血少的人受到寒邪侵袭，气血运行受阻，就会出现四肢厥冷，头昏目眩甚至失去知觉。这是因为胃阳素虚，不能受纳水谷，脾主运化功能失常，不能充养四肢百骸，病情较轻的可能会出现口唇拘急、不能言语及恶寒战栗等表现。

问：濡弱脉为什么在五脏六腑中都适宜呢？

答：濡弱脉是代表胃气柔和的脉象，五脏六腑都依赖胃气的滋养，所以才会说濡弱脉对五脏六腑都适宜。

问：怎样才能知道病已入腑还是病入于脏呢？

答：腑为阳，凡是见到阳脉，比如出现浮脉或数脉等，就是病邪侵犯于腑的表现；脏为阴，凡见阴脉，如出现迟脉或涩脉等，就是病邪侵犯于脏的表现。

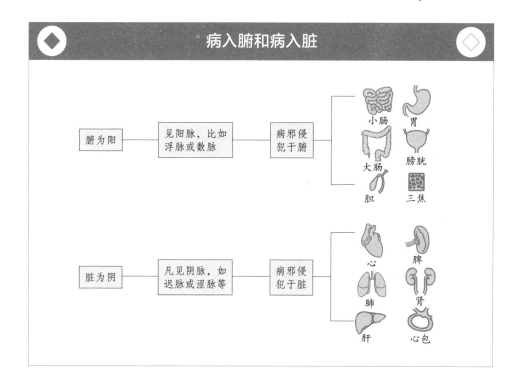

第三章

伤寒例

由于季节、地域及地势的不同，人们饮食起居习惯也不尽相同，因此疾病表现不同，治法也应有所区别。伤寒多为感受风寒所致，根据脉象等能够判断疾病的在经情况，确立治疗方法。

四季八节二十四节气七十二候预测疾病的方法：

立春是正月的节气，这时斗柄指向艮的方向

雨水是正月的中气，这时斗柄指向寅的方向

惊蛰是二月的节气，这时斗柄指向申的方向

春分是二月的中气，这时斗柄指向卯的方向

清明是三月的节气，这时斗柄指向乙的方向

谷雨是三月的中气，这时斗柄指向辰的方向

立夏是四月的节气，这时斗柄指向巽的方向

小满是四月的中气，这时斗柄指向巳的方向

芒种是五月的节气，这时斗柄指向丙的方向

夏至是五月的中气，这时斗柄指向午的方向

小暑是六月的节气，这时斗柄指向丁的方向

大暑是六月的中气，这时斗柄指向未的方向

立秋是七月的节气，这时斗柄指向坤的方向

处暑是七月的中气，这时斗柄指向申的方向

白露是八月的节气，这时斗柄指向庚的方向

秋分是八月的中气，这时斗柄指向酉的方向

寒露是九月的节气，这时斗柄指向辛的方向

霜降是九月的中气，这时斗柄指向戌的方向

立冬是十月的节气，这时斗柄指向乾的方向

小雪是十月的中气，这时斗柄指向亥的方向

大雪是十一月的节气，这时斗柄指向壬的方向

冬至是十一月的中气，这时斗柄指向子的方向

小寒是十二月的节气，这时斗柄指向癸的方向

大寒是十二月的中气，这时斗柄指向丑的方向。

二十四节气与北斗星斗柄指向

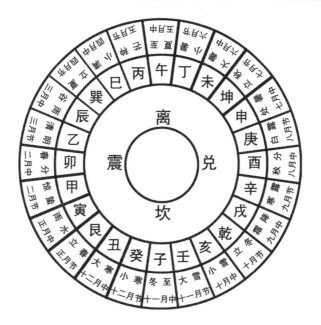

　　古人根据以北斗星斗柄运转所指以定四时，被称为斗历，即农历。同时用天干地支来标识二十四节气。中医遵循中国传统文化中"天人合一"的哲学思想，认为天时及气候对人的影响极大。

　　《黄帝内经》依据"天人合一"的思想创建了独特的"五运六气"理论，非常注意气候变化、人体生理现象、病理变化与时间周期的关系。

　　《阴阳大论》说：春天的气候温暖和煦，夏天的气候炎酷炽热，秋天的气候清凉爽快，冬天的气候严寒凛冽，这就是四季气候的正常变化规律。冬季严寒的时候，自然界万物都深深地潜藏伏匿起来，懂得养生之道的人们也会顺应自然规律而周密防护，所以就不会被寒邪所伤。倘若不慎感受了寒邪，这就叫作伤寒。四时之气皆能伤人，都能造成疾病，其中被寒邪所伤最重，因为寒邪是最为肃杀猛烈的邪气，所以危害很大。感受寒邪以后当时就发病的叫作伤寒。如果没有立即发病，寒毒潜伏在人体的肌肉皮肤之间，到了春天才发病的，就变成了温病；到了夏天才发病的，就变为暑病。暑病的发热程度明显高于温病。

伤寒的形成

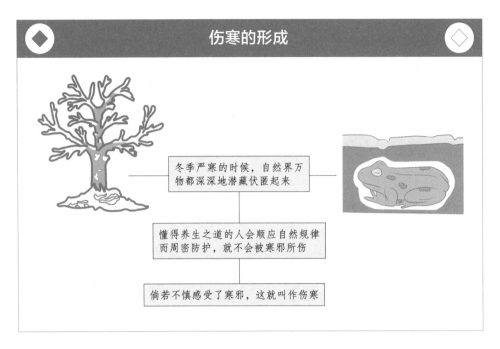

冬季严寒的时候，自然界万物都深深地潜藏伏匿起来

懂得养生之道的人会顺应自然规律而周密防护，就不会被寒邪所伤

倘若不慎感受了寒邪，这就叫作伤寒

四时之气皆可伤人致病

四时之气皆可伤人，其中被寒邪所伤最严重，因为寒邪是最为肃杀猛烈的邪气，危害很大

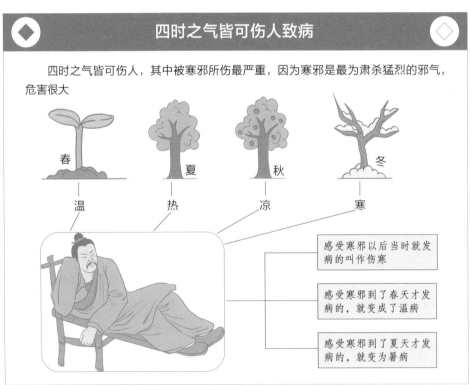

春 — 温

夏 — 热

秋 — 凉

冬 — 寒

感受寒邪以后当时就发病的叫作伤寒

感受寒邪到了春天才发病的，就变成了温病

感受寒邪到了夏天才发病的，就变为暑病

所以劳累辛苦的人在春夏季多罹患温热病，正是因为在冬天感受了寒邪，寒毒潜藏所致，而不是感受时行邪气所致的疾病。所谓时行邪气，是指反常于当时时令的气候，如春季天气应该温暖却出现大寒，夏季天气应该炎热却出现凉爽，秋季天气应该凉爽却出现炎热，冬季天气应该严寒却出现异常温暖。因此在同一时令之中，不论男女长幼，只要感受了时行邪气，都会患病，症状相似，这就是时行病。想要知道是四季正常之气还是异常的时行疫气导致的疾病，都应当按照前面所说的斗历来测算。九月霜降节气以后，天气应当逐渐寒冷，到了冬天就更加严寒，到了第二年正月雨水节气后，寒气应当逐渐减退。之所以叫雨水节气，就是因为冰雪消融，天降雨水的缘故。到了二月惊蛰节气后，天气逐渐暖和起来，到了夏天就会非常炎热，到了秋天就逐渐凉爽起来。从霜降节气以后一直到春分节气之前，凡是因为接触到霜露寒冷，身体被寒邪所伤，当时就发病的，叫作伤寒。九月和十月的时候，天气还不太寒冷，寒邪相对较轻，伤人致病就比较轻浅；十一月和十二月的时候，天气已经非常寒冷，寒邪伤人，发病多会非常严重；正月和二月的时候，寒气逐渐消退，此时伤人致病相对比较轻微。这些都是因为在冬天调摄不当，恰巧又感受寒邪而即时发生的病证。如果是在冬天感受不应时令的温暖邪气而发病的，就叫作冬温。冬温邪气伤人与伤寒致病完全不相同，冬温致病发病时间有先有后，参差不齐，病势也有轻有重，所以治疗方法也不完全相同，它的症状表现可参考后面篇章相关内容。在立春节气以后，若没有突然出现严寒的天气，也没有出现冰雪天气，但却有人发生了高热不退的病证，这是由于春季阳气的升发，激发了冬季伏藏在体内的寒邪，此时发病的季节、疾病的性质与伤寒大不相同，而是变成了温病。从春分节气以后到秋分节气以前这一段时间，如果天气突然变得特别寒冷，此时发病的都为时行寒疫。三月和四月的时候如果天气突然变得特别寒冷，由于这段时间阳气还较微弱，即使被寒邪所伤而发病，其发热程度还是比较轻微。五月和六月的时候阳气已经旺盛，此时被寒邪所伤而生病，发热程度就必然很严重。七月和八月的时候阳气已经逐渐衰退，这段时间即使感受了寒邪而发病，其发热程度也还是比较轻微。时行寒疫与温病和暑病在发病季节、临床表现方面有些类似，但治法却不尽相同。按照历法来看，每十五天为一个节气，一年分为四季，每一季有六个节气，一年共有二十四个节气。一般说来，气候与节气相对应，但是气候的变化异常复杂，有时节已至，相应的气候变化却没有发生；有时节未至，气候却提前变化；还有虽然气候和时节相符却又表现太过的，这些都能成为致病的邪气。然而，天地之间的动静及阴阳之气的互相鼓动推进，都遵循正常的自然规律，所以气候终归会由春天的温暖逐渐转变为夏天的暑热，由秋天的凉爽逐渐转变为冬季的严寒。冬至节气以后，由十月的坤卦变为十一月的复卦，即增加了一个阳爻，减少了一个阴爻，此时阳气始生，所以阳气开始上升，阴气开始下降。夏至节气以后，由四月的乾卦变为五月的姤卦，减少了一分阳气，增加了一分阴气，此时阴气始生，所以阳气开始下降，阴气开始上升。所以说冬至和夏至为阴阳二气相互交合的时候；春分和秋分是阴阳二气相背离的时候。当阴阳二气交替转换的时候，如果人体不能适应这种变化就会生病。因此懂得养生之道的人，在春夏季注重保养阳气且秋冬季注重固护阴气，以此来适应于自然界阴阳二气的变化。而不懂得养生之道的人，违背了自然界阴阳二气的变化，触冒四时邪气，被外邪侵袭，就多发急性病证。

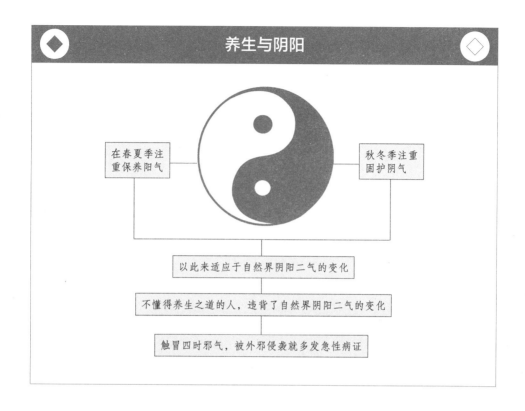

养生与阴阳

在春夏季注重保养阳气

秋冬季注重固护阴气

以此来适应于自然界阴阳二气的变化

不懂得养生之道的人，违背了自然界阴阳二气的变化

触冒四时邪气，被外邪侵袭就多发急性病证

　　若想要知道这些毒烈的邪气侵害哪一经，产生什么样的病证，就必须详细地诊察，四诊合参，充分辨证才能得出对证的治疗方法。春季感受风邪，夏天就发生泄泻；夏天感受暑邪，秋冬就会发生疟疾；秋天感受湿邪，冬天就会发生咳嗽；冬天受寒，春天则会产生温病。这是必然的规律，医者需要研究明白。

　　伤寒的病情，是随着患病时间的延长逐渐加重的，所以应该根据疾病发生发展的不同阶段和病情轻重情况来决定治法和处方。人患了伤寒，在发病早期不及时治疗，或者治疗方法不对证，又或者拖延了很长时间，直到病情十分严重的时候才来求助医生，而医生又不能按照正确的程序去治疗，自然无法治愈疾病。必须依据当时具体的病情，斟酌立法处方配药，才能起到治疗效果。现在收集采用仲景原著，抄录了他所论述的疾病的证候，脉诊、闻声、望色等诊病方法，以及一些有明确治疗效果的处方，编次成书，以满足世人治病的迫切需要。

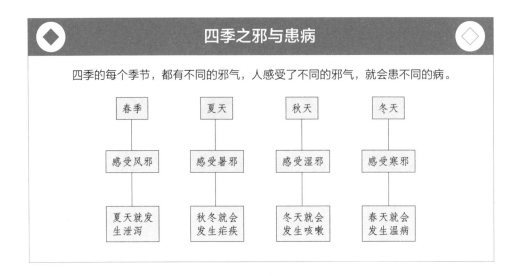

四季之邪与患病

四季的每个季节，都有不同的邪气，人感受了不同的邪气，就会患不同的病。

春季	夏天	秋天	冬天
感受风邪	感受暑邪	感受湿邪	感受寒邪
夏天就发生泄泻	秋冬就会发生疟疾	冬天就会发生咳嗽	春天就会发生温病

此外，地域不同，气候温凉及地势高低不同，物产不同，人们饮食起居习惯也不尽相同，因此疾病表现不同，治法也应有所区别。故黄帝提出同一种疾病也要因地制宜的观点，岐伯列举了砭石、毒药、针刺及艾灸等四种不同的治疗方法及其功能，用来启发后代有学识的人，训导那些临床诊治不知道变通的人。临床医生也需针对地域灵活选用治疗方法。

凡是寒邪所致的疾病，多会出现发热，热势虽然严重，也不会死亡。但如果相表里的阳经与阴经同时感受寒邪而发病，多为邪盛正衰，预后凶险。

寸口部寸关尺三部脉象都为浮脉的，是太阳经感受病邪，大多在邪气外侵后一两天发病。因为足太阳经上连风府穴，下行于头项及腰背等部位，所以会出现头项疼痛及腰背部拘紧不舒等症状。

寸口部寸关尺三部脉象都为长脉的，是阳明经感受病邪，大多在邪气侵袭后两三天发病。因为足阳明经起于鼻翼旁，循行络于眼下，所以会出现身体发热、双目疼痛、鼻腔干燥及不能安卧等症状。

寸口部寸关尺三部脉象都为弦脉的，是少阳经感受病邪，大多在邪气侵袭后三四天发病。因为足少阳经脉循行两胁且络于耳中，所以会出现胸胁疼痛和耳鸣耳聋等症状。太阳、阳明及少阳这三经感受病邪，为病在经脉，邪气还没有内传入腑，都可用发汗的方法。

寸口部寸关尺三部脉象都为沉细脉的，为太阴经感受病邪，大多在邪气侵袭后四五天发病。因为足太阴经络于脾胃，循行咽喉部，所以会出现脘腹胀满及咽喉干燥等症状。

寸口部寸关尺三部脉象都为沉脉的，是少阴经感受病邪，大多在邪气侵袭后五六天发病。因为足少阴经脉贯穿肾脏、络于胸膈且连系舌根，所以会出现口干舌燥及口渴等症状。

寸口部寸关尺三部脉象都为微缓脉的，是厥阴经感受病邪，大多在邪气侵袭后六七天发病。因为足厥阴经脉环绕外生殖器且络于肝脏，所以会出现烦闷不安及阴囊挛缩等症状。太阴、少阴、厥阴这三经感受病邪，为邪气已经内传入腑，可用攻下的方法。

 身体感受邪气之后的诊断

寸关尺脉象	受邪经络	发病时间	发病症状
都为浮脉	太阳经	大多在邪气外侵后一两天发病	头项疼痛、腰背部拘紧不舒等
都为长脉	阳明经	大多在邪气侵袭后两三天发病	身体发热、双目疼痛、鼻腔干燥、不能安卧等
都为弦脉	少阳经	大多在邪气侵袭后三四天发病	胸胁疼痛、耳鸣耳聋等
都为沉细脉	太阴经	大多在邪气侵袭后四五天发病	脘腹胀满、咽喉干燥等
都为沉脉	少阴经	大多在邪气侵袭后五六天发病	口干舌燥、口渴等
都为微缓脉	厥阴经	大多在邪气侵袭后六七天发病	烦闷不安、阴囊挛缩等

所谓两感证是互为表里的一脏一腑两经同时受邪，一起发病的证候。如果互为表里的阴阳两经同时感受了寒邪，第一天太阳经受邪和少阴经一起发病，见头部疼痛、口干口渴、烦躁不安和脘腹胀满等症状。第二天阳明经受邪和太阴经同

时发病，见脘腹胀满、身体发热、不想进食甚至谵语等症状。第三天少阳经受邪和厥阴经一起发病，见耳鸣耳聋、阴囊挛缩及四肢厥冷等症状，如果又出现汤水不能下咽，甚至神志昏迷、不省人事等症状，迁延到第六天就会死亡。如果三阴经、三阳经以及五脏六腑都感受邪气而发病，营卫之气不能正常循行，脏腑气机不能畅通，就会导致死亡。如果病人不是两感病，又没有发生邪气传经，也没有再感受新的致病邪气，到第七天太阳经的病气就会衰退，头痛等症状逐渐减轻；第八天阳明经的病气衰退，身体发热等症状逐渐减退；第九天少阳经的病气衰退，耳聋等症状渐渐改善，稍微可以听得见声音；第十天太阴经的病气衰退，腹部胀满等症状已经恢复到正常，并且想要进食；第十一天少阴经的病气衰退，口渴舌干明显减轻，阳气和利病人开始打喷嚏；第十二天厥阴经的病气衰退，已经挛缩于内的阴囊就会松弛复原，少腹拘急也会明显缓解，邪气已经消退，病人会感到精神爽快神志清明。

如果已经过了十三天以上，病势仍未衰减，持续发展，寸口部寸关尺三部脉象都沉伏无力而按循不到的，那就是十分危险的情况了。如果又感受了其他邪气，演变成其他疾病的，应当依据本书后面讲述的坏证。若寸关尺三部脉象均紧而有力，又再次感受寒邪的，就会转变为温疟证。如果寸脉浮滑、尺脉濡弱，再次感受风邪的，就会转变成风温病。如果寸脉洪数且尺脉实大，再感受温热邪气，就会转变成温毒病，温毒为最严重的一种疾病。如果寸脉濡弱且尺脉弦紧的，又再次感受温邪，就会转变成温疫病。这些都是冬季感受寒邪而演变成温病的病证。应当详细审察脉象与症状的变化，辨证论治与立法处方都要依循本书之前所说的原则。

凡患疾病，应当及时治疗，如果不去就诊而是隐瞒或者忍耐病痛，希望能够侥幸自我痊愈的话，有可能会拖延成顽疾，尤其是小儿与妇女，更容易拖延不治，使病情更加复杂。如果因外受时令之邪而感到身体不舒服，就应当及早告诉医生，积极寻找致病原因，趁病邪还在肌肤腠理的时候，及时治疗，这样的话很少有治不好的。如果病人忍耐病痛，过了好几天以后才说明情况，到那时病邪已经深入脏腑，就较难治愈了。这是家中有病人时最应当注意的情况。一旦感觉到有病，不可拘泥于时间的早晚，应立即制备汤药服用，只有这样疾病才容易治愈。如或稍有拖延，病情就会发生传变，这个时候再想速愈就难了。如果病人服药不按规定，随意违背医嘱，那就不必继续治疗了。

一般来说伤寒多为感受风寒所致。刚开始时风寒侵袭体表，如果不及时祛除，病邪一旦入里就不容易治疗了。因此只要风寒在表，就应当抓紧发汗解表，并注意服药后加盖衣被，适当发汗，使病邪随汗而解。如果不先辨明证候，遵循治疗顺序，在疾病刚开始的时候就攻下，会引起变证。表证还没有解除的应当先解表，表邪得解后才能攻下。如果表证已解，里证还没有消退，可用攻下。但是如果里实还未成，没有大满大实等燥实内结证，则不能用攻下法，过早攻下，邪气不能完全祛除；如果表证解除后里实证已经非常明显，肠中燥屎内结，而见大满大实之证，可用攻下法，燥屎得去，疾病痊愈。如果不适合攻下的时候妄用下法，就会损伤正气，邪热乘虚内陷，下迫肠道，出现腹泻及烦躁不安等各种变证，轻则难治，重则死亡。

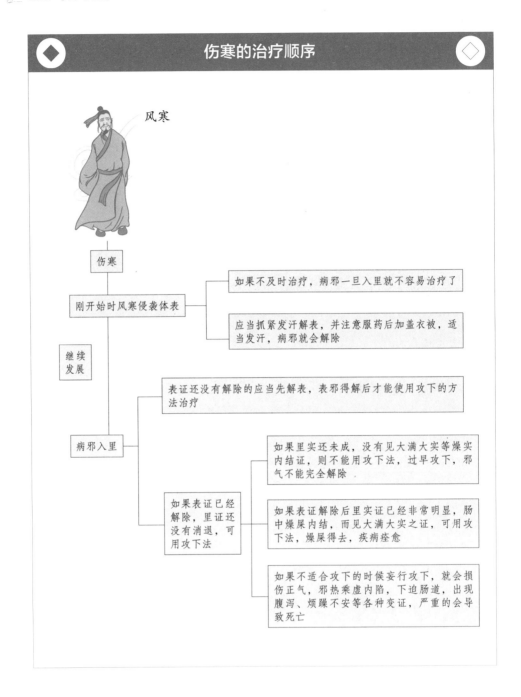

伤寒的治疗顺序

风寒

伤寒

刚开始时风寒侵袭体表

- 如果不及时治疗，病邪一旦入里就不容易治疗了
- 应当抓紧发汗解表，并注意服药后加盖衣被，适当发汗，病邪就会解除

继续发展

病邪入里

表证还没有解除的应当先解表，表邪得解后才能使用攻下的方法治疗

如果表证已经解除，里证还没有消退，可用攻下法

- 如果里实还未成，没有见大满大实等燥实内结证，则不能用攻下法，过早攻下，邪气不能完全解除
- 如果表证解除后里实证已经非常明显，肠中燥屎内结，而见大满大实之证，可用攻下法，燥屎得去，疾病痊愈
- 如果不适合攻下的时候妄行攻下，就会损伤正气，邪热乘虚内陷，下迫肠道，出现腹泻、烦躁不安等各种变证，严重的会导致死亡

凡是阳热炽盛而阴液损伤的病证，不能用发汗法，误用汗法会导致津液耗竭而死亡，应当用攻下法。凡是阴寒郁盛而卫阳虚衰的病证，应当用发汗法，邪从

外出，疾病就能痊愈，切不可攻下，妄用攻下会进一步损伤正气，寒邪内陷甚至会导致死亡。因此，神丹等发汗药、甘遂等峻下药皆不可妄用，必须明白虚证与实证的治疗方法相差千里，处方用药的时机与疾病的安危密切相关，不能随意更改。况且误用桂枝汤一类的方药，阳热过盛的病人就会毙命，误用承气汤一类的方剂，阴寒内盛的病人就会死亡，生与死的抉择就在顷刻之间。这些阴阳虚实错杂的变化，在临床表现上极其不明显，如果误用了发汗、涌吐或者攻下等治疗方法，很快就会发生不良后果。如果因为医术浅陋，误诊误治致使病人死亡，岂不令人痛心？！

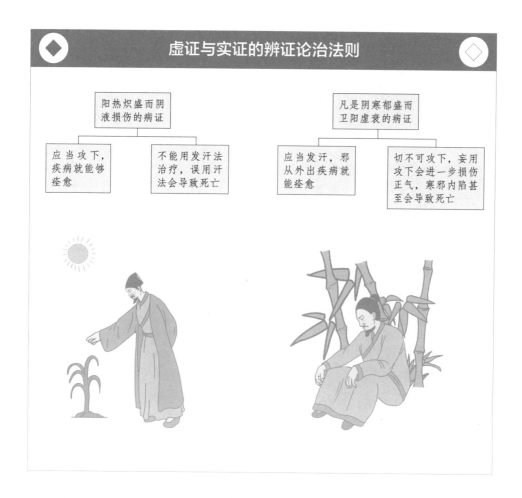

　　凡属两感病而表里两经同时发病的，在治疗上应该依据病情的轻重缓急而有先后的顺序，因为解表和攻里本来是截然不同的治疗方法。执迷不悟的医生，仅靠自己的臆想，竟然说神丹和甘遂可以联合起来服用，认为既能解表邪，又能除里实，看起来似乎很有道理的样子，实际是违背了常规的医理。聪明人的一举一动，往往都是经过周密思考而且十分谨慎的；愚蠢者的所作所为，必定是鲁莽和急躁的，这种牵涉到病人生死安危的情况，怎么可以任其大放厥词呢？世间庸人都只追求荣华富贵，却看不到其中隐藏的危害。只有明白医理且通晓事理的人才懂得固护生命本源，并能从身边的事物中寻找有益于健康的法则。如果大家都能这样的话，那么健康长寿就不是遥远的事情了。

　　凡是因发汗而需要温服的汤药，虽然处方后面说明一日服用三次，但如果病情严重难治，就应当缩短两次服药的间隔时间，可以在半天内服完三次。这样的话即便方药和病证不相符合，服药后很快就能察觉。病情严重的，应当昼夜二十四小时严密观察，以免出现病情变化。如果服完一剂药后病证仍未解除的，应当再服一次前方以发汗。有的病人服药后不容易出汗，一直到服完三剂药后才汗出病解；若三剂药后始终不见出汗的，多属于危候，为死证。

　　凡是得时气病的病人，到第五六天的时候，出现口渴想饮水，却又不能多喝的情况，那就不应当勉强给他水喝。这是为什么呢？因为病人里热还不盛，没有消耗太多津液，如果过多摄入水分，必然增添新的疾病。到了第七八天，口渴严重想要喝水的病人，也要根据具体病情，适当的饮水。不能顺着病人的要求，要让他有饮水不够的感觉，病人能喝一斗水，只给他五升。如果喝完水后病人出现脘腹胀满、小便不利、喘息气促，以及呃逆等症状的，就不能再让他喝水了。如果喝水后忽然大汗出的，是疾病将要自行痊愈的征象。

　　得病以后反而能喝水的，这是阳气来复，疾病将要痊愈的表现。但是有些不了解这种疾病机理的人，只听说喝水就会痊愈，于是见到轻微口渴的病人，也强迫他大量饮水，因而酿成灾祸的情况也是不少。

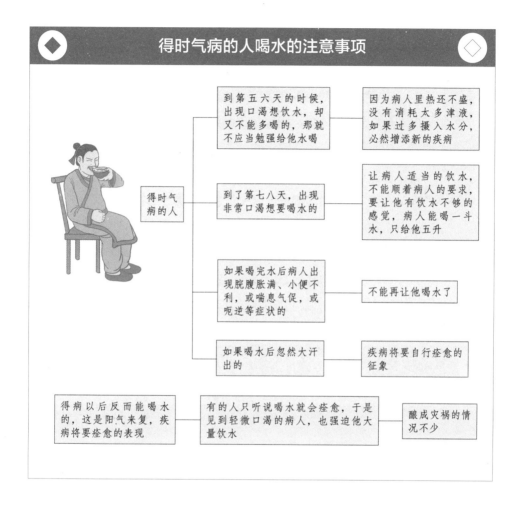

得病以后，刚开始脉象为动数，服药后脉象由数变迟，为邪热已退；服药后脉由浮大变为细小，为邪实已衰，表证已除；或者刚开始时烦躁不安，服药后精神安定，为邪退正安，以上这些都是疾病将要痊愈的表现。

凡是治疗温热病，可以选取针刺五十九个穴位来泄其邪热。人全身上下一共有三百六十五个穴位，其中有三十九个穴位忌用灸法，七十九个穴位忌用针刺，如果误用了温灸或针刺治疗，就会发生危险，甚至会伤及骨髓。

病人脉象出现四损的，三天之内就会死亡。正常人呼吸四次的时间，病人的脉搏跳动一次，这就叫作四损。凡是脉象出现五损的，一天之内就会死亡。正常人呼吸五次的时间，病人脉搏跳动一次，这就叫作五损。如果脉象出现六损的，一个时辰内就会死亡。正常人呼吸六次的时间，病人脉搏跳动一次，这就叫作六损。

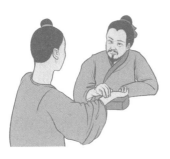

病人脉象有力但恶寒的，是感受寒邪所致的伤寒；脉象虚软无力而发热的，是暑邪所致的伤暑。寸关尺三部脉象都盛大，伴有大汗淋漓，疾病却没有得到解除的，多为正不胜邪，阳气亡脱，属死证。寸关尺三部脉象都虚弱无力，伴有发热不止的，为阴竭阳亡，属死证。脉象或快或慢的，为心气已绝，营卫之气断绝，属死证。脉搏跳动就像扭转的绳索一样紧急而硬的，为胃气已绝，真脏脉现的表现，当天就会死亡。病人出现谵语，身上轻微发热，如果是手脚温暖伴脉象浮大的，为阳气尚存，预后良好；如果是手足逆冷、脉象沉细的，为阳气外脱，不出一日就会死亡。以上所说的，都是伤寒热病的证候。

 伤寒的脉象和症状分析

脉象与症状	诊断
脉象有力，身上恶寒	伤寒
脉象虚软无力，身上发热	伤暑
寸关尺三部脉象都盛大，伴有大汗淋漓	多为正不胜邪、阳气亡脱，属死证
寸关尺三部脉象都虚弱无力，伴有发热不止	为阴竭阳亡，属死证
脉象或快或慢	为心气已绝，营卫之气断绝，死证
脉搏紧急而硬	为胃气已绝，真脏脉现的情况，病危
脉象浮大，谵语、身上轻微发热，手脚温暖	预后良好
脉象沉细，手足逆冷，为阳气外脱	病危

第四章

辨痉湿暍脉证

　　痉病、湿病和中暍这三种病证与太阳病的表现有相似的地方。痉病分刚痉和柔痉；湿病包括湿痹和寒湿等，有不同的治法；太阳中暍多为暑湿内侵所致，当清暑化湿为主，伴气阴不足者需兼益气养阴。

在感受寒邪所致太阳病中的痉病、湿病和中暍这三种病证，本应当另外论述。但由于他们与伤寒的表现有相似的地方，故在本章一并讨论。

太阳病，症见发热、无汗、项背拘急不舒，反而恶寒的，叫作刚痉。

太阳病，症见发热、汗出、项背拘急不舒，且不恶寒的，叫作柔痉。

太阳病，症见发热，脉象沉而细者，同时合并颈项僵急等的，就叫作痉病。

太阳病，由于发汗太过，汗出津伤，损伤筋脉，就会导致痉病的发生。

病人症见身上发热、双足部发冷、颈项强急不舒、恶寒，时而头部烘热、颜面部及双目发红、头部摇动不止，突然出现牙关紧闭不能张口、背部强直痉挛甚至角弓反张的表现，这就叫作痉病。

太阳病，症见关节疼痛烦热，脉象沉细的，叫作湿痹。湿痹主要表现为小便不利大便溏泄，治疗上应当通利小便以实大便。久患湿病的人，症见浑身疼痛、发热，全身皮肤晦暗发黄就像被烟熏过一样没有光泽，这是湿邪郁久化热，湿热内盛所致。久患湿病的人，只有头部汗出、背部强急不舒且形寒怕冷想要加盖衣被或烤火取暖，是寒湿郁于肌表、卫阳被遏之证，治当温中化湿解表，不可攻下。如果妄用攻下，势必损伤正气，导致阳气下陷，湿阻于中，下焦丹田有热，上焦寒湿停胸，而出现呃逆、心胸满闷、小便不通畅、口渴想喝水又喝不下，舌苔白滑等变证。

平时患有湿病的人，如果误用攻下法，病人额头部出汗、轻微喘息气促且小便多，为阴竭于下、阳脱于上，多属死证；如果出现腹泻不止，为脾阳衰败，也是死证。

问：风邪与湿邪相合侵及人体，病人出现全身疼痛，依理说应当用发汗法，汗出邪退疾病就能痊愈。正好碰到连绵阴雨，结果发了汗疾病却没有痊愈，这是为什么呢？

答：这是发汗太过的缘故，汗出太多，这样只是祛除了风邪，而湿邪仍然存在，疾病无法痊愈。倘若用汗法治疗风湿合邪所致的疾病，应当只让病人微微汗出，才能同时祛除风邪和湿邪。

平时患湿病的人，出现身体疼痛、发热、面色发黄、喘息气促、头痛鼻塞、心烦不安等表现，脉象大，饮食正常，这表明腹内平和没有病邪，病的根源在于头部感受了寒湿之邪，所以会出现鼻塞不通，可以纳药入鼻腔中治疗，疾病就可以痊愈。

病人全身疼痛伴发热，发热多在下午日晡时分加重的，就叫作风湿病。这是病人在出汗后又受了风，被风邪外袭所伤，或者平时贪凉受冷所致。

感受暑热邪气而引发的太阳病证，叫作暍病，病人为汗出、恶寒、身热及口渴。

太阳经中暍的病人，症见发热、全身疼痛、身体沉重，但脉象微弱，这是因为夏季被冷水所伤，水湿之邪乘虚侵入皮肤腠理所致。

太阳中暍的病人，症见发热恶寒、身体沉重疼痛，脉象见弦细芤迟，小便后打冷战，汗毛竖起，手脚冰冷，稍有劳累就发热，张口呼吸、口齿干燥，这是暑湿内侵伴气阴不足证，治疗上应当清暑化湿、益气养阴，禁用发汗、攻下及温针法。如果误用汗法，恶寒就会更加严重；如果误用温针，发热就会更加明显；如果多次攻下，会出现小便闭涩不通。

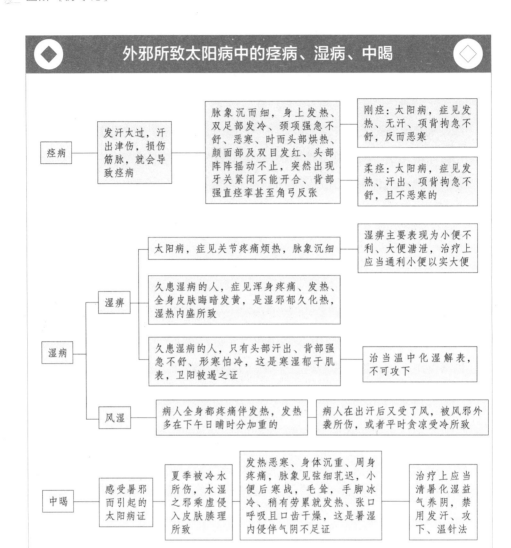

外邪所致太阳病中的痉病、湿病、中暍

痉病 — 发汗太过，汗出津伤，损伤筋脉，就会导致痉病 — 脉象沉而细，身上发热、双足部发冷、颈项强急不舒、恶寒、时而头部烘热、颜面部及双目发红、头部阵阵摇动不止，突然出现牙关紧闭不能开合、背部强直痉挛甚至角弓反张

- 刚痉：太阳病，症见发热、无汗、项背拘急不舒，反而恶寒
- 柔痉：太阳病，症见发热、汗出、项背拘急不舒，且不恶寒的

湿病

- 湿痹
  - 太阳病，症见关节疼痛烦热，脉象沉细 — 湿痹主要表现为小便不利、大便溏泄，治疗上应当通利小便以实大便
  - 久患湿病的人，症见浑身疼痛、发热、全身皮肤晦暗发黄，是湿邪郁久化热，湿热内盛所致
  - 久患湿病的人，只有头部汗出、背部强急不舒、形寒怕冷，这是寒湿郁于肌表，卫阳被遏之证 — 治当温中化湿解表，不可攻下
- 风湿
  - 病人全身都疼痛伴发热，发热多在下午日晡时分加重的 — 病人在出汗后又受了风，被风邪外袭所伤，或者平时贪凉受冷所致

中暍 — 感受暑邪而引起的太阳病证 — 夏季被冷水所伤，水湿之邪乘虚侵入皮肤腠理所致 — 发热恶寒、身体沉重、周身疼痛，脉象见弦细芤迟，小便后寒战，毛耸，手脚冰冷、稍有劳累就发热、张口呼吸且口齿干燥，这是暑湿内侵伴气阴不足证 — 治疗上应当清暑化湿益气养阴，禁用发汗、攻下、温针法

第五章

辨太阳病脉证并治上

　　太阳病包括中风证和伤寒证。太阳中风证当选用桂枝汤。根据病情的演变酌情选用桂枝加葛根汤、桂枝加厚朴杏仁汤、桂枝加附子汤、桂枝去芍药汤、桂枝去芍药加附子汤、桂枝麻黄各半汤以及桂枝二麻黄一汤等。

太阳病的主要证候表现是：脉象为浮脉，头痛，颈部僵硬不舒，伴恶寒。

太阳病，以发热、出汗、怕风、脉象浮缓为主要表现的，名叫中风证。

太阳病，有已经出现发热的，有还未出现发热的，但必定有恶寒、身体疼痛、呕吐上逆等表现，且寸关尺三部脉象都是浮紧的，叫作伤寒证。

外感伤寒第一天，太阳经首当其冲，感受邪气，如果脉象安静而不急数，是邪气不传经的表现；如果频繁想呕吐，甚至烦躁不安，脉象急数表现，则是邪气要往其他经传变的表现。

伤寒第二三日，如果没有阳明证的日晡潮热、自汗出、不恶寒反怕热的症状和少阳证口苦、咽干、目眩等症状的话，也是邪气没有传于他经的表现。

太阳病，出现发热、不怕冷，伴口渴表现的，是温病。如果已用辛温之剂发汗后，身体仍干热温度不退的，叫风温。风温病主要表现为寸关尺三部脉象均浮，自汗出，身体沉重，嗜睡，打鼾，说话困难；此时如果误用攻下，会出现小便不利甚至失禁，双目呆滞；如果误用火灸或烧针，轻者仅有皮肤发黄，严重者甚至会出现惊厥癫痫一样的表现，时有抽搐，如同被烟熏。一次误用火灸烧针法患者尚还能救治，接二连三地误用火法则有性命之忧。

疾病表现以发热恶寒为主的，为发病于阳，即病在阳经的表现；表现为发热但不恶寒的，是发病于阴，即病在阴经的表现。病在阳经的，应当在七天左右痊愈；病在阴经的，应当在六天左右痊愈。这是因为七为阳数，六为阴数的缘故。

太阳病，头痛不适到七天以后可以自行痊愈的，是由于邪气在太阳经本经行尽的缘故。如果太阳病七日未愈，邪气有传向阳明经的趋势，则可针刺足阳明经的穴位，阻止病邪传变，停留在前期阶段而痊愈。

大多数情况下，太阳病会在上午九点至下午三点之间好转。

患太阳中风的人，恶寒、发热、身痛等表证虽已解除，但仍感到身体不适，尚未完全康复的，需静养一段时日，待正气恢复，这一过程大约需十二日。

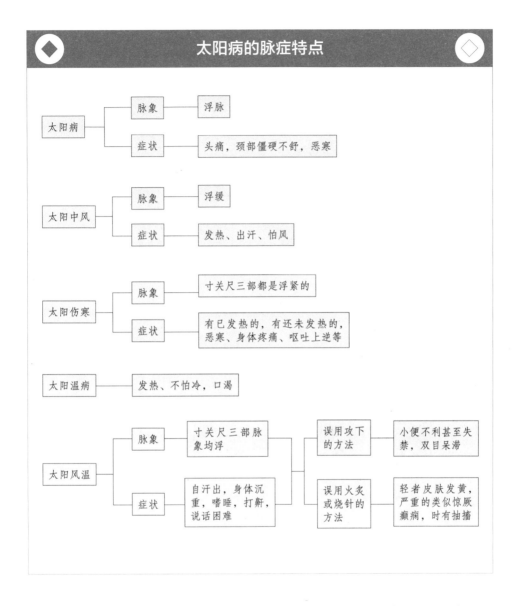

太阳病的脉症特点

太阳病
- 脉象 —— 浮脉
- 症状 —— 头痛，颈部僵硬不舒，恶寒

太阳中风
- 脉象 —— 浮缓
- 症状 —— 发热、出汗、怕风

太阳伤寒
- 脉象 —— 寸关尺三部都是浮紧的
- 症状 —— 有已发热的，有还未发热的，恶寒、身体疼痛、呕吐上逆等

太阳温病 —— 发热、不怕冷、口渴

太阳风温
- 脉象 —— 寸关尺三部脉象均浮
- 症状 —— 自汗出，身体沉重，嗜睡，打鼾，说话困难
  - 误用攻下的方法 —— 小便不利甚至失禁，双目呆滞
  - 误用火灸或烧针的方法 —— 轻者皮肤发黄，严重的类似惊厥癫痫，时有抽搐

　　病人身体很热，却想多穿衣服，怕寒喜温的，是表热里寒证；病人身体很凉，不欲穿衣的，是表寒里热证。

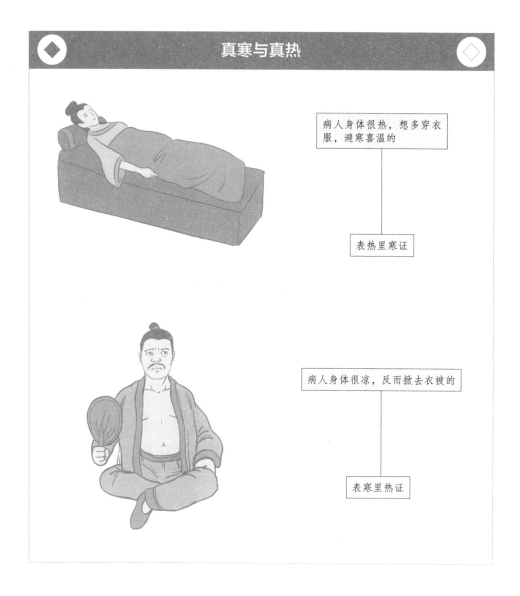

真寒与真热

病人身体很热，想多穿衣服，避寒喜温的

表热里寒证

病人身体很凉，反而掀去衣被的

表寒里热证

太阳中风证，脉象轻取见浮，沉取见弱，即卫强营弱。卫阳浮盛于外，营阴不内守而外泄，自然会出现发热、自汗出。病人畏寒怕冷、阵阵恶风、微微发热、鼻塞呼吸不畅、干呕，当选用桂枝汤。

桂枝汤方

桂枝三两，去皮　芍药三两　甘草二两，炙　生姜三两，切片　大枣十二枚，掰开

以上五味药，捣碎桂枝、芍药、甘草三味，与生姜、大枣混合，加七升水，用小火煮成三升，滤去药渣。待药汁冷热合适的时候喝一升。服药后过一会儿再啜饮一升温热的稀粥来协助药力发挥，同时让病人加被保暖两个小时左右以助发汗，发汗程度以遍身微微汗出为佳，切不可大汗淋漓，那样的话病证必定不能得以解除。如果一升药服用完毕后，汗出病愈，应当停服后面的药物，没必要把一剂药都喝完。如果第一次服完仍没有出汗，那就依照前面的方法再服用一次；如果还是没出汗，缩短服药间隔，让病人在半天之内把三升药都喝完。如果病情较重的，白天服三次，晚上服三次，随时严密观察病情。如果病人喝完一剂后病证还在的，可以再服一剂。如果还没有出汗，那就可以一直服到两三剂。服药期间，忌食生冷、黏滑、肉面、辛辣、酒酪、臭恶等。

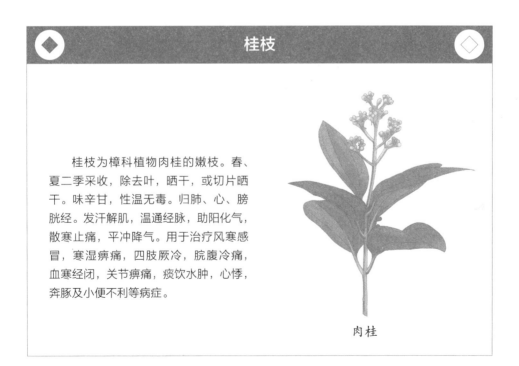

桂枝

桂枝为樟科植物肉桂的嫩枝。春、夏二季采收，除去叶，晒干，或切片晒干。味辛甘，性温无毒。归肺、心、膀胱经。发汗解肌，温通经脉，助阳化气，散寒止痛，平冲降气。用于治疗风寒感冒，寒湿痹痛，四肢厥冷，脘腹冷痛，血寒经闭，关节痹痛，痰饮水肿，心悸，奔豚及小便不利等病症。

肉桂

《本草经解》：桂枝气温、味辛无毒，禀天春和之木气、得地西方润泽之金味而生，入足厥阴肝、手太阴肺经。气味俱升，为阳药。肺为金脏，形寒饮冷则伤肺，肺伤则气不下降，发为上气咳逆，桂枝性温而温肺，肺温则气下降而咳逆自止。能治疗结气、喉痹、吐吸病，痹者闭也，气结于喉，闭而不通，使人唯吐出为快，而不能吸。桂枝辛温散结行气，宣通痹阻，故可治疗上述疾病。辛则能润，温则筋脉和而使关节通利。《本草新编》：桂枝味甘、辛，气大热，性浮，为阳中之阳，属肉桂的末梢，其条如柳又叫柳桂。能治上焦头目，可调和营卫、解肌发表、除烦止汗、疏邪散风。入足太阳之腑而为治疗伤寒要药，但其中有宜用和不宜用的分别，如果不能明辨，会耽误病情。《医学衷中参西录》：桂枝味辛微甘，性温。力善宣通，能升大气、降逆气、散邪气。仲景苓桂术甘汤用来治短气是取其能升；桂枝加桂汤用来治奔豚是取其能降；麻黄、桂枝、大小青龙诸汤用来治外感是取其能散。桂枝本不是发汗或止汗之品，其宣通散表之力旋转于表里之间，能调和营卫、解肌通脉，则风寒自解，痹阻自开，因其味辛而甘，辛能散，甘能补，其功用在于半散半补之间。服桂枝汤想要发汗的，需借助热粥的力量，故说不能发汗；阳盛阴虚的病人误服之则脱汗，故说不能止汗。

用法用量：内服：煎汤1.5～6克，大剂量，可用至15～30克；或入丸、散。

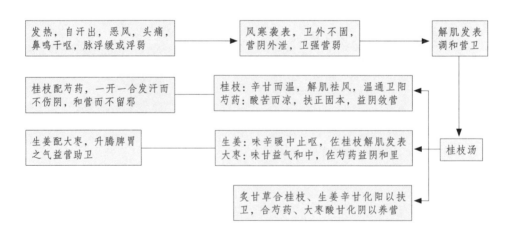

太阳病，凡是症见头痛、发热、出汗、畏风的，均可用桂枝汤。

太阳病，症见项背拘紧不舒，转动俯仰不利，兼有汗出、恶风等太阳中风证表现的，当用桂枝加葛根汤。

桂枝加葛根汤方

葛根四两 麻黄三两，去节 芍药二两 生姜三两，切片 甘草二两，炙 大枣十二枚，掰开 桂枝二两，去皮

以上七味药，用一斗水先煮麻黄和葛根，煮耗掉二升水后，撇去药汁上面的浮沫，加入余下芍药、生姜、甘草、大枣和桂枝等药物一起煎煮，最后煮成三升，去掉药渣，趁药汁温热的时候服一升，同时加被保暖两个小时左右以微微发汗，无须喝热稀粥来助汗，其余的服药后护理之法及饮食禁忌等与服用桂枝汤的要求相同。

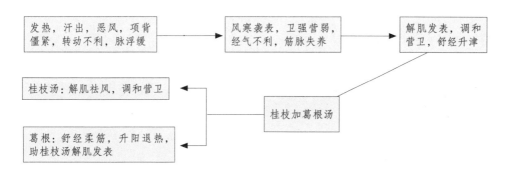

太阳病误用攻下之法后，如表邪未解，病人自觉有气上冲的，太阳经气仍有向外、向上抗邪之力，可以继续应用桂枝汤，服药方法仍遵从于桂枝汤法；如误下之后正气损伤较重，太阳经气无力向上、向外抗邪，就不能再用桂枝汤了。

太阳病发病三日，服药后汗出不畅，表证未愈，误以为邪气向里传变，或误用涌吐法，或误用攻下法，或误用温针灸法，病证没有好转，此时已成坏病，不能再服用桂枝汤。应当运用四诊合参的方法重新审察病人当前的脉象症状来辨证分析，了解目前的病机为何，当辨何证，然后随证立法选方。桂枝汤原本为调和营卫、解肌祛风的方剂，如果病人脉象浮紧，发热恶寒而无汗，为太阳伤寒证，不能用桂枝汤。切记这一点，不可误用。

平时嗜好饮酒的病人，多有湿热内蕴，不能用桂枝汤，因桂枝汤甘温而助湿热，且甘味壅滞中焦，一旦服用会胃气上逆而呕吐。

平时患有喘疾的病人，复感风寒之邪患了太阳中风证后，应用桂枝汤基础上酌加厚朴和杏仁，会取得更好的疗效。

凡是服用桂枝汤后即出现呕吐的病人，之后可能会呕吐脓血。

太阳病，发汗太过，卫外不固，以至于汗出淋漓不止，病人出现恶风、小便困难、四肢微感拘急屈伸不利等症状的，当选用桂枝加附子汤。

桂枝加附子汤方

桂枝三两，去皮　芍药三两　甘草三两，炙　生姜三两，切片　大枣十二枚，掰开　附子一枚，炮，去皮，破成八片

以上六味草药，用七升水，煎煮留取三升，滤去药渣，趁药汁温热的时候服取一升。调养护理方法同桂枝汤。

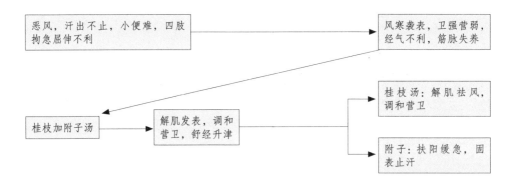

太阳病，误用下法后，病人出现脉象急促、胸膈满闷的，当选用桂枝去芍药汤。

桂枝去芍药汤方

桂枝三两，去皮　甘草二两，炙　生姜三两，切片　大枣十二枚，掰开

以上四味药，用七升水，煎煮留取三升，滤去药渣，趁药汁温热的时候服取

一升。调养护理方法同桂枝汤。

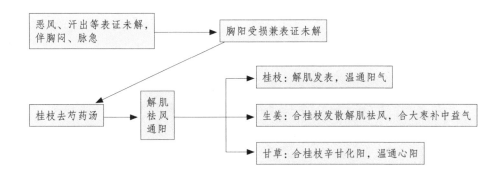

如果太阳病误下后除上述症状兼微微恶寒的，当选用桂枝去芍药加附子汤。

桂枝去芍药加附子汤方

桂枝三两，去皮　甘草二两，炙　生姜三两，切片　大枣十二枚，掰开　附子炮，去皮，破成八片，一枚

以上五味药，用七升水，煎煮留取三升，滤去药渣，趁药汁温热的时候服取一升。调养护理方法同桂枝汤。

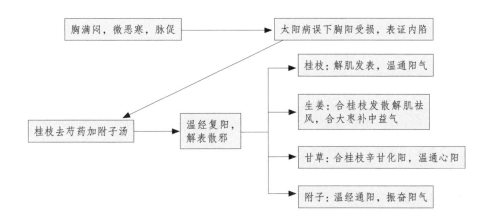

太阳病，已经发病八九天，就如同得了疟疾一样，发热恶寒交替发作，但是发热较重，恶寒较轻，一天发作两三次，病人不伴有呕吐，大小便尚且正常。如

脉象微缓，是疾病将要痊愈的表现；如果脉微且恶寒较重的，是表里阳气均虚弱的表现，此时切不可再用发汗、泻下或涌吐的方法；如果颜面部反而出现潮热发红的，是表证未解，邪气仍郁于肌表之象，因其不能得微微汗出，邪无法随汗而解，郁于肌表，必定感到皮肤瘙痒，宜用桂枝麻黄各半汤。

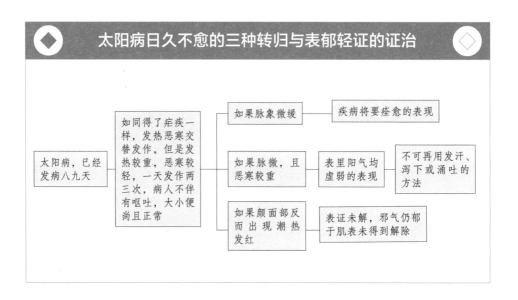

桂枝麻黄各半汤方

桂枝一两十六铢，去皮　芍药　生姜切片　甘草炙　麻黄各一两，去节　大枣四枚，掰开　杏仁二十四枚，热水浸泡，去掉皮尖及两仁未分开的

以上七味药，用五升水，先放入麻黄煎煮，水沸腾一二次的时候，去掉药液上面的浮沫，再加入余下的药物，煎煮留取一升八合，滤去药渣，趁药汁温热的时候每次服六合。也可煮取桂枝汤三合，麻黄汤三合，合到一起为六合，一次服尽。调养护理方法同前。

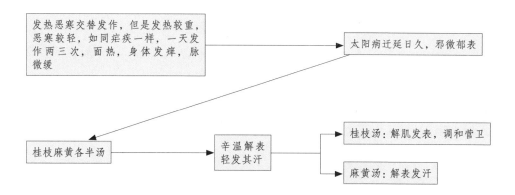

太阳病，先服用桂枝汤后，不仅太阳病诸多症状未解除，反而增添烦闷不舒的症状，可以先针刺风池和风府两穴以疏通经络以解表邪，再次服用桂枝汤，疾病就可以痊愈。

服用桂枝汤发汗后，病人大汗出、脉象洪大，同时仍有恶寒、脉浮等表证表现的，为病仍在表，可以继续服用桂枝汤，方法同前。如果病人恶寒发热如同得了疟疾一样，一天发作两次的，微微汗出以后疾病就能得到解除，宜选用桂枝二麻黄一汤。

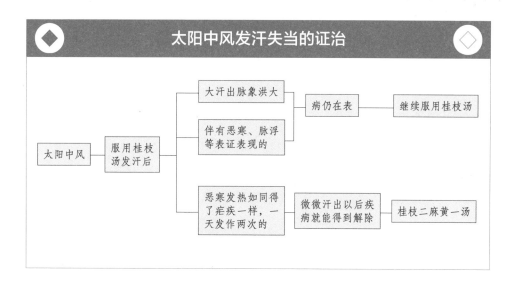

桂枝二麻黄一汤方

桂枝一两十七铢，去皮　芍药一两六铢　麻黄十六铢，去节　生姜一两六铢，切片　杏仁十六个，去皮尖　甘草一两二铢，炙　大枣五枚，掰开

以上七味药，用五升水，先放入麻黄，煎煮一二沸，去掉药液上面的浮沫，再加入余下的药物，煎煮至留取二升，滤去药渣，趁药汁温热的时候服一升，一天服用两次。旧本为：桂枝汤二份，麻黄汤一份，合到一起为二升，一天分两次服，现合并为一张方。调养护理方法同前。

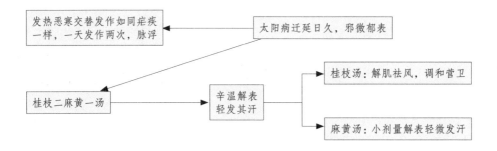

太阳中风病服了桂枝汤，大汗后，病人出现了严重的口渴，伴心烦和脉象洪大，为邪传阳明，热盛津伤，应当用白虎加人参汤。

白虎加人参汤方

知母六两　石膏一斤，打碎，绵布包裹　甘草二两，炙　粳米六合　人参三两

以上五味药，用一斗水，煮至粳米熟透后药液即成，滤去药渣，每次趁药汁温热的时候服一升，一天服用三次。

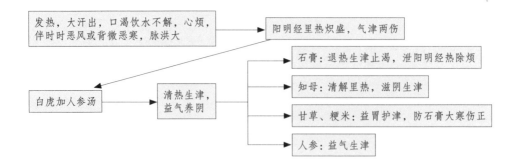

太阳病，太阳表邪未解，发热恶寒，发热的时间长，恶寒的时间短，脉象微弱，这是体表阳气不足的表现，不可用麻黄汤类方大发其汗，宜选用桂枝二越婢一汤。

桂枝二越婢一汤方

桂枝去皮　芍药　麻黄去节　甘草各十八铢，炙　大枣四枚，掰开　生姜一两三钱，切片　石膏二十四铢，打碎绵布包裹

以上七味药，用五升水，先放入麻黄，煎煮一二沸，去掉药液上面的浮沫，再加入余下的药物，煎煮至留取二升，滤去药渣，趁药汁温热的时候服一升。旧本为：应当将越婢汤、桂枝汤两方煎煮的药液混合，一次服一升。现合并为一张方，桂枝汤两份、越婢汤一份。

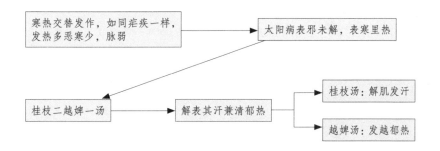

服用桂枝汤或者泻下以后，仍感到头痛，颈项部僵硬不舒服，微微发热，无汗，胃脘部胀满微痛，伴小便不利等症状的，当用桂枝去桂加茯苓白术汤。

桂枝去桂加茯苓白术汤方

芍药三两　甘草二两，炙　生姜切片　白术　茯苓各三两　大枣十二枚，掰开

以上六味药，用八升水，煎煮留取三升，滤去药渣，趁药汁温热的时候服取一升。

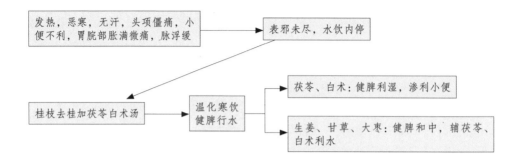

　　伤寒，病人出现脉浮、自汗、轻微恶寒，兼有小便频数、心烦及双小腿挛急屈伸不利等症状，本应当扶正解表、阴阳双顾，反而单用桂枝汤解表，这是错误的治疗方法。误用桂枝汤后，病人出现四肢厥冷、口干咽燥、烦躁不安甚至呕吐上逆等症状，应当先给予甘草干姜汤来温复阳气。如果病人服用甘草干姜汤后四肢厥冷得以缓解，双小腿已转复温暖，再服用芍药甘草汤以复其阴，如阴液得复，则挛急的小腿可自由伸展；如果阳复太过，阴伤化燥，邪入阳明，出现谵语与腹胀等症状的，可以稍微给病人服用些许调胃承气汤。如果反复发汗后，又加用烧针来促进发汗的，阳随汗亡，阳衰阴胜，病属少阴，当用四逆汤。

甘草干姜汤

　　甘草四两，炙　干姜二两，炮
　　以上两味药，用三升水，煎煮留取一升五合，滤去药渣，趁药汁温热的时候分两次服用。

芍药甘草汤方

　　白芍药四两　甘草四两，炙
　　以上两味药，用三升水，煎煮留取一升五合，滤去药渣，趁药汁温热的时候分两次服用。

调胃承气汤方

大黄四两，去皮，用清酒洗　甘草二两，炙　芒硝半升

以上三味药，用三升水，先煮大黄、甘草，煎煮留取一升，滤去药渣，加入芒硝，再用小火煮沸，趁药汁温热的时候稍稍服用一些。

四逆汤方

甘草二两，炙　干姜一两半　附子一枚，生用，去皮，破成八片

以上三味药，用三升水，煎煮留取一升二合，滤去药渣，趁药汁温热的时候分两次服用。身体强壮的人可用大个的附子一枚，干姜增加至三两。

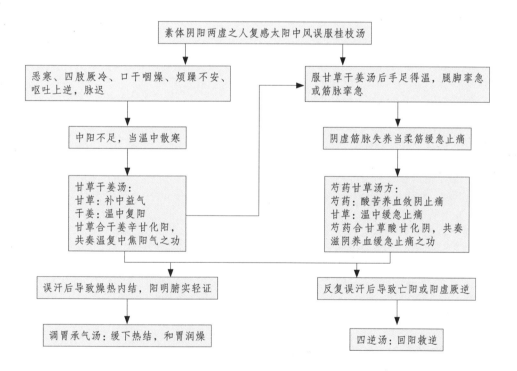

问：病人证候类似太阳中风桂枝汤证，按照桂枝汤的方法，结果病情不见减轻反而加重，出现了手足厥冷、口咽干燥、双小腿拘急痉挛甚至谵语等合并症。老师曾说，到半夜的时候病人手足应当转温，双腿挛急缓解。后来果然像老师所说的那样，但老师是如何知道这样的情况呢？

答曰：寸口脉象浮而大，脉浮主风邪，脉大主正虚不足。风邪外袭则微微发热，正气不足则双小腿拘急不舒。症状虽然与桂枝汤证很相似，但实际并不是，此为太阳中风兼阴阳两虚证，医生用桂枝汤来发汗，又用桂枝加附子汤温经令汗出，导致汗出亡阳伤津，症见手足厥冷、口咽干燥及烦躁不安等，应当换用甘草干姜汤。服药后到半夜阳气逐渐恢复，双脚转温，但双小腿仍还有轻微拘急不舒，再给予芍药甘草汤酸甘化阴。服药后津液得复，小腿拘急就会缓解。如果发汗不当伤阴，津液受损，导致阳明燥屎内结，就会出现谵语及大便硬结等变证，可用调胃承气汤来攻下治疗，如果服药后出现大便轻微溏稀的，是燥屎得除，谵语等症状就能消失，疾病就可以痊愈。

第六章

辨太阳病脉证并治中

　　太阳伤寒证应当用麻黄汤，出现项背部僵紧不舒应当用葛根汤。随着病情演变，出现太阳与阳明合病、病入少阳或太阳蓄水、太阳蓄血等情况以及误治后出现变证的，均需给予相应的治疗方法。

太阳伤寒，出现项背部僵紧不舒，活动不能自如、无汗及恶风等症状的，应当用葛根汤。

葛根汤方

葛根四两　麻黄三两，去节　桂枝二两，去皮　生姜三两，切片　甘草二两，炙　芍药二两，切　大枣十二枚，掰开

以上七味药，用一斗水先煮麻黄与葛根，煮耗掉二升水后，撇去药汁上面的浮沫，加入余下药物一起煎煮，最后煮成三升，去掉药渣，趁药汁温热的时候服取一升，同时加被保暖两个小时左右以助微微发汗，不必饮热粥。其余的服药后护理之法及饮食禁忌等与服用桂枝汤的要求相同。

葛根

葛根为豆科植物野葛或甘葛藤的干燥根。春、秋采挖，洗净，除去外皮，切片，晒干或烘干。广东、福建等地切片后，用盐水、白矾水或淘米水浸泡，再用硫黄熏后晒干，色较白净。味甘、辛，性凉，无毒。归肺、脾、胃经。功效解肌退热、生津止渴、升阳透疹、止泻、解酒。用于外感发热头痛，项背强痛，口渴，消渴，麻疹不透，热痢，泄泻。

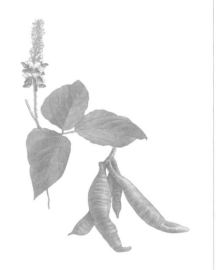

《本草经疏》：葛根禀天地清阳发生之气而生，其味甘平，其性升而无毒，入足阳明胃经，为解散阳明温病热邪要药。故主治消渴、身大热、热壅胸膈所致的呕吐。发散而升为风药之性，故主治诸痹。《本草备要》：葛根辛甘性平，轻扬升发，入阳明经。能鼓胃气上行。风药多燥，但葛根偏能止渴，是因为能

升胃气，入肺经而生津止渴。兼入脾经，可开腠发汗，解肌退热。脾主肌肉，为治脾胃虚弱泄泻的圣药。清气在下，则生飧泄。葛根能升阳明清气，故可治之。还能起阴气、散郁火、解酒毒，葛花更佳。多用反伤胃气，为升散太过所致。《本草正义》：凡用葛根多取其凉散，善达诸阳经，而以阳明为最。其气轻故善解表发汗。凡解散之药多辛热，唯葛根凉而甘，故可治疗温热时行疫疾。凡是热病而兼口渴的当选本药为君，佐以柴胡、防风、甘草、桔梗。

用法用量： 内服：煎汤，10~15克；或捣汁。外用：适量，捣敷。

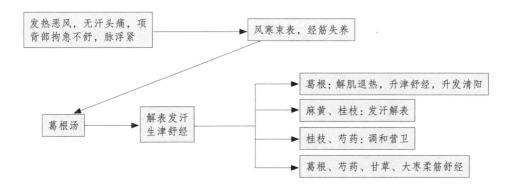

太阳与阳明合病，如果出现腹泻而无呕吐，伴有发热、恶风、头痛等表证的，应当用葛根汤。

因风寒束表、内迫阳明的太阳与阳明合病，没有腹泻只见呕吐，伴有发热、恶风、头痛等表证的，应当用葛根加半夏汤。

葛根加半夏汤方

葛根四两　麻黄三两，去节　甘草二两，炙　芍药二两　桂枝二两，去皮　生姜三两，切片　半夏半升，洗　大枣十二枚，掰开

以上八味药，用一斗水先煮麻黄与葛根，煮耗掉二升水后，撇去药汁上面的浮沫，加入余下药物一起煎煮，最后煮成三升，去掉药渣，趁药汁温热的时候服取一升，同时加被保暖两个小时左右以助微微发汗。

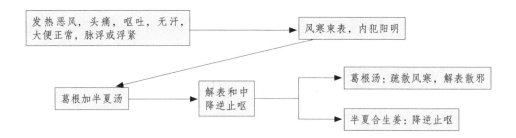

太阳病，本为桂枝汤证，医者反而误用攻下之法，导致病人出现了腹泻不止的症状，此时脉象急促，说明表邪未解；兼有喘息气促和汗出的，应当用葛根黄芩黄连汤。

葛根黄芩黄连汤方

葛根半斤　甘草二两，炙　黄芩二两　黄连三两

以上四味药，用八升水先煮葛根，煮耗掉二升水后，加入余下药物一起煎煮，最后煮成二升，去掉药渣，趁药汁温热的时候分两次服用。

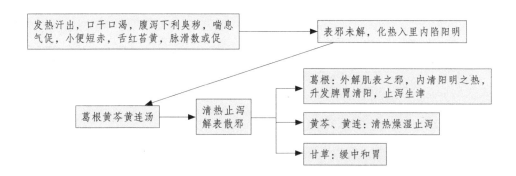

太阳伤寒证，脉象浮紧，出现头痛、发热、身体疼痛、腰疼、骨节疼痛、恶寒、无汗和气喘等症状的，应当用麻黄汤。

麻黄汤方

麻黄三两，去节　桂枝二两，去皮　甘草一两，炙　杏仁七十个，去皮尖

以上四味药，用九升水先煮麻黄，煮耗掉二升水后，撇去药汁上面的浮沫，

加入余下药物一起煎煮，最后煮成二升半，滤去药渣，趁药汁温热的时候服取八合，同时加被保暖两个小时左右以助微微发汗，无需喝热稀粥来助汗。其余的服药后护理之法及饮食禁忌等与服用桂枝汤的要求相同。

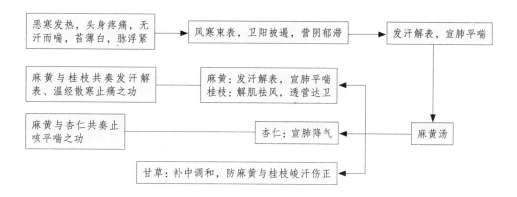

太阳与阳明合病，出现气喘和胸闷症状的，为表邪郁闭较重，不可用攻下法，适宜用麻黄汤。

太阳病，已经过了十天，脉象浮细，喜欢静卧，是表邪已解；如果伴有心胸满闷及胁肋疼痛等症状的，为病传少阳，可用小柴胡汤；只见脉浮的，为病仍在太阳，可用麻黄汤。

小柴胡汤方

柴胡半斤　黄芩三两　人参三两　甘草三两，炙　生姜三两，切片　大枣十二枚，擘开　半夏半升，洗

以上七味药，用一斗二升水，煎煮留取六升，滤去药渣，再继续煎煮留取三升，趁药汁温热的时候服一升，一天服用三次。

小柴胡汤方 [①]

《伤寒论》一百一十三方之中，唯有小柴胡汤最为出奇制胜。其主要功效为和解少阳。主治：1.伤寒少阳证。症见往来寒热，胸胁苦满，默默不欲饮食，心烦喜呕，口苦，咽干，目眩，舌苔薄白，脉弦。2.热入血室。妇人伤寒，经水适断，寒热发作有时。3.疟疾、黄疸以及内伤杂病而见少阳证者。

方解：小柴胡汤方中柴胡苦平，入肝胆经，为少阳经之专药，既可透少阳半表之邪，又能疏少阳气机之郁滞，为君药。黄芩苦寒，清泄少阳半里之热，为臣药。君臣相配，一散一清，相使为用，使少阳之邪外透内清，是和解少阳的基本结构。人参、甘草和大枣，益气扶胃，加半夏、生姜和胃降逆，合之使阳明充实，气机畅达，即扶正以祛邪，更可使少阳半表半里之邪，不易传里，即《金匮要略》"见肝之病，知肝传脾，当先实脾"之义。诸药合用，以和解少阳为主，兼和胃气，使邪气得解，枢机得利，胃气调和，则诸症自除。

本方配伍特点有二：一是疏透与清泄结合，柴胡与黄芩相使为用，构成和解少阳的核心配伍；二是在祛邪之中兼以扶正。

用方要点：小柴胡汤为治疗伤寒少阳证的基础方，又是和解少阳法的代表方。临床应用以往来寒热，胸胁苦满，默默不欲饮食，心烦喜呕，口苦，咽干，目眩，苔白，脉弦为辨证要点。临床上只要抓住前四者中的一二主症，便可用本方治疗，不必待其证候悉具。

加减变化：若胸中烦热而不呕，去半夏、人参，加瓜蒌以清热理气宽胸；口渴，去半夏，加天花粉以生津止渴；腹中痛，去黄芩，加白芍以柔肝缓急止痛；瘀血互结，少腹满痛，去人参、甘草和大枣，加延胡索、当归尾和桃仁以活血祛瘀；咳嗽不止，去人参、生姜和大枣，加五味子和干姜以温肺止咳；黄疸，加茵陈与栀子以清热利湿退黄。

使用注意：方中柴胡升散，黄芩、半夏性燥，故阴虚血少者禁用。

---

① 谢鸣.方剂学[M].北京：人民卫生出版社，2002.

太阳中风，脉象浮紧，症见发热恶寒、身体疼痛、无汗烦躁不安，为太阳伤寒兼有热证，应当用大青龙汤；如果见脉象微弱、汗出、恶风等症状的，为表里俱虚，不能用大青龙汤。若误用则会出现手足厥冷、筋肉跳动等变证。

太阳伤寒证，脉象浮缓，身体沉重而不痛，症状偶有减轻，没有合并少阴证表现的，可选用大青龙汤来发汗。

大青龙汤方

麻黄六两，去节　桂枝二两，去皮　甘草二两，炙　杏仁四十枚，去皮尖　生姜三两，切片　大枣十枚，擘开　石膏如鸡蛋大，打碎

以上七味药，用九升水先煮麻黄，煮耗掉二升水后，撇去药汁上面的浮沫，加入余下药物一起煎煮，最后煮成三升，去掉药渣，趁药汁温热的时候服取一升，以微微发汗为佳。如果服药后出汗较多的，用炒热的米粉外敷身体来帮助止汗。服完一次药就已经出汗的，应当停药；如果再服药，势必导致出汗太多气随汗脱，造成亡阳，正气虚衰，就会出现恶风、烦躁不安、失眠等症状。

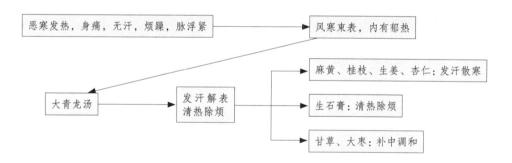

太阳伤寒证，恶寒、身痛等表证尚未解除，心下胃脘部水饮内伏，出现了干呕、发热、咳嗽等症状，或伴见口渴，或伴见下利，或伴见胸膈梗噎，或伴见小便不利、少腹胀满不适，或伴见喘息气促，应当用小青龙汤。

小青龙汤方

麻黄三两，去节　芍药三两　细辛三两　干姜三两　甘草三两，炙　桂枝三两，去

皮　五味子半升　半夏半升，洗

以上八味药，用一斗水先煮麻黄，煮耗掉二升水后，撇去药汁上面的浮沫，加入余下药物一起煎煮，最后煮成三升，去掉药渣，趁药汁温热的时候服取一升。兼有口渴的，去半夏，加栝楼根三两；兼有轻微腹泻的，去麻黄，加芫花（鸡蛋大小，炒成红色）；兼有胸膈梗噎的，去麻黄，加炮附子一枚；兼有小便不利、少腹胀满的，去麻黄，加茯苓四两；兼有喘息气促的，去麻黄，加去皮尖的杏仁半升。

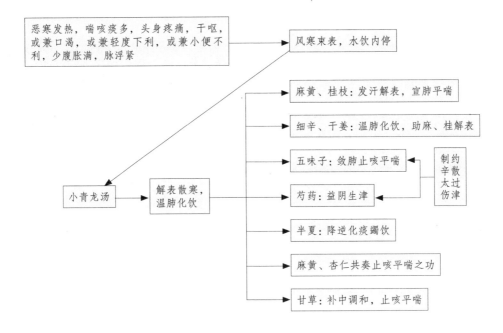

伤寒兼见心下胃脘部有水气，伴见咳嗽、轻度气喘、发热、不口渴等症状的，应当用小青龙汤。如果服用小青龙汤后出现口渴的，这是寒饮将解，病证即将痊愈的表现。

太阳中风证，恶风、发热等表证尚未解除，脉象见浮弱的，应当用发汗解表的方法，选取桂枝汤就比较适宜。

太阳中风病，误下后出现轻微气喘，是由于表邪未解除，内迫于肺，肺气上逆，应当用桂枝加厚朴杏子汤。

桂枝加厚朴杏子汤方

桂枝三两，去皮　甘草二两，炙　生姜三两，切片　芍药三两　大枣十二枚，掰开　厚朴二两，炙，去皮　杏仁五十枚，去皮尖

以上七味药，用七升水，小火煎煮留取三升，去掉药渣，趁药汁温热的时候服取一升，同时加被保暖两个小时左右以助微微发汗。

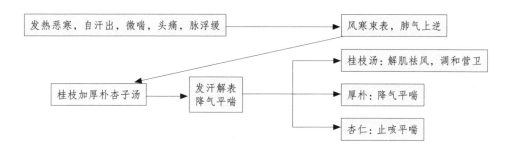

太阳病，表证没有解除的时候，不可用攻下法。此时若使用攻下法，易使表邪内陷，产生变证。如果想解表，选用桂枝汤比较适宜。

太阳病，发汗后，表证未除，医者又用攻下法，如果脉象仍浮，表明疾病仍未痊愈。浮脉说明病邪仍在太阳，本应用汗法治疗，医生因汗后不愈而用攻下之法，易使表邪内陷，疾病不能痊愈。如今虽经攻下，仍见脉浮，表明病仍在太阳而未入里，应当解表，宜选用桂枝汤。

太阳伤寒表实证，已迁延八九日之久，但脉浮紧、无汗、发热、身体疼痛等表证仍在，仍当解表发汗，故用麻黄汤。服用麻黄汤以后，病人表证略微减轻，同时出现了心中烦闷、视物不明，严重的时候甚至出现衄血，而衄血后邪气得以外泄，病邪得以解除。之所以出现这种情况，是风寒之邪郁闭阳气太过的缘故。

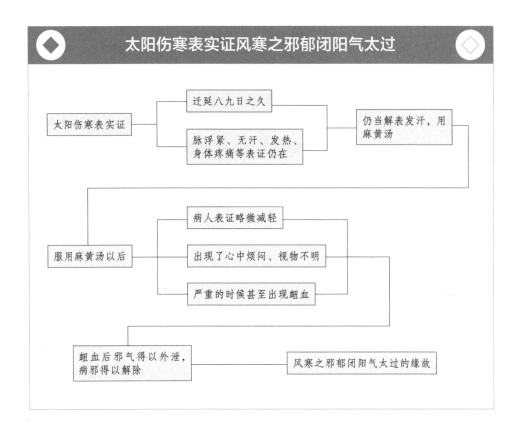

太阳伤寒表实证，脉象浮紧，伴有发热、无汗出，如果病人自行出现鼻衄血，邪随衄出，疾病就可以痊愈。

太阳病证未罢，又出现阳明病证候，即太阳与阳明二阳并病，在太阳病刚开始的时候，应发汗解表，但由于病重药轻或药不对症等原因，导致发汗不彻底，表邪未得解，邪气入里，进而转属阳明，于是便出现了微微自汗出、不恶寒等症状。如果二阳并病，而太阳表证尚未解除者，治宜先表后里，切不可贸然攻下，否则易致表邪内陷，引发变证，可用轻微发汗的方法治疗。假如病人出现满面通红，是阳气为外邪所郁遏，邪气留滞在肌表造成的，应当用发汗法或者熏蒸法。如果发汗不透彻，不仅表邪不得散，且阳气被外邪郁闭而不得发越，本应出汗却出不了汗，病人烦躁不安，周身有不适之感，难以描述疼痛的具体部位，忽而痛在腹中，忽而痛在四肢，去按循却找不到痛点所在，还伴有气短，这些都是由于发汗不彻底的缘故，应当再行发汗之法，使在表之邪随汗而解，郁闭阳气随汗而发。怎么判断汗出不透彻呢？病人脉象涩滞不流利，为外邪郁闭，气血郁滞不畅的表现，所以知之。

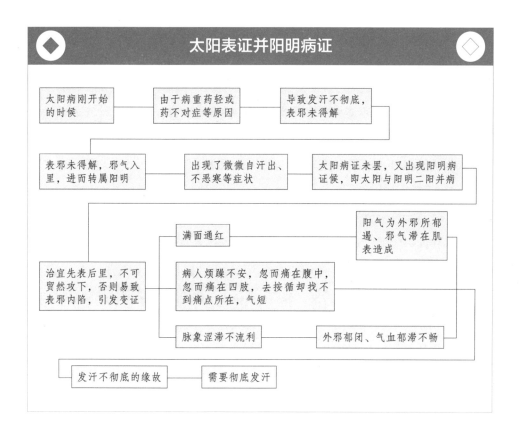

太阳病初起伴发热的病人脉象多见浮数，按理说用发汗的方法治疗疾病自当痊愈。但若医者误用泻法，病人出现身体沉重、心慌等表现的，就不能再发汗了，应当待病人正气来复，气血充沛，自行出汗后病痛就可以解除。之所以这样，是因为病人尺部脉象微细，主里虚。须等到表里正气充实，津液自和，就自然而然能汗出而痊愈了。

太阳伤寒证脉象见浮紧的，出现身体疼痛等伤寒表现，应当用发汗解表的方法治疗。如果尺部脉象迟，则不能用发汗法治疗。为什么不可以发汗呢？是因为迟脉主营血亏虚，妄用发汗更伤营血，引发变证。

病人见浮脉，为病在表，可用发汗的方法，如合并发热、恶寒、无汗、身痛等伤寒证的，宜选用麻黄汤。

脉象浮而数的，为病在表，可用发汗的方法，如合并发热、恶寒、无汗、身痛等伤寒证的，宜选用麻黄汤。

病人经常自汗出，是营卫不和的缘故。营行脉中，卫行脉外，营气藏于内主内守，卫气行于外主卫外，营卫相合，才能共同发挥抵御外邪的功能。倘若卫气失其外固之职，营气不能内守而外泄，营卫失调则自汗出。需用发汗的方法治疗，使营卫相合，疾病方能痊愈。宜选方桂枝汤。

病人内脏没有其他疾病，即病在肌表，时常感到一阵阵发热，自汗出，经久不愈，且无恶寒、头痛等表证，这是营卫不和的缘故。在发热、汗出等不适症状发作之前应用发汗的方法治疗，使营卫调和，疾病就能痊愈。宜选方桂枝汤。

太阳伤寒表实证，脉象浮紧，本应发汗治疗却没有及时发汗，导致表邪郁闭，损伤阳络而出现鼻衄，衄血后表邪仍未得到解除的，应当选用麻黄汤。

伤寒，已经六七天未解大便，兼有头痛发热，如见小便色黄，属阳明病里实热结，当用承气汤攻其里热、泻热通腑；如见小便清长，此时邪气仍在表，内无热结，宜选用桂枝汤来解肌发汗。服用桂枝汤后，有可能会出现持续头痛、鼻衄的反应，这是郁遏的阳气在辛温药物作用下，向上、向外祛邪出表，兼阳络轻微损伤的表现。

太阳伤寒，经发汗法治疗后诸表证得解，半日左右后，病人再次出现发热、汗出、脉浮数的，多为余邪在表未尽或汗后不慎复感外邪，可以再用发汗之法治疗，宜选用桂枝汤。

凡是疾病，或经发汗，或经涌吐，或经泻下，导致津血亡失，若此时邪气已去，通过饮食调补、休息，使阴阳自我调节，气血重新趋于平和，疾病就可以自我痊愈。

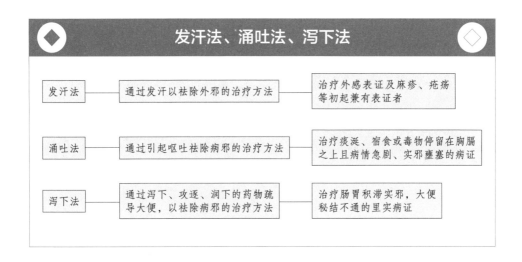

峻猛攻下治疗之后，又再发汗，出现小便不利的，是津液损伤的缘故，此时切不可见到小便不利而采用通利小便的方法治疗。待津液恢复，阴阳自和，小便自行通畅后，疾病就可以自愈。

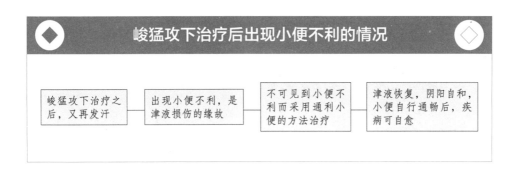

病本为表里同病，医生用攻下之后，疾病未愈，又转而发汗，于是出现寒战、脉象微细的症状。之所以会出现这种情况，是表里俱虚的缘故。

本为太阳病，医者先用攻下之法，复用发汗法误治，患者白天烦躁不安，不能入睡，到了夜间精神萎靡只想睡觉，微微发热，脉象沉微，而不伴有呕吐及口渴表证表现的，是肾阳虚衰证，当选用干姜附子汤。

干姜附子汤方

干姜一两　附子一枚，生用，去皮，切成八片

以上二味药，用三升水，煎煮留取一升，去掉药渣，一次服完。

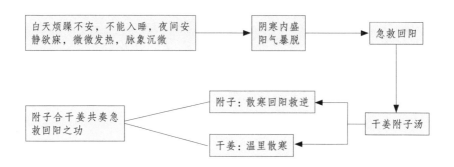

太阳病发汗不当，损伤营气，筋脉失养，汗后出现身体疼痛，脉象沉迟的，当选用桂枝加芍药生姜各一两人参三两新加汤。

桂枝加芍药生姜各一两人参三两新加汤方

桂枝三两，去皮　芍药四两　甘草二两，炙　人参三两　大枣十二枚，掰开　生姜四两

以上六味药，用一斗二升水，煎煮留取三升，去掉药渣，趁药汁温热的时候服取一升。

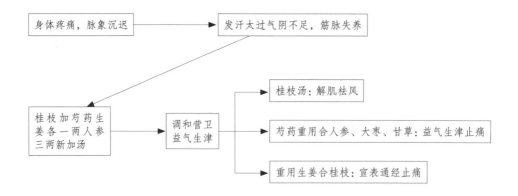

太阳中风发汗以后，汗出较多，喘息气促，微发热，同时兼有口渴、咳嗽、痰黄和脉数等症状的，是邪热壅肺，肺失宣降所致，不可再用桂枝汤，应当选用麻黄杏仁甘草石膏汤。

麻黄杏仁甘草石膏汤方

麻黄四两，去节　　杏仁五十个，去皮尖　　甘草二两，炙　　石膏半斤，打碎，用绵布包裹

以上四味药，用七升水先煮麻黄，煮耗掉二升水后，撇去药汁上面的浮沫，加入余下药物一起煎煮，最后煮成二升，去掉药渣，趁药汁温热的时候服取一升。

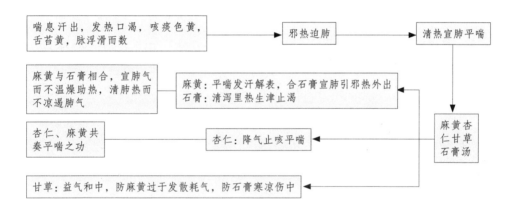

太阳病发汗太过，汗出太多，导致心阳不足，病人双手交叉于心胸部位，自觉心慌，需按住才能感到舒适，应当选用桂枝甘草汤。

桂枝甘草汤方

桂枝四两，去皮　　甘草二两，炙

以上二味药，用三升水，煎煮留取一升，去掉药渣，一次服完。

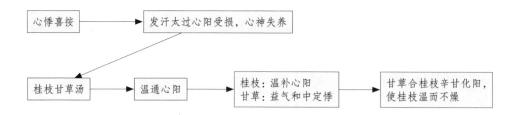

太阳病发汗太过，损伤心阳，病人自觉脐下跳动不安，就如同奔豚证即将发作一样，伴有小便不利的，应当选用茯苓桂枝甘草大枣汤。

茯苓桂枝甘草大枣汤方

茯苓半斤　桂枝四两，去皮　甘草二两，炙　大枣十五枚，擘开

以上四味药，用一斗甘澜水先煮茯苓，煮耗掉二升水后，加入余下药物一起煎煮，最后煮成三升，去掉药渣，趁药汁温热的时候服取一升，一日服三次。

甘澜水的制作方法：把二斗水放入大盆里，用勺子把水不停舀出再倒回，当水面上出现无数小水珠的时候就可以使用了。

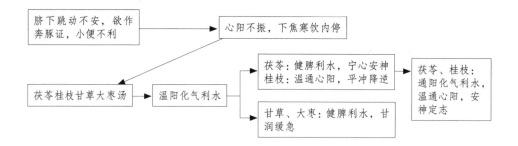

素体脾阳亏虚的病人，患太阳病后发汗不当，进一步损伤脾阳，痰湿中阻，出现腹部胀满不适的，应当选用厚朴生姜半夏甘草人参汤。

厚朴生姜半夏甘草人参汤方

厚朴半斤，炙，去皮　生姜半斤，切片　半夏半升，洗　甘草二两，炙　人参一两

以上五味药，用一斗水，煎煮留取三升，去掉药渣，趁药汁温热的时候服取一升，一日服三次。

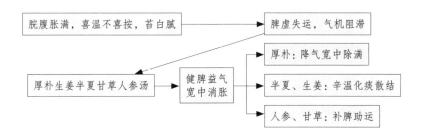

太阳伤寒本应解表，医者误用涌吐或泻下法，出现心下胃脘部胀满，自觉有气上冲胸膈，稍坐起就感到头晕目眩，脉象沉紧，应当用茯苓桂枝白术甘草汤。此时如果再误用发汗的方法治疗，必加重阳虚，扰动经脉之气，出现身体震颤摇摆不定的症状。

茯苓桂枝白术甘草汤方

茯苓四两　桂枝三两，去皮　白术二两　甘草二两，炙

以上四味药，用六升水，煎煮留取三升，去掉药渣，趁药汁温热的时候分三次服用。

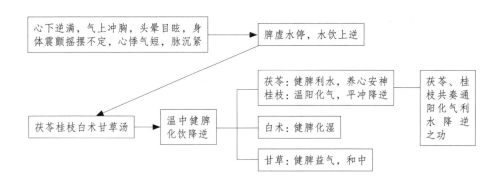

太阳表证，用发汗的方法治疗后，病证未得到解除，反而恶寒较前加重，脉象微细，这是阴阳两虚的表现，应当选用芍药甘草附子汤。

芍药甘草附子汤方

芍药三两　甘草三两，炙　附子一枚，炮，去皮，破成八片

以上三味药，用五升水，煎煮留取一升五合，去掉药渣，趁药汁温热的时候分三次服用。

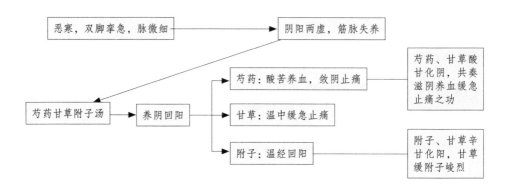

太阳病经过发汗或者攻下治疗后，病邪仍然未解除，少阴阴阳两虚，出现烦躁不安、四肢厥冷、恶寒和脉象微细等表现的，应当用茯苓四逆汤。

茯苓四逆汤方

茯苓四两　人参一两　附子一枚，生用，去皮，破成八片　甘草二两，炙　干姜一两半

以上五味药，用五升水，煎煮留取三升，去掉药渣，趁药汁温热的时候服七合，一天服三次。

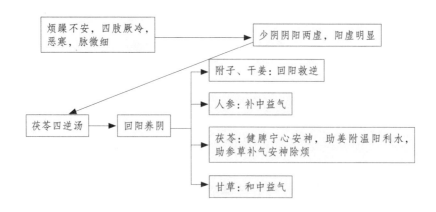

素体阳虚之人，发汗后出现恶寒，这是正气虚的表现；素体阳盛之人，发汗后不恶寒，只发热，这是邪气盛的表现，应当调和胃气，泻热通腑，用调胃承气汤。

调胃承气汤

芒硝半升　甘草二两，炙　大黄四两，酒洗

以上三味药，用三升水，先加入大黄、甘草煎煮留取一升，去掉药渣，加入芒硝，再煮一两滚，一次服完。

太阳表证发汗后，大汗出，损伤津液，胃中津液不足，出现烦躁不安、失眠、口渴引饮等症状，可让病人少量多次饮水，使胃气调和，津液恢复，疾病就能痊愈。如果发汗后出现脉浮、小便不利、少腹胀满、微微发热、口渴而饮水不解等表现的，属蓄水证，当选用五苓散。

五苓散方

猪苓十八铢，去皮　泽泻一两六铢　白术十八铢　茯苓十八铢　桂枝半两，去皮

以上五味药，捣为散剂，每次用白米汤冲服一方寸匕，一天服用三次。同时嘱咐病人多喝温水，出汗以后疾病就可以痊愈，调养护理方法同平常一样。

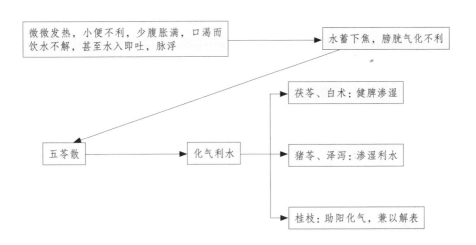

太阳表证发汗后，脉象浮数，伴见心烦、口渴、小便不利等症状的，应当用五苓散。

外感伤寒，发热汗出而伴见口渴、小便不利的，应当用五苓散；口不渴、小便通畅的，应当用茯苓甘草汤。

茯苓甘草汤方

茯苓二两　桂枝二两，去皮　甘草一两，炙　生姜三两，切片

以上四味药，用四升水，煎煮留取二升，去掉药渣，趁药汁温热的时候分三次服用。

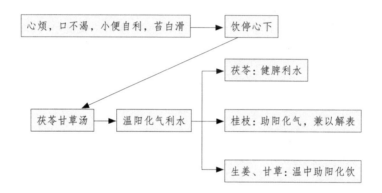

太阳中风证，已经过了六七天仍没有得到缓解，病人既有脉浮、发热、怕风、头疼等表证，又有心烦、小便不利等里证，如果出现口渴引饮，水入即吐，吐后仍渴，再饮再吐的，这就叫水逆证，属蓄水重证，应当用五苓散。

在没有诊脉之前，病人双手交叉，按护在心前区位置，医者叫病人试着咳嗽，而病人却毫无反应的，大多是因邪气影响听力，听不到医者吩咐之故。之所以这样，是因为反复发汗，使病人出现心肾阳虚的缘故。

热病发汗之后，恣意饮水没有节制，导致饮停于胃，上凌心肺，多会诱发气喘；伤寒刚愈的病人若用冷水洗浴，水寒伤肺也会诱发气喘。

太阳病发汗以后，病人水和药都喝不下，这是属于误治的逆证。如果再发汗，必将更伤胃阳，脾胃升降失常而呕吐、腹泻不止。

　　发汗、涌吐或者泻下治疗后，病人出现烦躁不宁、失眠，严重者甚至会出现心中懊恼，辗转反侧，坐卧不安，应当用栀子豉汤；如果心烦兼有少气症状的，应当用栀子甘草豉汤；如果心烦兼见呕吐的，应当用栀子生姜豉汤。

栀子豉汤方

　　栀子十四个，掰开　香豉四合，用绵布包裹

　　以上二味药，用四升水，先煮栀子，煎煮留取二升半，再加入香豉，最后煮留一升半，去掉药渣，分为两次服用。药汁温热时先服用一次，如果服药后呕吐，则无需再服用后面的药。

栀子甘草豉汤方

　　栀子十四个，掰开　甘草二两，炙　香豉四合，用绵布包裹

　　以上三味药，用四升水，先煮栀子、甘草，煎煮留取二升半，再加入香豉，最后煮留一升半，去掉药渣，分为两次服用。趁药汁温热先服一次，如果服药后呕吐，则无需再服用后面的药。

栀子生姜豉汤方

　　栀子十四个，掰开　生姜五两　香豉四合，用绵布包裹

　　以上三味药，用四升水，先煮栀子、生姜，煎煮留取二升半，再加入香豉，最后煮留一升半，去掉药渣，分为两次服用。趁药汁温热先服一次，如果服药后呕吐，则无需再服用后面的药。

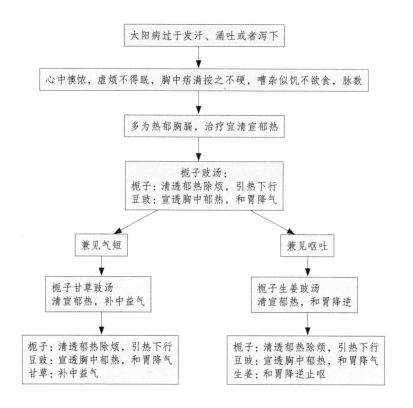

发汗或者攻下之后，热扰胸膈，气机阻滞，出现心烦身热、胸中堵塞憋闷感觉的，应当用栀子豉汤。

外感伤寒已五六天，峻猛攻下之后，仍身热不退，心胸如有物结聚作痛，这是胸膈郁热仍未得到解除，应当选用栀子豉汤。

伤寒误用攻下，表邪内陷化热，邪热郁阻胸膈脘腹之间，出现心烦、脘腹胀满、坐卧不安等症状的，应当用栀子厚朴汤。

栀子厚朴汤方

栀子十四个，掰开　厚朴四两，姜炙　枳实四枚，用水浸泡，去瓤，炙变成黄色

以上三味药，用三升半的水，煎煮留取一升半，去掉药渣，分为两次服用，趁药汁温热的时候服用一次，如服药后出现呕吐，则无需再服用后面的药。

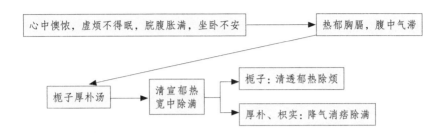

伤寒表证尚未解除，医者误用丸药大力攻下，导致上焦有热、中焦有寒，出现身热不退、微微烦躁，伴有腹痛下利、纳食减少等症状的，应当用栀子干姜汤。

栀子干姜汤方

栀子十四个，掰开　干姜二两

以上二味药，用三升半的水，煎煮留取一升半，去掉药渣，分为两次服用，趁药汁温热的时候服用一次，如服药后出现呕吐，则无需再服用后面的药。

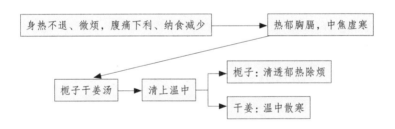

凡是要使用栀子汤一类的方子，如果病人平时脾胃虚寒，大便经常稀溏，即使兼有心烦懊恼的症状，也不可用栀子汤类方。

太阳病，误用汗法，汗出后病不解，内伤少阴，肾阳不足，阳虚水泛，则病人仍有发热，又见心悸、头晕目眩、肌肉跳动、肢体颤抖站立不稳等表现的，应当用真武汤。

真武汤方

茯苓三两，切片　芍药三两，切片　生姜三两，切片　白术二两　附子一枚，炮，去

皮，破成八片

以上五味药，用八升水，煎煮留取三升，去掉药渣，趁药汁温热的时候服七合，一日服用三次。

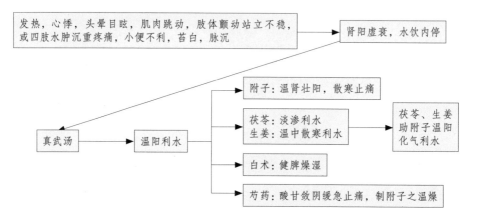

咽喉干燥的病人，多为阴虚津亏之体，不能用辛温发汗的方法治疗。

平时患淋证的病人，多为下焦湿热伤阴，不能用发汗的方法治疗，如果误用发汗，则会引发尿血的变证。

平时患疮疡的病人，多为气血不足，即使症见身体疼痛等表证表现，也不能用发汗的方法治疗。如果误用发汗，则会引发肢体拘急、项背强直的痉病。

平时患衄血的病人，多为阴虚，不能用发汗的方法治疗。如果误用发汗，则会引发额角肌肉凹陷、动脉拘急、双目直视不能转动、失眠等变证。

平时患失血疾病的病人，多为气血亏虚，不能用发汗的方法治疗，如果误用发汗，则会引发寒战等变证。

平时爱出汗的病人，多为阳气虚弱，不能用发汗的方法治疗。如果误用发汗，则会引发神志恍惚、心烦意乱、小便后尿道疼痛等变证，可以应用禹余粮丸。

平时中焦脾胃虚寒的病人，不能用发汗的方法治疗。如果误用峻汗，则会加重胃中虚寒，甚至出现呕吐蛔虫的变证。

发汗法使用禁忌

禁用发汗法的症状病人	病人体质	误用发汗法的后果
咽喉干燥的	多为阴虚津亏	——
平时患淋证的	多为下焦湿热伤阴	引发尿血的变证
平时患疮疡的	多为气血不足	引发肢体拘急、项背强直的痉病
平时患衄血的	多为阴虚	额角肌肉凹陷、动脉拘急、双目直视不能转动、失眠等变证
平时患失血的	多为气血亏虚	引发寒战等变证
平时爱出汗的	多为阳气虚弱	神志恍惚、心烦意乱、小便后尿道疼痛等变证
平时中焦脾胃虚寒的	——	加重胃中虚寒，甚至出现呕吐蛔虫的变证

　　表里同病时，如若里证不急不重，本应当先用发汗法治疗表证，再用攻下法治疗里证，而医生却先用攻下法治疗里证，这是属于误治。先用发汗法治疗表证，这才是正确的治疗方法。如若里证急重，本应当先用攻下法治疗里证，再用发汗法治疗表证，而医生却先用发汗法治疗表证，这也属于误治。先用攻下法治疗里证，这才是正确的治疗方法。

　　伤寒表证，本应当发汗解表，医者却误用攻下法治疗，导致脾肾虚衰，出现腹泻不止，泻下大便夹有未消化食物，此时即使仍有身体疼痛等表证，也要先急治里证，宜选用四逆汤回阳救逆。如果服用四逆汤后脾肾阳气恢复，泄利得止，手足复温，而身体疼痛仍在的，此时应当治疗表证，宜选用桂枝汤解肌祛风。

　　病人症见发热、头痛，脉象反沉而无力，如果使用温经解表的方法治疗而不见痊愈的，即使有身体疼痛等表证，要当先救治其里，宜选用四逆汤。

　　太阳表证当用汗法，医者误用攻下法，疾病未见痊愈，转而再用汗法，导致表里俱虚，病人出现头晕目眩视物如蒙的症状，此类病人如果正气自行恢复，正能祛邪，得汗出即能痊愈。之所以这样，是因为出汗提示表气已和。如果汗出表解后，尚有腑气不和，里实仍在，可再用泻下法治疗。

太阳表证，邪气未解，寸关尺三部脉调和，正气抗邪外出时必然先振慄寒战，继而发热，遍身汗出得解。若只见寸脉微，说明邪气在表阳虚阴盛，当先发汗解表；若仅仅见尺脉微，说明邪气在里，阴虚阳盛，当泻下攻里。如欲攻下，宜选用调胃承气汤。

太阳中风证，出现发热汗出的，这是风邪偏盛，卫强营弱，卫阳盛而营阴虚，营卫失和所致。想要祛除风邪，调和营卫的，宜选用桂枝汤。

太阳伤寒或者中风，过了五六天之后，出现恶寒与发热交替，胸胁满闷不适，表情淡默不想说话，不思饮食，心烦不安，欲作呕吐等症状，或者仅见胸中烦闷而不呕吐，或者伴见口渴，或者伴见腹中疼痛，或者伴见胁下痞硬，或者伴见心悸、小便不利，或者不口渴但身体轻微发热，或者伴见咳嗽的，均为少阳半表半里证，可以选用小柴胡汤。

小柴胡汤方

柴胡半斤　黄芩三两　人参三两　半夏半升，洗　甘草三两，炙　生姜三两，切片　大枣十二枚，掰开

以上七味药，用一斗二升水，煎煮留取六升，去掉药渣，再加热浓缩至三升，趁药汁温热的时候服一升，一日服用三次。假如伴见胸中烦闷而不呕吐的，去掉半夏、人参，加栝楼实一枚；伴见口渴的，去掉半夏，加大人参剂量至四两半，加栝楼根四两；伴见腹中疼痛的，去掉黄芩，加芍药三两；伴见胁下痞硬的，去掉大枣，加牡蛎四两；若伴见心悸、小便不利的，去掉黄芩，加茯苓四两；不口渴但见身体轻微发热的，去掉人参，加桂枝三两，加被保暖，微微发汗即能痊愈；伴见咳嗽的，去掉人参、大枣、生姜，加五味子半升、干姜二两。

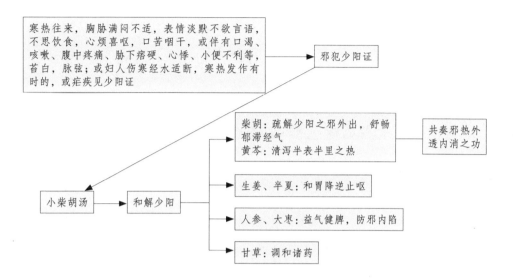

气血虚弱的病人，腠理疏松，表气不固，邪气就得以趁虚而入，与正气相搏结于胁下而胸胁苦满。邪正交争于少阳半表半里之位，故恶寒与发热交替出现，发作与停止均有时段，伴表情淡默、不思饮食等症状。由于脏与腑相表里，肝胆相连，脾胃相关，肝木乘土，肝胆的病痛势必影响其所克的脾胃，则有胁痛、腹痛等不适。邪犯少阳，病位在胆，其位较高；痛在腹中，其位在下，胆热犯胃，胃气上逆，则见呕逆，应当用小柴胡汤。如果服用小柴胡汤后出现口渴，是疾病已转属阳明的征兆，应当按照治疗阳明病的方法来处理。

已经得病六七天，脉象迟而浮弱，伴恶风寒，手足尚温，说明太阴里寒而表证仍在，医生却频频攻下，攻伐太过，脾阳受损，于是出现了不能进食、胁下满闷疼痛、面目及周身发黄、颈项僵紧不舒、小便困难等症状。医生若误认为是邪犯少阳、枢机不利而投以小柴胡汤，必损伤脾胃而出现严重泄利的情况。原本就有口渴，而且是渴欲饮水，水入即吐的，是中焦虚寒、寒饮内停所致，不可以使用小柴胡汤，如果妄投小柴胡汤，势必导致胃气大伤，病人食后呃逆。

伤寒四五天，出现身热恶风、颈项僵紧、胁下胀满不舒、手足温热、口渴等症状的，是三阳合病，治从少阳，应当选用小柴胡汤。

伤寒，脉象浮取为涩脉，沉取为弦脉，本为中焦虚寒，而少阳之邪乘土，当出现腹中拘急疼痛的症状，应当先用小建中汤温中止痛；用药后如果仍有脉弦、腹痛未止等少阳证的，可再投以小柴胡汤。

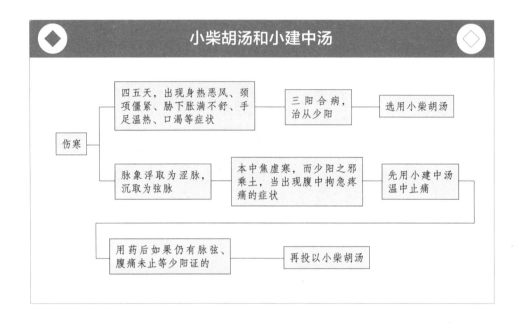

小柴胡汤和小建中汤

- 伤寒 → 四五天，出现身热恶风、颈项僵紧、胁下胀满不舒、手足温热、口渴等症状 → 三阳合病，治从少阳 → 选用小柴胡汤
- 脉象浮取为涩脉，沉取为弦脉 → 本中焦虚寒，而少阳之邪乘土，当出现腹中拘急疼痛的症状 → 先用小建中汤温中止痛
- 用药后如果仍有脉弦、腹痛未止等少阳证的 → 再投以小柴胡汤

小建中汤方

桂枝三两，去皮　甘草三两，炙　大枣十二枚，瓣开　芍药六两　生姜三两，切片　胶饴一升

前五味药，用七升水，煎煮留取三升，滤去药渣，再加入胶饴，放到小火上将饴糖加热融化，趁药汁温热的时候服一升，一日服用三次。平时患呕吐的病人不能服用小建中汤，是因为该汤药味甜容易致呕的缘故。

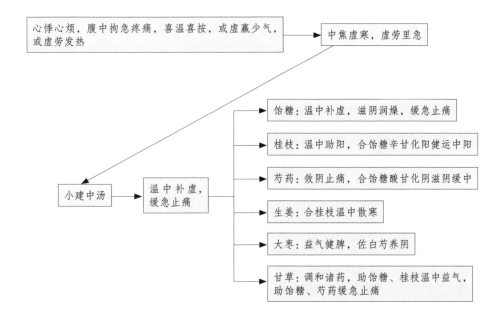

不论是伤寒还是中风，有口苦、咽干、目眩等小柴胡汤证的表现，只要见到少阳证主症之一或部分主症，便可以明确诊断了，不必等待所有的症状全都具备。小柴胡汤证误下后，如果正气尚足，小柴胡汤证仍在的，可以继续应用小柴胡汤，服药后正气得药力之助与邪相抗争，正邪交争剧烈，就会出现周身战栗，随后再发热汗出，疾病得以治愈。

伤寒二三天，未经误治即出现心中悸动、心烦不安的，应当用小建中汤。

太阳病，邪气已转属少阳十余天，医生反而多次误用攻下法，这样又过了四五天，小柴胡汤证仍在的，可先用小柴胡汤和解少阳。如果服用小柴胡汤出现呕吐不止、心下胃脘部拘急疼痛、郁闷不舒烦躁的，病证未能得到治愈，为少阳兼见阳明里实证，用大柴胡汤和解少阳兼攻下里实，就能痊愈。

大柴胡汤方

柴胡半斤　黄芩三两　芍药三两　半夏半升，洗　生姜五两，切片　枳实四枚，炙　大枣十二枚，掰开

以上七味药，用一斗二升水，煎煮留取六升，去掉药渣，再加热浓缩，趁药

汁温热的时候服一升，一日服用三次。另一方加大黄二两，如果不加，恐怕就不能算是大柴胡汤了。

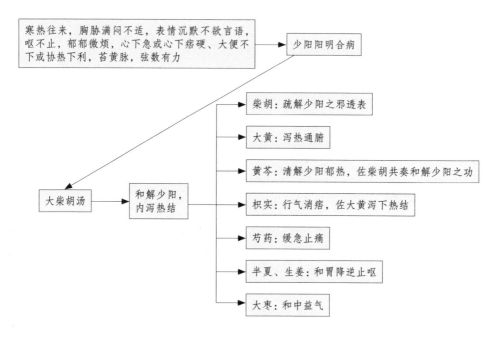

寒热往来，胸胁满闷不适，表情沉默不欲言语，呕不止，郁郁微烦，心下急或心下痞硬、大便不下或协热下利，苔黄脉，弦数有力 → 少阳阳明合病

大柴胡汤 → 和解少阳，内泻热结

柴胡：疏解少阳之邪透表

大黄：泻热通腑

黄芩：清解少阳郁热，佐柴胡共奏和解少阳之功

枳实：行气消痞，佐大黄泻下热结

芍药：缓急止痛

半夏、生姜：和胃降逆止呕

大枣：和中益气

太阳病迁延十余日后仍未解，症见胸胁满闷呕吐，日晡潮热阵作，过些时候又出现轻度腹泻，这本为少阳兼阳明里实的大柴胡汤证，之所以用大柴胡汤是由于大便不通的缘故。现在反而出现腹泻了，可以推测到医生曾用峻下的丸药来攻下，这不是正确的治疗方法。丸药攻下后出现潮热、微微腹泻等症，潮热是里实之证，应当先用小柴胡汤和解少阳枢机，再用柴胡加芒硝汤。

柴胡加芒硝汤方

柴胡二两十六铢　黄芩一两　人参一两　甘草一两，炙　生姜一两，切片　半夏二十铢（旧本原为五枚，洗净）　大枣四枚，掰开　芒硝二两

前七味药，用四升水，煎煮留取二升，滤去药渣，加入芒硝，再次放到火上用小火煮沸，趁药汁温热的时候分两次服用；如果服药后大便仍未解出的，可以再服一剂。

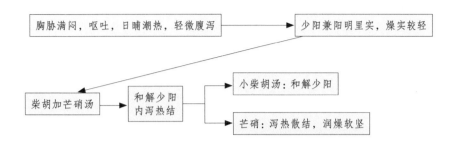

伤寒已经十余日，邪气由太阳经内传阳明经，症见谵语的，是胃肠有实热，应当用大柴胡汤来攻下。如果小便尚通畅，应见大便硬，现在反而出现腹泻，可以推测到医者曾用峻下的丸药来攻下，这不是正确的治疗方法。如果不是误治，而是邪入三阴导致的下利，脉象应当极微细，四肢微冷。如今脉象反而实大，是里有实热的表现，说明医者误用攻下，大便虽下但实邪仍未除，应当用调胃承气汤。

太阳病表邪尚未解除，循经入里化热，邪热与血互结于下焦，病人表现如发狂。如果病人能自行出现下血的，疾病就能痊愈。如果病人还外有表证没有解除的，暂时还不能攻里，应当先发汗解表；待表证解决以后，只剩少腹拘急不舒、疼痛胀满等里实症状的，宜选用桃核承气汤。

桃核承气汤方

桃仁五十个，去皮尖　大黄四两　桂枝二两，去皮　甘草二两，炙　芒硝二两

前四味药，用七升水，煎煮留取二升半，滤去药渣，加入芒硝，再次放到火上煮沸后再离火，每次饭前温服五合，一天服三次，服完药后应当出现轻微腹泻。

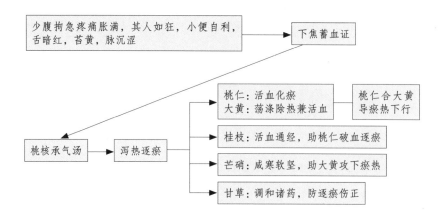

外感伤寒迁延八九日仍未解除，医生误用下法，病人出现胸胁满闷、心烦惊悸不安、小便不利、谵语、全身沉重难以转侧翻身等症状的，应当用柴胡加龙骨牡蛎汤。

柴胡加龙骨牡蛎汤方

柴胡四两　龙骨一两半　黄芩一两半　生姜一两半，切片　铅丹一两半　人参一两半　桂枝一两半，去皮　茯苓一两半　半夏二合半，洗净　大黄二两　牡蛎一两半，洗去腥气　大枣六枚，掰开

以上十二味药，用八升水，煎煮留取四升，将大黄切成围棋子大小后加进去，再煮至一二滚，滤去药渣，趁药汁温热的时候服一升。

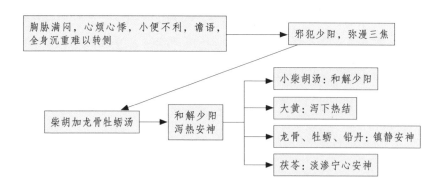

外感伤寒，寸口脉浮紧，出现脘腹胀满、谵语等症状的，这是肝木乘脾土，

叫作纵，应当针刺期门穴。

外感伤寒，病人出现发热、恶寒、极度口渴想要喝水、脘腹胀满等症状的，这是肝木反侮肺金，叫作横，应当针刺期门穴。如果针刺后出现自汗出、小便通畅的，这是疾病将要痊愈的表现。

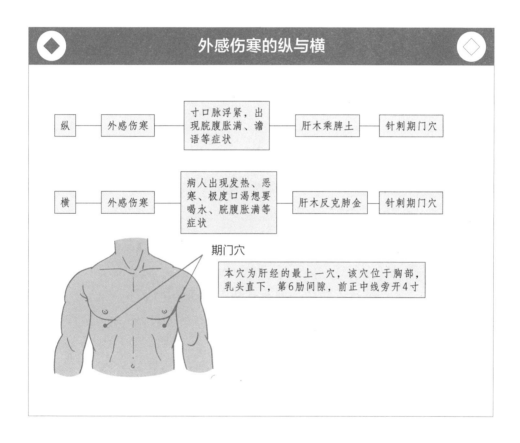

太阳病第二天，邪气尚在表，病人本不应烦躁却见烦躁，而医生却误用火法熨病人的后背，而导致大汗出，邪热内传至阳明胃腑，胃中津液枯涸，不仅烦躁更甚，甚至谵语。如果疾病迁延到十余天，病人出现战栗、腹泻的，是疾病将要痊愈的表现。如果误用火法治疗之后，病人仅见腰以上出汗，腰以下无汗，有尿意却无尿出，有时又有小便失禁的感觉，伴见呕吐、足底感觉怕冷、大便硬。大便硬结的时候小便应当频数，而如今小便反而不频数，量也不多，想解却解不出来。大便得解之后，津液得以恢复，由于水谷之气骤然向下流动，突然感到头痛，足心发热。

太阳中风证，若医者用火法强行发汗以求速愈，风邪被火热交加逼迫，伤及气血，致使气血循行失去正常规律。风邪与火热二阳相并，热毒炽盛，损伤肝胆，疏泄太过，病人就会出现身体发黄的症状。阳热亢盛，灼伤血络则出现鼻衄，火热灼津，阴液匮乏则小便困难。火热进一步伤津耗血，气血阴阳俱虚，身体失于濡养而枯槁，津液失于敷布，只见头部出汗，到颈项部即中止。阳盛阴亏，病人出现脘腹胀满、微微喘促、口干舌燥、咽喉糜烂或者大便不通的症状，拖延日久会出现谵语。如果不能及时救治，病情严重者甚至会出现呃逆不止、手足躁扰不宁、循衣摸床、撮空理线等危急证候。倘若病人小便仍通畅，表明津液来复，尚可救治。

太阳伤寒，脉浮，为病在表，本应解表发汗，医生却误用火疗强迫发汗，导致大量汗出，心阳随汗亡失，心神失养，则见神怯易惊、心悸气短、烦躁，严重者甚至出现惊狂、坐卧不安等症状，应当用桂枝去芍药加蜀漆牡蛎龙骨救逆汤。

桂枝去芍药加蜀漆牡蛎龙骨救逆汤方

桂枝三两，去皮　甘草二两，炙　生姜三两，切片　大枣十二枚，掰开　牡蛎五两，煅　蜀漆三两，洗去腥味　龙骨四两

以上七味药，用一斗二升水，先煮蜀漆，煎煮消耗掉二升水，再加入余下的药物，煎煮留取三升，滤去药渣，趁药汁温热的时候服一升。

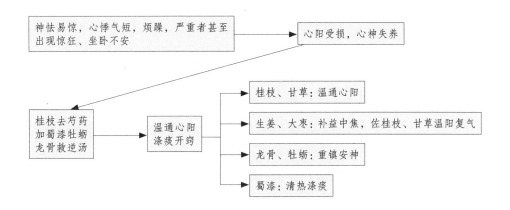

病人表现类似伤寒，脉象不见弦紧而见弱，这应当是温病，如果误用火攻治疗，会发生神昏谵语等变证。温病初起，脉象浮弱，兼有发热、口渴等症状，应当用辛凉宣散解表之法，病人得汗，疾病就能痊愈。

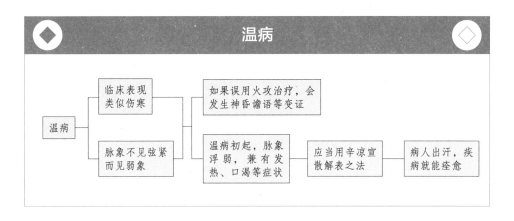

太阳病本应发汗解表，医者误用火法强迫发汗，却不见汗出，反而助邪热内迫，火热郁闭，病人多会烦躁不安；如果病证在太阳经到经之日当尽时仍未治愈，可出现大便带血的情况。由于本证是因火熏而产生的变证，故名为火邪。

脉象浮，伴高热，病属太阳表实证，本应发汗解表，医生反误用艾灸治疗，这本是实证，却把实证当做虚证。阳热内闭，动血伤阴，邪热借助火灸的热势妄动，病人多会出现咽喉干燥和吐血的变证。

脉象微而数的病人，多属阴虚火旺，切不可用温补的灸法。假如误用温灸之法，会助热成为火邪，损伤阴血，火热扰神，病人会出现心胸烦乱的症状。阴血本虚，误灸之后更伤阴分；邪热本实，误灸之后阳热更炽，这就使虚的更虚，实的更实，最终导致血液流散于脉中，运行失常。灸火虽然微弱，但向体内攻伐却非常有力，会导致肌肤枯槁、筋骨损伤的严重后果，此时养阴复液也难以恢复。脉象浮的病人，主疾病在表，应当用发汗解表的方法治疗，医生却误用火灸之法，使邪气没有出路，不仅不能得汗出表，邪热反而借灸火之助更加强盛，病人出现腰部以下沉重、麻痹不仁，这就叫作火逆证。病证如有转机，大多往往先出现心烦不安，然后得汗出而痊愈。这是为什么呢？因为脉见浮象，浮主正气欲祛邪外出，气血浮盛于表，邪随汗出而解。

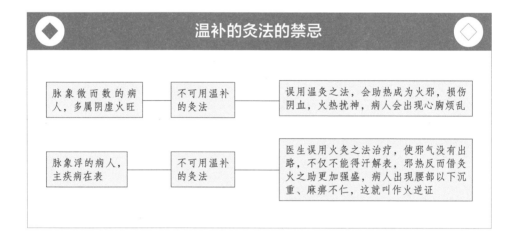

温补的灸法的禁忌

| 脉象微而数的病人，多属阴虚火旺 | 不可用温补的灸法 | 误用温灸之法，会助热成为火邪，损伤阴血，火热扰神，病人会出现心胸烦乱 |
| 脉象浮的病人，主疾病在表 | 不可用温补的灸法 | 医生误用火灸之法治疗，使邪气没有出路，不仅不能得汗解表，邪热反而借灸火之助更加强盛，病人出现腰部以下沉重、麻痹不仁，这就叫作火逆证 |

太阳表邪，本应当发汗解表，医生误用烧针、火熨等火法强迫发汗，致使心阳虚弱，下焦阴寒之气上犯心胸，多会伴见奔豚证的发生，即气从少腹上冲至咽喉，烦闷欲死，片刻冲逆平息而恢复如常，时发时止，同时针处因寒闭阳郁而见局部红肿如核。治疗上宜在每个红肿硬结上各灸一壮来温阳散寒，内服桂枝加桂汤温通心阳、平冲降逆。

桂枝加桂汤方

桂枝五两，去皮　芍药三两　生姜三两，切片　甘草二两，炙　大枣十二枚，掰开

以上五味药，用七升水，煎煮留取三升，滤去药渣，趁药汁温热的时候服一升。（旧本为：桂枝汤将桂枝的药量加至五两。加大桂枝用量的原因是由于它能泄奔豚气。）

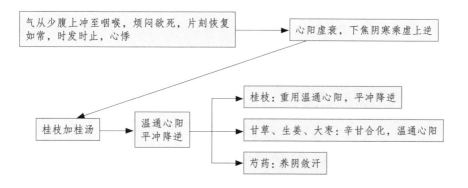

太阳表证，医生误用烧针，后又强行攻下，导致心阳虚弱，神气浮越，症见烦躁不安的，应当用桂枝甘草龙骨牡蛎汤。

桂枝甘草龙骨牡蛎汤方

桂枝一两，去皮　甘草二两，炙　牡蛎二两，煅　龙骨二两

以上四味药，用五升水，煎煮留取二升半，滤去药渣，趁药汁温热的时候服八合，一天服用三次。

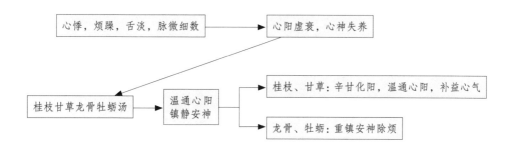

太阳伤寒证，如果加用温针治疗的话可能会出现惊悸不安的变证。

太阳表证，应当出现恶寒发热的症状，治宜发汗解表。病人自汗出，脉见关上细数，反而不伴恶寒发热症状的，是医生误用吐法引发的变证。如果是得病一两天误用吐法的，腹中虽然有饥饿的感觉，但却没有食欲；若是得病三四天误用吐法的，就会出现不喜欢喝稀粥、想要进食冷的食物，早上吃的饭到晚上又吐了出来。这些都是医生误用吐法造成的，因中焦脾胃受损不甚严重，故称之为"小逆"。

太阳病应当有恶寒的症状，当用发汗解表法得愈。如今病人反而不恶寒，又不愿意多穿衣服，这是因为医生误用吐法以后，导致烦热内生的缘故。

病人脉象为数脉，数主有热，本应当出现能食易饥、食欲旺盛的情况，如今反而出现呕吐的，这是因为发汗不当导致胃阳不足、胸膈阳气虚衰的缘故，此时的数脉是假热的表现，不能消化水谷，所以无食欲旺盛；因为胃中虚冷，胃失和降，胃气上逆，所以会见呕吐。

太阳病，邪气离开本经内传阳明已十余天，病人出现了心下胃脘部满闷不舒，干呕，胸痛心中郁闷烦躁，微有腹胀，大便溏薄等症状，如果是之前误用了峻猛攻下或者涌吐方法，可以给予调胃承气汤；如果没有误下误吐，就不能用调胃承气汤。虽然有想要呕吐、胸中疼痛、大便轻度溏薄的症状，但并不是小柴胡汤证。因为病人有呕吐，所以可以推测之前用过较强的涌吐或者攻下。

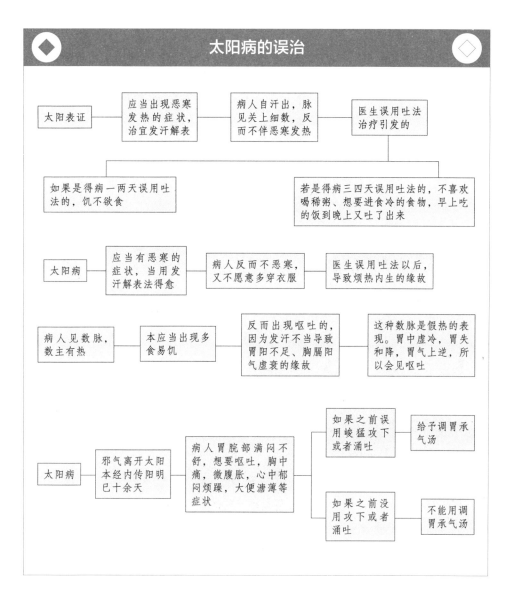

太阳病的误治

太阳表证 → 应当出现恶寒发热的症状，治宜发汗解表 → 病人自汗出，脉见关上细数，反而不伴恶寒发热 → 医生误用吐法治疗引发的

如果是得病一两天误用吐法的，仍不欲食

若是得病三四天误用吐法的，不喜欢喝稀粥、想要进食冷的食物，早上吃的饭到晚上又吐了出来

太阳病 → 应当有恶寒的症状，当用发汗解表法得愈 → 病人反而不恶寒，又不愿意多穿衣服 → 医生误用吐法以后，导致烦热内生的缘故

病人见数脉，数主有热 → 本应当出现多食易饥 → 反而出现呕吐的，因为发汗不当导致胃阳不足、胸膈阳气虚衰的缘故 → 这种数脉是假热的表现。胃中虚冷，胃失和降，胃气上逆，所以会见呕吐

太阳病 → 邪气离开太阳本经内传阳明已十余天 → 病人胃脘部满闷不舒，想要呕吐，胸中痛，微腹胀，心中郁闷烦躁，大便溏薄等症状

如果之前误用峻猛攻下或者涌吐 → 给予调胃承气汤

如果之前没用攻下或者涌吐 → 不能用调胃承气汤

　　太阳病已经过了六七天了，仍有表证，脉象见微和沉，却没有见到结胸证。病人出现发狂的，是因为热结下焦，少腹部当痞硬满闷，如果小便通畅，选用抵当汤破血逐瘀，疾病就能痊愈。之所以会这样，是因为太阳表邪未解，随经入里化热，邪热与瘀血结于下焦的缘故。

抵当汤方

水蛭三十个，炒　虻虫三十个，去翅足，炒　桃仁二十个，去皮尖　大黄三两，酒洗

以上四味药，用五升水，煎煮留取三升，滤去药渣，趁药汁温热的时候服一升，如果服药后大便未下可以继续服用。

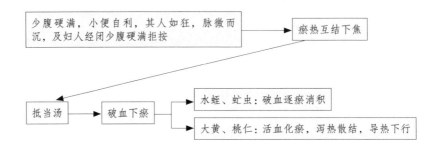

太阳病，脉象沉结，症见周身发黄、小腹部胀满坚硬，如果小便不利，则不是蓄血证；如果小便通畅，病人有发狂，则蓄血证明确无疑，应当用抵当汤。

外感表证未解，症见发热、小腹胀满。如果是蓄水证的话，应当见小便不利，如今反而小便通畅的，当属下焦蓄血证，当用破血逐瘀法，不可用其他药物，宜选用抵当丸。

抵当丸方

水蛭二十个，炒　虻虫二十个，炒，去翅足　桃仁二十五个，去皮尖　大黄三两

以上四味药，捣碎后分成四丸，每次用一升水煮一丸，煮取留至七合，连药渣一起服下。服药24小时应当泻下瘀血，如果不见泻下瘀血的，就再服一次药。

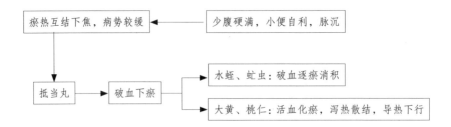

太阳病，若病人饮水太多，可发生水停之证。水停中焦，如果小便尚通利的，大多会伴有心下悸动不安的症状；如果小便量少或不利的，为水停下焦，大多会伴有小腹部胀满急迫的感觉。

第七章

辨太阳病脉证并治下

　　疾病演变过程中可出现结胸证、脏结证及痞证等。结胸证可选大陷胸丸、大陷胸汤及小陷胸汤等治疗；痞证可选半夏泻心汤或生姜泻心汤等治疗；其他变证也应当根据误治后病机改变选用不同的治疗方药。

问：疾病中有结胸证，有脏结证，它们的症状是什么？

答：结胸证是以按压胸脘部时疼痛为特点，其脉象为寸脉浮，关脉沉。

脏结证的临床症状与结胸证相类似，但饮食上相对正常，时常伴有腹泻，其脉象为寸脉浮，关脉小细沉紧，舌苔白滑，属难治之证。

脏结证一般没有发热、口渴、心烦等阳热证候，也没有往来寒热的症状，病人多不烦躁反而安静，舌苔白滑，不能用攻下的方法治疗。

疾病发于表应当发汗解表，医生反用攻下法，邪热内陷与痰水相结于胸膈而形成结胸证；疾病发于里，如非阳明腑实证不可轻易攻下，医生却误用攻下法，损伤脾胃，气机升降失常结于心下胃脘部，形成痞证。结胸证的形成是因为攻下太早的缘故。患结胸证的病人，除胸腹满硬疼痛外，还有颈项部强直、不能自如俯仰等表现，同时还有汗出、发热等类似柔痉的表现，用泻下的方法治疗就能痊愈，宜选用大陷胸丸。

 结胸证、脏结证与痞证

证型	病机	主证	方药
结胸	邪热内陷与痰水相结而成	心下甚至胸胁到少腹硬痛，口舌干燥，口渴引饮	大（小）陷胸汤、大陷胸丸
脏结	脏气阳虚，阴寒结于脏	与结胸证相类似，但饮食尚相对正常，时常伴有腹泻	未出方
痞	无形的热邪结于心下，或脾胃损伤，中焦有寒热错杂	心下痞满，按之柔软不痛，或者伴有呕吐、下利	五泻心汤（半夏泻心汤、大黄黄连泻心汤、附子泻心汤、生姜泻心汤、甘草泻心汤）

大陷胸丸方

大黄半斤　葶苈子半升，炒　芒硝半升　杏仁半升，去皮尖，炒黑

以上四味药，先将大黄、葶苈子捣碎成细末过筛，然后再加入杏仁、芒硝，一起研磨成膏脂状，再混合均匀。取如弹丸大小一丸，另外再取一钱匕捣碎的甘遂末，二合蜂蜜，二升水，一同煎煮至留取一升，趁药汁温热的时候一次服下，服药后一夜应当会出现腹泻，如果没有腹泻，就再服一次，得泻则止。

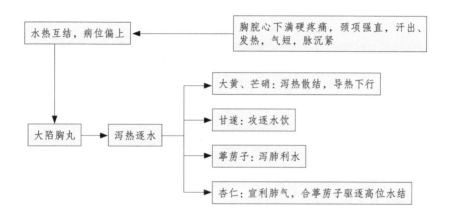

结胸证脉象应当沉紧，如果病人脉象浮大的，切不可妄用峻下逐邪之法，否则会导致病人死亡。

如果病人有心下胃脘或少腹满硬疼痛、汗出、便秘、潮热等结胸证表现的同时，又出现烦躁不安的症状，亦主死象。

太阳病，脉象见浮而动数，浮主风邪在表，数主身体有热，动主疼痛。数又主热在表尚未与体内有形实邪相结，病人出现头痛发热、轻微盗汗、恶寒等表现的，是太阳表邪尚未解除。医生却误用攻下，脉象由动数变为迟脉，并出现胸膈内疼痛拒按的症状。这是因误下而胃气虚弱，邪热乘虚内陷扰动胸膈，与水饮相结，病人多会伴见气短、烦躁不安、心中懊憹等不适表现，形成结胸证，应当用大陷胸汤。如果误下后尚未形成结胸证，只见头部出汗，颈部以下无汗，伴见小便不利，周身发黄的，这是发展为湿热发黄之变证。

大陷胸汤方

大黄六两，去皮　芒硝一升　甘遂一钱匕

以上三味药，用六升水，先煮大黄，煎煮留取二升，滤去药渣，加入芒硝，再煮一两滚，再加入甘遂末，趁药汁温热的时候服一升，服完药后很快出现腹泻的就不用再服后面的药了。

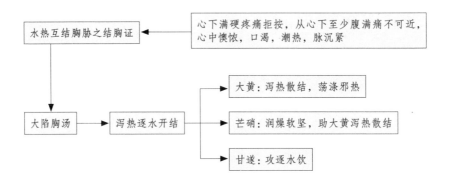

伤寒六七天，太阳表邪内传与停积的水饮相搏结，形成热实结胸证，脉象沉紧，心下胃脘部疼痛拒按，按之如石头一般坚硬，应当用大陷胸汤。

伤寒经过十余天仍未治愈，表邪入里化热，又兼见寒热往来的，属于热结于少阳阳明，以大柴胡汤。仅见结胸证的表现，体表没有明显发热的，是水饮与邪热结聚于胸胁。只见头部微微出汗，而其他地方无汗的，也可用大陷胸汤。

太阳病先发汗不解，医生再次用发汗法治疗仍未治愈，又误用攻下法，致邪热内陷，病人五六天没有大便，还伴有口舌干燥，口渴引饮，午后日晡潮热，从心下胃脘部到小腹硬满疼痛拒按等症状，可用大陷胸汤。

小结胸病的主要症状是，疼痛在心下胃脘部，按之则痛，不按无明显疼痛，脉象见浮滑脉，可用小陷胸汤。

小陷胸汤方

黄连一两　半夏半升，洗　栝楼实大的一枚

以上三味药，用六升水，先煮栝楼，煎煮留取三升，滤去药渣，加入黄连和半夏，再煮取二升，滤去药渣，趁药汁温热的时候分三次服用。

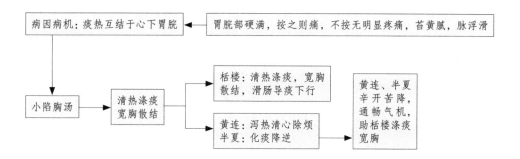

太阳病二三天，不能平卧，只想起身，心下胃脘部多见痞满硬实，脉象微弱，这本是寒饮停聚于中焦的缘故。医生不察，反用攻下，从而出现腹泻的变证。如果腹泻自行停止，大多会形成结胸证；如果腹泻无法停止，到了第四天又再次攻下，就会形成协热下利即表热入里而腹泻。

太阳病误用攻下法，脉象急促，但又没有出现结胸证的，是疾病将要向愈的征象；如果脉象浮，多会形成结胸证；如果脉象紧，多会出现咽喉疼痛；如果脉象弦，多会两胁肋部拘急不舒；如果脉象细数，多会伴见头痛绵绵不休；如果脉象沉紧，多会想呕吐；如果脉象沉滑，多会协热下利；如果脉象浮滑，多会大便带血。

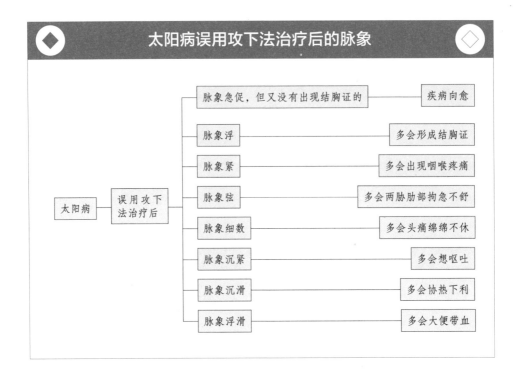

太阳病误用攻下法治疗后的脉象

太阳病 → 误用攻下法治疗后 →

- 脉象急促，但又没有出现结胸证的 → 疾病向愈
- 脉象浮 → 多会形成结胸证
- 脉象紧 → 多会出现咽喉疼痛
- 脉象弦 → 多会两胁肋部拘急不舒
- 脉象细数 → 多会头痛绵绵不休
- 脉象沉紧 → 多会想呕吐
- 脉象沉滑 → 多会协热下利
- 脉象浮滑 → 多会大便带血

　　疾病在表，应当用发汗解表的方法祛除病邪，反用凉水喷洒或冷水浴，这样做会导致邪热被水饮郁遏而不能解除，使烦热更加严重，皮肤泛起鸡皮疙瘩，因烦热而欲饮水，又因停水在内而不渴，可用文蛤散。服用文蛤散后病证仍未痊愈的，可用五苓散；如果是寒实结胸证，没有发热、口渴、面赤等热证表现的，可用三物小陷胸汤或白散（又名三物小白散）。

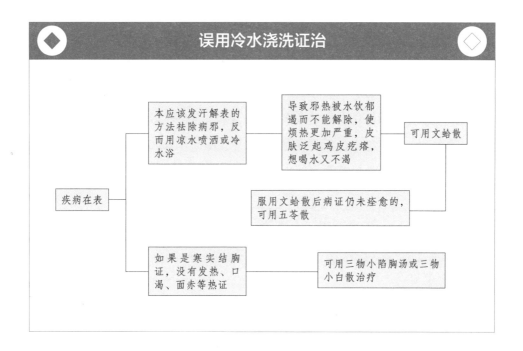

文蛤散方

文蛤五两

以上一味药研磨成细末，制作成散剂，用五合开水冲服，每次服用一方寸匕。

五苓散方

猪苓十八铢，去黑皮　白术十八铢　泽泻一两六铢　茯苓十八铢　桂枝半两，去皮

以上五味药，研磨成细末，制作成散剂，再放到石臼里捣匀，每次用白米汤送服一方寸匕，一天服用三次。要多喝温热水，出汗以后疾病就能痊愈。

三物小白散方

桔梗三分　巴豆一分，去皮心，炒黑，研磨成膏状　贝母三分

以上三味药，桔梗贝母研磨成细末，制作成散剂，与巴豆共同放入石臼里捣匀，每次用白米汤送服。身体强壮的人每次服半钱匕，体格瘦弱的人适当减量服

用。服药后，病位在胸膈以上的多会出现呕吐，病位在胸膈以下的多会出现腹泻，如果没有发生腹泻的，再喝一杯热粥来助药力；如果腹泻过度不见停止的，喝一杯冷粥以抑制药力。如果有身体发热、恶寒、皮肤泛起鸡皮疙瘩不消退、想要取衣被自盖取暖的症状，不可用凉水喷洒洗浴，会使邪热更加郁闭于内而不得外泄，本应出汗而不得出，导致烦热愈加严重。如果汗出以后出现腹中疼痛，可以加芍药三两，服药方法同上。

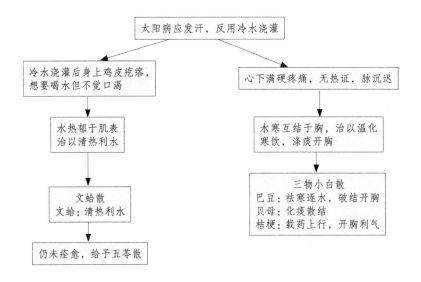

太阳与少阳并病，出现头项僵痛或者头晕目眩，有时会出现类似结胸证的症状，心下胃脘部痞满硬结，应当针刺大椎穴、肺俞穴、肝俞穴，千万不能发汗。如果误用发汗法就会出现谵语、脉弦等变证。五六天仍谵语不止的，可以针刺期门穴。

妇女适逢月经来潮，外感风邪，症见发热恶寒，经过七八天后，发热已退，但脉象变迟，身体凉，胸胁下胀满闷痛，如同结胸证一样，伴有谵语的，这是热入血室证，应当针刺期门穴。

妇女外感风邪，第七八天后出现了寒热往来，发作定时，恰赶上月经停止，这也是热入血室证。邪热入血室与经血相搏结，所以就出现了如疟疾般寒热定时发作的情况，可用小柴胡汤。

妇女月经刚来潮，又外感伤寒，出现发热恶寒等表证，白天神志清醒，精神如常，到了晚上谵语不止，像见鬼一样，这是热入血室证。如果在治疗时没有损伤胃气及中上二焦，疾病大多可以自行痊愈。

太阳伤寒表证六七天，症见发热、微微恶寒、四肢关节烦疼不安、轻微呕吐、自觉心下如有物支撑而烦闷，并见太阳表证还未解除的，可用柴胡桂枝汤。

柴胡桂枝汤方

黄芩一两半　人参一两半　甘草一两，炙　半夏二合半，洗　芍药一两半　大枣六枚，掰开　生姜一两半，切片　柴胡四两　桂枝一两半，去皮

以上九味药，用七升水，煎煮留取三升，滤去药渣，趁药汁温热的时候服一升。（旧本原为：用人参汤加半夏、柴胡、黄芩，人参用一半的量，煎煮服用方法同桂枝汤，又同小柴胡汤。）

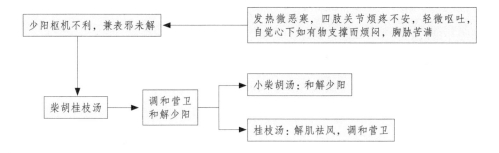

伤寒五六天，已经发汗解表，后又攻下，出现了胸胁满闷、轻微痞满结硬、小便不利、口渴无呕吐、只有头部出汗、寒热往来、心中烦闷等症状，这是病证仍未得到治愈的表现，应当用柴胡桂枝干姜汤。

柴胡桂枝干姜汤方

柴胡半斤　桂枝三两，去皮　干姜二两　栝楼根四两　黄芩三两　牡蛎二两，煅　甘草二两，炙

以上七味药，用一斗二升水，煎煮留取六升，滤去药渣，再继续煎煮至留取

三升，趁药汁温热的时候服一升，一天服用三次。第一次服药后会感到轻微心烦，再次服用后得汗出，疾病就能痊愈。

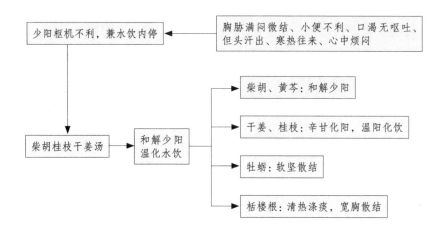

伤寒五六天，症见头部汗出、微微恶寒、手足发凉、心下胃脘部胀满、没有食欲、大便硬结、脉象沉紧而细，这是阳微结证，必然既有表证又有里证。脉沉紧是里证的表现，汗出是阳微结的表现。如果是纯阴结证，就应当都是里证，而不会兼有表证。而此证却有一半是表证，一半是里证，即表证仍在，脉象虽然沉紧，但不能认为就是少阴病，因为少阴里寒一般不会见汗出，而如今病人头部见汗出，推断不是少阴病，可用小柴胡汤。如果服用小柴胡汤后身体仍有不爽快的感觉，可以考虑用柴胡加芒硝汤类汤剂微通大便，大便得通，疾病就能痊愈。

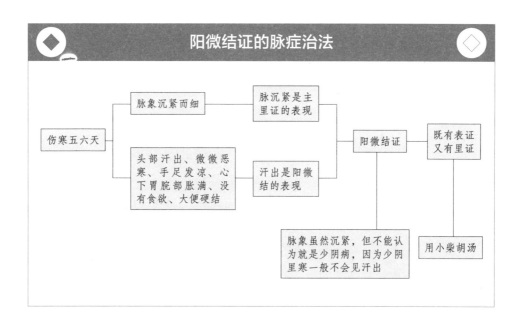

伤寒五六天，症见呕吐、发热的，是小柴胡汤证，本应用小柴胡汤，医生却用其他药物攻下。误下后如果小柴胡汤证依旧存在的，可以继续用小柴胡汤，此之前虽然已经误下，但还未形成变证。但由于误下伤正的原因，服用小柴胡汤后，正气得药力相助与邪气交争，多会出现蒸蒸发热、寒战汗出，病邪可随战汗而解。如果误下后出现心下胃脘部满闷坚硬胀痛的，多为邪热内陷，与水饮互结的结胸证，可用大陷胸汤。如果只是胃脘部胀满而无疼痛的，多为误下伤胃，胃虚气结心下的痞证，不能用小柴胡汤，宜选用半夏泻心汤。

半夏泻心汤方

半夏半升，洗　黄芩三两　干姜三两　人参三两　甘草三两，炙　黄连一两　大枣十二枚，掰开

以上七味药，用一斗水，煎煮留取六升，滤去药渣，再继续煎煮至留取三升，趁药汁温热的时候服一升，一天服用三次。

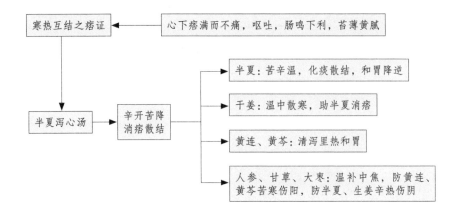

太阳与少阳并病，医生误用攻下之法，邪热内陷与痰饮互结而形成结胸证，病人会出现心下胃脘部坚硬满闷、腹泻不止、汤水不能下咽、心烦不安等表现。

脉象浮紧为太阳伤寒的脉象，本应解表发汗，医生误用攻下之法，导致表邪入里，气机闭塞而形成痞证。由于是无形的气机痞塞所致，所以按之柔软不痛。

太阳中风证表证未解，又出现呕吐、腹泻的，为表里同病。应当先解表，待表证解除后方可攻逐内停的水饮之邪。病人症见微微出汗、汗出定时而发，头痛，心下胃脘部痞硬满闷，疼痛连及胸胁部、干呕、气短、汗出而不恶寒的，这是表邪已解而里气未和的征象，可用十枣汤。

十枣汤方

芫花炒　甘遂　大戟　大枣十枚, 擘

前三味药，取各等分，分别捣碎，制成散剂。用一斗半水，先煮十枚皮肉肥厚的大枣，煎煮留取八合，滤去药渣，加入研散的上述药末。身体强壮的人每次服一钱匕，体格瘦弱的人服半钱匕，应当在清晨温服。如果服完药后泻下较少病证不能解除的，第二天服药的时候应当增加半钱；如果服药后很快出现腹泻的，适当食用稀粥调养。

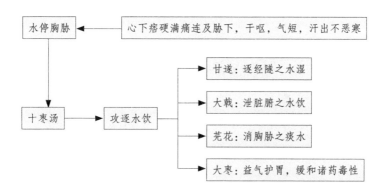

太阳病,医生用发汗法治疗后仍有发热恶寒等表证,又用攻下法治疗,导致表里之气同时虚损,阴阳二气俱衰,此时表证已除而里证仍在,故见心下胃脘部痞满。医生再用烧针,导致脏气大伤,出现胸中烦闷、面色青黄、筋肉跳动的,这就难以治疗了。如果仅是面色微微发黄、手足尚温的,属胃气尚存,较易治愈。

病人自觉心下胃脘部有堵塞痞闷的感觉,用手按之柔软,关脉浮的,可用大黄黄连泻心汤。

大黄黄连泻心汤方

大黄二两　黄连一两

以上二味药,先用二升开水浸泡一会儿,绞去药渣,分两次温服。

心下胃脘部痞满,又兼见恶寒汗出,无发热的,用附子泻心汤。

附子泻心汤方

大黄二两　黄连一两　黄芩一两　附子一枚,炮,去皮,破开,另煮取汁

以上四味药,将大黄、黄芩、黄连三味切细,先用二升开水浸泡一会儿,绞去药渣,加入煮好的附子汁,分两次温服。

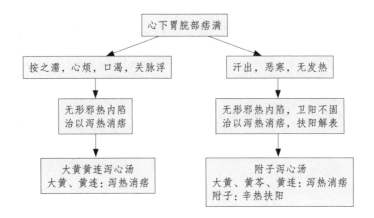

原本因为误用攻下法形成心下胃脘部痞满的痞证，用泻心汤后痞满并没有得到解除，同时病人还出现了口咽干燥、心烦口渴、小便不利等症状的，当属膀胱气化不利、水饮内停证，可用五苓散。

伤寒表证经发汗法治疗后，汗出表证已解，但脾胃功能尚弱，邪气内陷，停聚中焦阻塞脾胃气机，症见心下胃脘部痞满而硬，按之不痛，嗳气中夹杂未消化食物的酸腐气味，胁下有水气，肠鸣腹泻，应当用生姜泻心汤。

生姜泻心汤方

生姜四两，切片　甘草三两，炙　人参三两　干姜一两　黄芩三两　半夏半升，洗　黄连一两　大枣十二枚，掰开

以上八味药，用一斗水，煎煮留取六升，滤去药渣，再继续煎煮至留取三升，趁药汁温热的时候服一升，一天服用三次。（附子泻心汤，旧本原为，大黄黄连泻心汤加附子，半夏泻心汤与甘草泻心汤是药物组成相同而名字不同。生姜泻心汤，旧本原为理中人参汤去桂枝、白术加黄连，也是泻肝的治疗方法。）

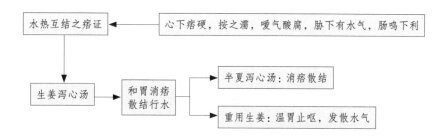

太阳伤寒或中风证，本应发汗而解，医生却误用攻下，导致脾胃损伤，病人出现了剧烈腹泻，一天多达十余次，下利夹有未消化的食物，腹中肠鸣，心下胃脘部痞满而硬，干呕，心中烦躁不得安宁。医生见到心下痞，便误认为是邪热内结尚未除尽，又用攻下法，导致病人胃脘部痞满的感觉日益加重。这并不是胃肠实热阻滞，而是由于脾胃气虚，虚气上逆，才会造成胃脘部痞满硬结，可用甘草泻心汤。

甘草泻心汤方

甘草四两，炙　黄芩三两　干姜三两　半夏半升，洗　大枣十二枚，掰开　黄连一两

以上六味药，用一斗水，煎煮留取六升，滤去药渣，再继续煎煮至留取三升，趁药汁温热的时候服一升，一天服用三次。

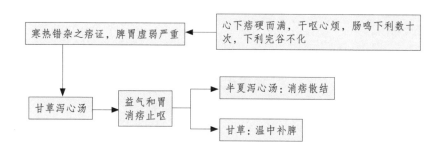

伤寒表证，本应发汗而解，医生却误用攻下法，服药后病人出现腹泻不止、心下胃脘部痞满硬结，给予泻心汤后诸症未完全改善，医生又用其他药物攻下，遂致腹泻不止，医生再给予理中汤，腹泻却愈加严重。这是因为理中汤是治疗中焦虚寒泄泻的方剂，而病人腹泻的原因是病在下焦的滑脱不禁，应当用赤石脂禹

余粮汤。如果服用赤石脂禹余粮汤后腹泻仍然不止，同时伴见小便不利的，应当用分利之法，利小便以实大便。

赤石脂禹余粮汤方

赤石脂一斤，打碎　禹余粮一斤，打碎

以上二味药，用六升水，煎煮留取二升，滤去药渣，一天服用三次。

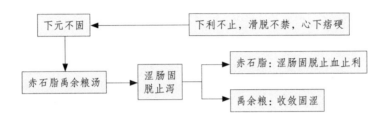

伤寒误用涌吐、攻下或发汗方法后，病人出现了虚烦不安、脉象非常微弱的症状，迁延了八九天，又出现心下胃脘部痞满硬结、两胁疼痛、自觉有气上冲至咽喉、头晕目眩、全身经脉跳动不宁等症状。如果病情继续迁延日久不愈，便有可能形成痿证。

伤寒发汗不得法，或者误用涌吐、攻下，表证虽然已解除，但病人因脾胃受损、痰饮内阻中焦，而出现心下胃脘部痞满硬结、嗳气频作不能缓解的症状，可用旋覆代赭汤。

旋覆代赭汤方

旋覆花三两　人参二两　生姜五两　代赭石一两　甘草三两，炙　半夏半升，洗　大枣十二枚，擘开

以上七味药，用一斗水，煎煮留取六升，滤去药渣，再继续煎煮至留取三升，趁药汁温热的时候服一升，一天服用三次。

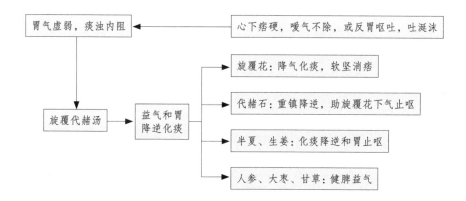

太阳中风证误用攻下之后，邪热不解，内迫于肺，出现喘息汗出，尚无在表大热的，就不能再用桂枝汤了，可用麻黄杏子甘草石膏汤。

麻黄杏子甘草石膏汤方

麻黄四两，去节　杏仁五十个，去皮尖　甘草二两，炙　石膏半斤，打碎，用绵布包裹

以上四味药，用七升水，先放入麻黄，煎煮消耗掉二升水，去掉药液上面的浮沫，再加入余下的药物，煎煮至留取三升，滤去药渣，趁药汁温热的时候服一升。

太阳病表证尚未解除，医生却反复攻下，损伤太阴脾土，于是形成了协热利，出现腹泻不止、心下胃脘部痞满硬结等症状，同时仍有发热恶寒等表证的，可用桂枝人参汤。

桂枝人参汤方

桂枝四两，单独切片　甘草四两，炙　白术三两　人参三两　干姜三两

以上五味药，用九升水，先放入甘草、白术、人参、干姜，煎煮成五升，再放入桂枝共同煎煮至留取三升，滤去药渣，趁药汁温热的时候服一升。白天服两次，夜晚服一次。

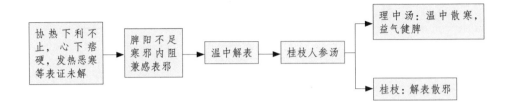

伤寒先用较猛烈的攻下之法治疗后，又再发汗，表邪化热入里结于心下，故出现心下胃脘部痞满。如果还有恶寒发热头痛的，是表证还未完全解除的缘故，不能先泻热消痞，而是应当先解表，待表证解除后方能消除痞证。宜选用桂枝汤来解表发汗，大黄黄连泻心汤来泻热消痞。

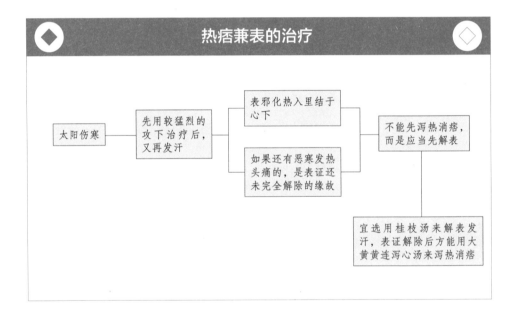

伤寒，症见发热，汗出热不退，心下胃脘部痞满硬结，呕吐兼有腹泻的，可用大柴胡汤。

病人有发热、汗出、恶风等类似桂枝汤证的表现，但无头痛、颈项部僵硬不舒，寸脉略浮，自觉胸中痞满硬结，好似有气上冲至咽喉，呼吸不畅，这是胸中有痰邪阻滞的缘故，应当用涌吐的方法治疗，宜选方瓜蒂散。

瓜蒂散方

瓜蒂一分，炒黄　赤小豆一分

以上两味药，分别捣碎过筛各自做成散剂，再混合到一起研磨均匀成细粉。取一钱匕，用一合香豉、七合热水，一起煮成稀粥，滤去药渣，再取一钱匕瓜蒂和赤小豆的药粉与稀粥调和，趁药汁温热的时候一次服下。如果服药后没有呕吐的，应逐渐加大药量继续服用；如果服药后很快就出现呕吐，就不用再服药了。平时患失血症及体虚的病人都不能用本方治疗。

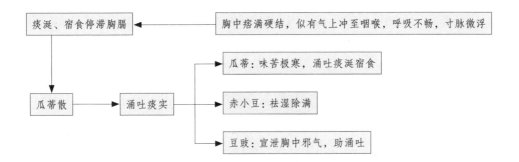

病人胁下原本就有痞块，且连及脐旁，疼痛牵引少腹至阴部，这是脏结证，属于死证。

伤寒本应发汗而解，误用涌吐、攻下后，疾病迁延七八天仍没有痊愈，表邪入里化热，阳明热邪炽盛，弥漫周身，充斥内外，症见时有恶风、极度口渴、口干咽燥一直想多喝水、心烦不安的症状，可用白虎加人参汤。

白虎加人参汤方

知母六两　石膏一斤，打碎，用棉布裹　甘草二两，炙　人参三两　粳米六合

以上五味药，先用一斗水，煮至粳米熟透的时候，滤去药渣，趁药汁温热的时候服一升，一天服三次。本方可在立夏后、立秋前服用，立秋以后就不能服用了。正月、二月、三月的时候天气尚还比较寒冷，也不能服用，如果服用会出现呕吐、腹泻、腹痛等不适的症状。平时患失血类疾病及体虚的病人也不可以服用，如果服用会出现腹痛、腹泻的症状，只要用温中祛寒的方法就能痊愈。

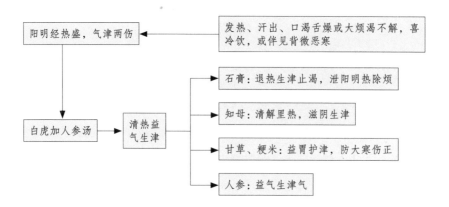

伤寒表无大热而里热炽盛，病人症见口干而渴、心烦不安、后背略有恶寒的，可用白虎加人参汤。

伤寒，脉浮、发热、无汗，是表证还没有解除，即使兼有里热，也不能用白虎汤。如果病人里热炽盛、津气两伤，口渴想喝水，且没有表证的时候，可用白虎加人参汤。

太阳与少阳并病，症见心下胃脘部痞满硬结、颈项部僵紧不舒、头晕目眩的，应当针刺大椎、肺俞、肝俞等穴，切不可轻易攻下。

太阳与少阳合病，少阳邪热内迫阳明，腹泻的，可用黄芩汤；如果同时合并呕吐的，可用黄芩加半夏生姜汤。

黄芩汤方

黄芩三两　芍药二两　甘草二两，炙　大枣十二枚，掰开

以上四味药，用一斗水，煎煮留取三升，滤去药渣，趁药汁温热的时候服一升，白天服用两次，夜晚服一次。

黄芩加半夏生姜汤方

黄芩三两　芍药二两　甘草二两，炙　大枣十二枚，掰开　半夏半升，洗　生姜（一方三两）一两半，切片

以上六味药，用一斗水，煎煮留取三升，滤去药渣，趁药汁温热的时候服一

升，白天服用两次，夜晚服一次。

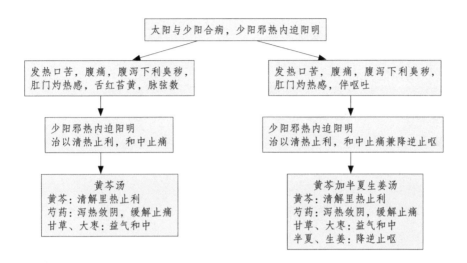

太阳伤寒，表邪入里致上热下寒，热邪居于胸中，寒邪停聚胃肠，病人腹中疼痛、欲呕，可用黄连汤。

黄连汤方

黄连三两　甘草三两，炙　干姜三两　桂枝三两，去皮　人参二两　半夏半升，洗　大枣十二枚，掰开

以上七味药，用一斗水，煎煮留取六升，滤去药渣，趁药汁温热的时候服用，白天服用三次，夜晚服两次。

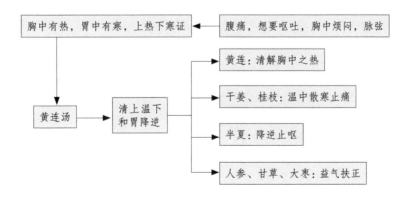

伤寒八九天，风邪与湿邪在体内相搏结，症见身体剧烈疼痛、不能自由转侧、脉象浮虚而涩、但无口渴呕吐的，可用桂枝附子汤。如果病人大便硬结、小便通畅的，可用去桂加白术汤。

桂枝附子汤方

桂枝四两，去皮　附子三枚，炮制后去皮，破开　生姜三两，切片　大枣十二枚，掰开　甘草二两，炙

以上五味药，用六升水，煎煮留取二升，滤去药渣，趁药汁温热的时候分三次服用。

去桂加白术汤方

附子三枚，炮制后去皮，破开　白术四两　生姜三两，切片　甘草二两，炙　大枣十二枚，掰开

以上五味药，用六升水，煎煮留取二升，滤去药渣，趁药汁温热的时候分三次服用。第一次服药后，病人感觉身体麻木不仁，半天左右再服用一次，等三次药都服完之后，病人会出现头晕目眩的感觉，这是因为附子、白术的药力都走皮内，所攻逐的水饮之邪尚未完全得以祛除所致，不必感到奇怪。按理说本方应当加四两桂枝，实际上是本方与桂枝附子汤是一方两法：由于大便硬结但小便尚通畅，所以去掉桂枝；但当出现大便不硬，小便不通畅的时候，就应当加上桂枝。附子用到三枚恐怕量会比较大，对于体质虚弱的病人以及孕产妇，应适当减少服用的剂量。

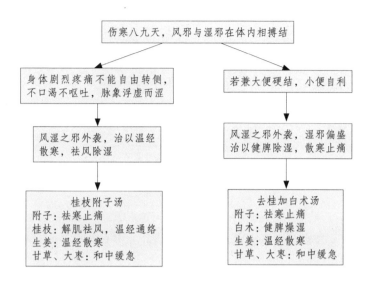

风湿之邪侵及人体，相互搏结，症见全身骨节剧烈疼痛，严重的时候甚至不能屈伸，稍微触碰也会疼痛加剧，汗出气短，小便不利，怕风不愿脱衣，有的还合并身体轻微浮肿，可用甘草附子汤。

甘草附子汤方

甘草二两，炙　附子二枚，炮，去皮，破开　白术二两　桂枝四两，去皮

以上四味药，用六升水，煎煮留取三升，滤去药渣，趁药汁温热的时候温服一升，一天服用三次。第一次服药后如果能微微出汗，病邪就能解除；如果进食不受影响，停止出汗后再次出现烦躁疼痛的，可以给病人再服五合，或者六七合也行，但一升的话可能量就过大了。

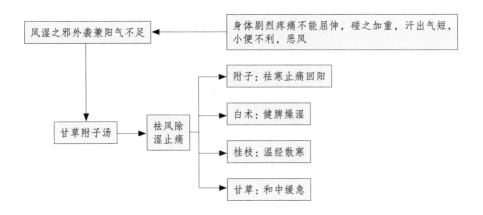

伤寒，脉象浮滑，这是表里俱有邪热的缘故，多会伴有身热、汗出、口渴等表现，可用白虎汤。

白虎汤方

知母六两　石膏一斤，打碎　甘草二两，炙　粳米六合

以上四味药，先用一斗水，煮至粳米熟透的时候，滤去药渣，趁药汁温热的时候服一升，一天服三次。

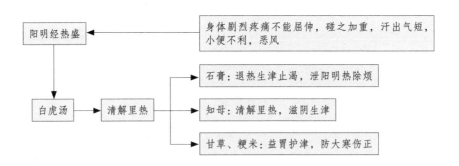

外感病，脉象结代，症见心中动悸不宁的，可用炙甘草汤。

炙甘草汤方

甘草四两，炙　生姜三两，切片　人参二两　生地黄一斤　桂枝三两，去皮　阿胶二两　麦门冬半升，去心　麻仁半升　大枣三十枚，掰开

　　以上九味药，用七升清酒、八升水，先煮除阿胶外的八味药，煮取留至三升，滤去药渣，再加入阿胶烊化至全部溶解，趁药汁温热的时候服一升，一天服三次。本方又名复脉汤。

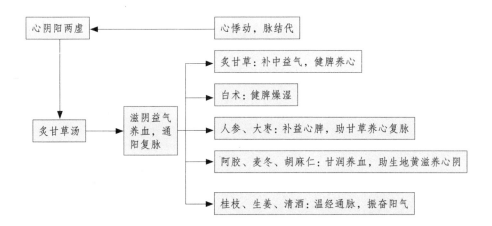

　　脉象按之跳动缓慢，时而停止，后而又能恢复跳动的，叫作结脉。结脉又表现为脉搏在跳动的时候出现停止，能够自行恢复，停止时间短，再次恢复的脉象跳动稍快，属于阴脉，又名结阴。脉搏在跳动的时候出现停止，不能自我恢复，良久方能恢复，复来之脉不太快的，叫作代脉，属于阴脉，又名代阴。出现这种脉象的疾病大多难治。

第八章

辨阳明病脉证并治

　　阳明病是外感病病程中，邪入阳明经腑，正邪相争激烈的阶段，以内热亢盛、津伤化燥为主要特点。阳明病以热、实证为主，以祛邪为主要治则，以清、下为主要治法。

问：阳明病证有太阳阳明、正阳阳明、少阳阳明，他们分别指的是什么？

答：太阳阳明就是脾约证；正阳阳明就是阳明腑实证；少阳阳明，就是误用发汗或利小便之法后，损伤津液，里实热结，胃肠干燥而形成排便困难的病证。

阳明病的主要证候特征就是胃肠燥热实证。

问：阳明病产生的原因是什么？

答：太阳病，医生发汗不得法或者发汗太过，或误用攻下、利小便之法，损伤津液，胃肠津液亏虚而燥热内盛，邪气转属阳明，出现不解大便、胃肠燥实内结而排便困难等表现的，就叫作阳明病。

问：阳明病的外证表现是什么？

答：症见身体发热、自汗出、不恶寒反而怕热。

问：有人阳明病的第一天，不出现发热反而恶寒的情况，这是什么原因呢？

答：这是阳明病刚发病第一天的缘故，恶寒也将会自行停止，随即就能看到自汗出和怕热的证候表现。

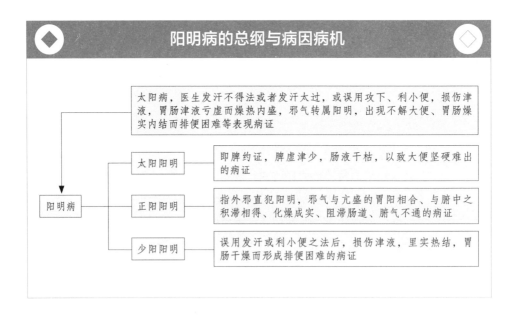

阳明病的总纲与病因病机

太阳病，医生发汗不得法或者发汗太过，或误用攻下、利小便，损伤津液，胃肠津液亏虚而燥热内盛，邪气转属阳明，出现不解大便、胃肠燥实内结而排便困难等表现病证

阳明病

太阳阳明：即脾约证，脾虚津少，肠液干枯，以致大便坚硬难出的病证

正阳阳明：指外邪直犯阳明，邪气与亢盛的胃阳相合、与脐中之积滞相得、化燥成实、阻滞肠道、腑气不通的病证

少阳阳明：误用发汗或利小便之法后，损伤津液，里实热结，胃肠干燥而形成排便困难的病证

问：阳明病第一天出现的恶寒为什么能自行停止呢？

答：阳明胃肠位居中焦隶属五行之土，土是万物的归宿，诸经病邪只要传入阳明经就很少再传其他经。阳明刚开始受邪的时候，阳气被伤，失于温煦，所以刚开始会有恶寒。但很快邪气入胃腑，邪从热化燥，燥热内盛，所以恶寒第二天就会自行停止，这是阳明病的特点。

原本是太阳病，在太阳病初期之时，虽用发汗解表法治疗，但汗之不当，导致汗出不透彻，从而邪气入里化热转属阳明。伤寒证的表现是发热恶寒、无汗，若症见呕吐不能进食的，表明邪气入里化热，胃气上逆；如果由无汗到连绵不断的出汗的，这是邪气已全部入里化热，转属阳明的标志。

外感病第三天，如果邪气传入阳明，可见脉象洪大。

伤寒脉象浮缓，手足自温，无发热汗出、头项僵痛的，为病属太阴。太阴病由于寒湿内阻，肝胆疏泄失常，病人应当周身皮肤发黄，如果小便通畅的，湿有出路，则不会发黄。到了七八天时，如果出现大便硬结的，是寒湿从燥化，这就属于阳明病了。

伤寒又转至阳明的，病人会出现微微出汗绵绵不断的情况。

阳明病兼有太阳表证，症见发热恶寒、脉象浮紧、口苦咽干、脘腹胀满、微微喘息的，不可用攻下之法。倘若误用攻下，表邪内陷，损伤津液，会造成腹部更加胀满以及小便困难。

阳明病，如果病人能进食的，表明胃阳素旺，能消化水谷，叫作中风；如果不能进食的，表明胃阳素弱，中焦虚寒，不能腐化水谷，叫作中寒。

阳明病中寒证，病人不能进食，小便不通畅，手足汗出绵绵不断的，这是将成固瘕证，必有大便前干后溏的症状。之所以会出现这样的症状，是因为中阳不足，胃肠虚寒，不能泌别水谷的缘故。

阳明病，尚有食欲，小便不畅，大便正常，病人周身骨节疼痛，微有发热，如果忽然狂躁不安，为水湿之邪郁于肌表。若全身绵绵汗出而后病愈的，是水湿之邪被体内正气所驱，邪气随汗出而解的缘故，见脉象紧而有力即疾病将要痊愈的标志。

阳明病好转的时间是从下午三点到九点之间。

阳明病，不能进食，若用苦寒泻热攻里的方法，多会出现呃逆不止的症状。之所以会这样，是由于胃中虚冷的缘故。病人中气本来就很虚弱，再用泻热攻里的方法治疗，会导致胃阳衰败，胃气上逆而呃逆不止。

阳明病，脉象为迟脉，进食减少，不能过饱，强食过饱就会出现轻度心烦，头晕目眩，小便不畅，脘腹胀满，这是将要形成谷疸的标志。即使用攻下的方法治疗，腹中胀满也不会得到明显减轻。之所以这样，是因为脉象沉迟，热邪未实，未到攻下的时机。

阳明病按理应当出汗较多，如今反而无汗，病人自觉身体瘙痒，就像虫子在皮内爬行的感觉，这是由于阳明之气虚衰时间较长的缘故。

阳明病，若为实热证，应当汗多伴小便不利，如今反而无汗，伴小便通畅，当属阳明中寒证。到第二三天出现呕吐、咳嗽、手足厥冷的，为中焦寒饮内阻，清阳不升故多伴有头痛。如果没有伴见咳嗽、呕吐及手足厥冷的，表明胃阳虽虚弱但尚可运化，寒饮不上逆，多半不会出现头痛表现。

阳明病，病人没有恶寒，只是头晕目眩，多属阳明中风证，所以饮食暂未受到影响。如果邪热上攻，病人出现咳嗽的，多伴有咽喉疼痛；若不上攻，病人就不会咳嗽，咽喉也不会疼痛。

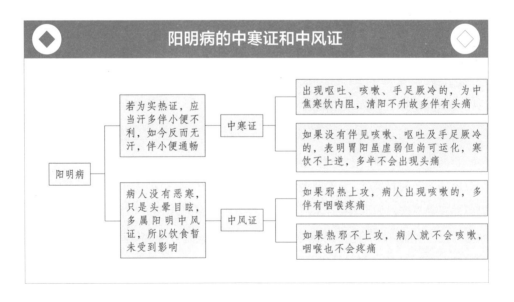

阳明病的中寒证和中风证

阳明病

中寒证 —— 若为实热证，应当汗多伴小便不利，如今反而无汗，伴小便通畅

- 出现呕吐、咳嗽、手足厥冷的，为中焦寒饮内阻，清阳不升故多伴有头痛
- 如果没有伴见咳嗽、呕吐及手足厥冷的，表明胃阳虽虚弱但尚可运化，寒饮不上逆，多半不会出现头痛

中风证 —— 病人没有恶寒，只是头晕目眩，多属阳明中风证，所以饮食暂未受到影响

- 如果邪热上攻，病人出现咳嗽的，多伴有咽喉疼痛
- 如果热邪不上攻，病人就不会咳嗽，咽喉也不会疼痛

阳明病，湿热内蕴，症见无汗出、小便不通畅、心中懊侬不安的，病人多伴有全身发黄。

阳明病本多为里实热证，若误用火法，火热内炽，症见额头微微汗出、小便不通畅，多有全身发黄表现。

阳明病，脉象为浮紧脉的，多会出现定时潮热发作的表现；如果只是见到脉浮的，多会盗汗。

阳明病，病人觉口干咽燥，但是只想含着水不想下咽，为热入血分，多伴有衄血的表现。

阳明病，原本病人就有自汗出，医生又反复发汗，病情虽大多得到缓解，但还遗留轻微心烦不适的症状，这多是由于大便干结。之所以会出现大便干结，是由于汗出过多，津液损伤，胃肠津亏干燥的缘故。此时应当询问病人每天小便几次，如果原本每天有三四次小便，如今一天只有两次小便，可以推测大便不久就能解下。因为小便次数减少是津液还于肠胃的标志，肠道得以濡润，很快大便就会通畅，无需用药治疗。

伤寒中出现频繁呕吐的，即使有阳明证的表现，也不能用攻下的方法治疗。

阳明病，症见心下胃脘部痞满硬结的，不能用攻下法。假如误用攻下，便会损伤脾胃而致腹泻。如果腹泻不能停止的，则会出现生命危险；如果腹泻能自行停止，提示疾病能够痊愈。

阳明病，病人满面通红的，不能用攻下法治疗。如果误用攻下，多会导致发热、全身发黄、小便不利。

阳明病，没有经过涌吐和攻下方法治疗的，病人无呕吐及腹泻等表现，症见心烦不安的，可用调胃承气汤。

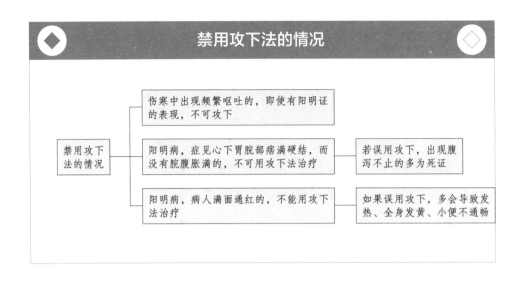

调胃承气汤方

甘草二两，炙　芒硝半斤　大黄四两，米酒洗

以上三味药，用三升水，先煮大黄、甘草，煎煮留取一升，滤去药渣，加入芒硝，再次放到火上用小火煮至一二滚，趁药汁温热的时候一次服完，用来调和胃气。

阳明病，脉象沉迟有力，症见汗出但不恶寒，同时病人感到身体沉重、气短喘息、脘腹胀满，伴潮热症状的，提示表证已经解除，里实已成，可以攻下治疗里证了。假如同时伴有手足汗出绵绵不断，这是大便已经硬结的标志，可用大承气汤。如果出汗较多，轻微发热伴有恶寒，但没有潮热的，这是表证没有解除的表现，不可用承气汤。如果脘气不通，腹部胀满明显的，可用小承气汤来调和胃气，切不可用大承气汤类方剂峻猛泻下。

大承气汤方

大黄四两，用米酒洗　厚朴半斤，炙，去皮　枳实五枚，炙　芒硝三合

以上四味药，用一斗水，先煮厚朴、枳实，煎煮留取五升，滤去药渣，加入大黄再继续煎煮留取二升，滤去药渣，最后加入芒硝，再次放到火上用小火煮至

一二滚，分两次温服。服药后如果大便已解，则不用再继续服药。

小承气汤方

大黄四两，用米酒洗　厚朴二两，去皮，炙　枳实大的三枚，炙

以上三味药，用四升水，煎煮留取一升二合，滤去药渣，趁药汁温热的时候分两次服用。服第一次药后应当有大便，如果没有，就把药服完，如果大便已解，则不用再继续服药。

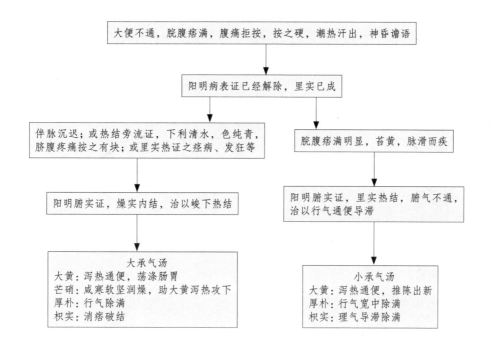

阳明病，症见潮热，为阳明腑实已成。即使大便只是略微干硬的，也可用大承气汤；但如果大便不硬结，即使有潮热也不能用大承气汤。如果病人没有潮热，但已经六七天没有大便了，怀疑已有燥屎内结于肠道，判断的方法是：先给病人服用小剂量的小承气汤。如果服药后开始放屁，是有燥屎内结，可用大承气汤攻下；如果服药后没有排气，说明大便仅有头部硬结，后段多为稀溏，那就不能攻下了，若强行攻下则会出现脘腹胀满、不能饮食、饮水后即出现呃逆的变

证。如果攻下燥屎后，病人又出现发热的，邪热再次燥结成实，大便再次干硬但量偏少，可用小承气汤来调和胃气；但假如服用小承气汤后没有排气的，千万不可以攻下。

凡出现谵语的，多为实证；出现郑声的，多为虚证。郑声是指病人语声低微、言语重复。病人出现双目呆呆直视、谵语、喘粗满闷的，多为死证；伴腹泻的，也为死证。

发汗太过，又反复发汗的，阳气大伤，病人出现谵语、脉搏短涩的表现为死证。如果脉象不短而平和的，不属于死证。

伤寒误用涌吐法或攻下法治疗后病证仍未得到缓解，病人五六天甚至十余天没有大便，日晡潮热，不恶寒，自言自语就像见到鬼神一样。病情严重的甚至会出现发作时神志模糊、目不识人、循衣摸床、惊惕不安、微微喘息、双目直视的症状。若是脉象弦长的，表明尚有生机；若是脉象短涩的，预后凶险，属于死证。如果病情较轻，只有潮热和谵语等症状的，可用大承气汤。如果服一次药后大便已经通畅的，那就不需要继续服用后面的药了。

阳明病，病人里热炽盛，汗出过多，津液随汗外泄，胃肠干燥，失于濡润，多见大便干硬，而大便硬结导致腑气不通，邪热上扰心神，则见谵语，可用小承气汤。如果服一次药后谵语停止，那就不需要继续服用后面的药了。

阳明病，症见谵语、日晡潮热、脉象滑利疾数者，可用小承气汤。如果服用小承气汤一升后开始放屁的，可以再继续服用一升；如果没有排气，就不能再服用小承气汤了。假如服药后大便已通，第二天又未解大便，脉象反而微涩的，是气血两虚的表现，此证难治，不能再用小承气汤了。

阳明病，症见谵语、日晡潮热，反而不能进食的，是肠中燥屎已成的标志，可用大承气汤来攻下。如果还能进食，说明只是大便硬结未成燥屎，可用小承气汤或调胃承气汤来轻下泻热。

阳明病，若治疗不及时，热入血室，症见谵语、崩漏下血，如果只有头部汗出，可以针刺期门穴以利肝气，泻肝热，得全身汗出，绵绵不绝疾病就能痊愈。

症见汗出、谵语的，这是外有太阳表虚证，内有阳明里实证。如果想要攻下，需等待太阳表证解除后才可以；倘若表证未解而攻下太早，导致表邪内陷，里热更盛，病人会出现热扰心神，言语错乱的表现，此时用攻下法治疗就能痊愈，可以选用大承气汤。

伤寒经过四五天，脉象为沉脉，症见喘息、胸部满闷。脉沉主疾病在里，医生却反误用发汗，津液随汗外泄，燥实内结，大便会硬结难以排出。表气已虚，里邪成实，迁延时间一久就会发生谵语。

太阳、阳明、少阳三经同时发病，病人脘腹胀满、身体沉重难以转侧、口舌麻木不仁、食不知味、面色晦暗如尘垢覆盖、谵语、小便失禁，如果兼有身热、自汗出的，可用白虎汤。此证如果误用发汗，就会出现谵语加重；如果误用攻下就会出现额头汗出如油珠、手足厥冷的变证。

白虎汤方

知母六两　石膏一斤，打碎　甘草二两，炙　粳米六合

以上四味药，用一斗水，煎煮至粳米熟透，滤去药渣，药汤即成，趁药汁温热的时候服一升，一天服用三次。

太阳与阳明并病，太阳表证已经解除，病人只见潮热、手足微微汗出、排便困难和谵语等症状的，属阳明腑实证，用攻下法治疗疾病就能痊愈，宜选方大承气汤。

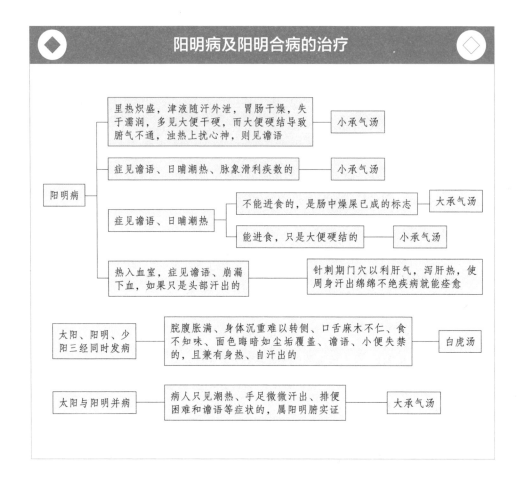

阳明病，脉象浮紧，病人症见口干咽燥、口苦、脘腹胀满、喘息、身热汗出、不恶寒反而怕热、身体沉重的表现。如果误用辛温发汗法，会出现心中烦乱不安、躁扰不宁甚至谵语等变证；如果误用温针，会出现惊悸不安、烦躁意乱、失眠等变证；如果误用攻下，会导致胃内空虚，邪气化热留扰胸膈，出现心中懊恼不安、舌上生薄黄苔等变证，可用栀子豉汤。

栀子豉汤方

栀子十四枚，掰开　香豉四合，用绵布包裹

以上二味药，用四升水先煮栀子，煎煮取至二升半，滤去药渣，加入香豉，再继续煎煮留取至一升半，滤去药渣，分两次服用。如果温服一服后很快出现呕吐的，可以停服后面的药。

如果误下后热盛伤津，病人出现口干舌燥、口渴引饮的，可用白虎加人参汤。

白虎加人参汤

知母六两　石膏一斤，打碎　甘草二两，炙　粳米六合　人参三两

以上五味药，用一斗水，煎煮至粳米熟透，滤去药渣，药汤即成，趁药汁温热的时候服一升，一天服用三次。

阳明病误用攻下后，阴伤水热互结，症见发热、口渴引饮、小便不利、脉浮，可用猪苓汤。

猪苓汤方

猪苓一两，去皮　茯苓一两　泽泻一两　阿胶一两　滑石一两，打碎

以上五味药，用四升水先煮猪苓、茯苓、泽泻、滑石，煎煮取至二升，滤去药渣，再加入阿胶烊化即可，趁药汁温热的时候服七合，一天服用三次。

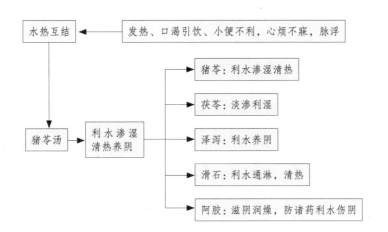

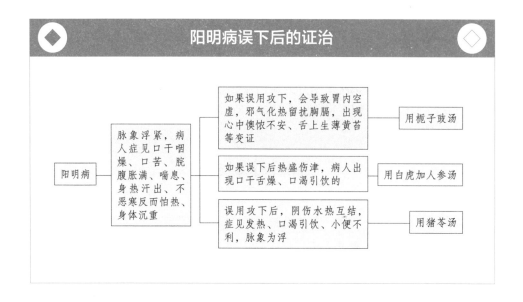

阳明病，汗出很多、口渴引饮的，不能用猪苓汤。因为汗出过多，津伤胃燥，而猪苓汤是利水之剂，如果再用猪苓汤利小便，则会加重津伤的程度。

阳明病，脉象浮兼迟，为外有表热，内有真寒，症见下利不消化食物的，可用四逆汤。

阳明病，如果胃中虚冷，不能进食的，饮水后就会出现呃逆症状。

脉浮，发热不恶寒，口干鼻燥，能够进食，为热在阳明气分，迫血妄行，热邪循经上逆，可兼见衄血。

阳明病用攻下法治疗后，热邪尚未完全祛除，病人手足温热，没有结胸的症状，心中懊憹不安，有饥饿感但不能进食，只是头部汗出的，可用栀子豉汤。

阳明病，症见潮热而无脘腹胀满硬结、谵语，大便稀溏、小便正常而无大便干硬，胸胁满闷不能缓解的，可用小柴胡汤。

阳明病，症见胁肋下痞满坚硬，无大便，但有呕吐，舌苔白的，可用小柴胡汤。服药后上焦气机通达，津液可以下达，胃肠得以调和，周身畅然汗出，疾病就可以痊愈。

阳明中风证，脉象弦浮而大，气短，全腹部胀满，胁下疼痛连及胃脘部，即使按压疼痛部位很久气机仍得不到通畅，鼻窍干燥，无汗出，喜卧，全身肌肤及目珠发黄，小便困难，发潮热，时时干哕，耳朵前后肿胀。用针刺治疗后症状略有改善，但太阳、少阳证仍未解除，疾病到第十天，脉象弦浮的，用小柴胡汤。

如果服用小柴胡汤后少阳证已解，无其他经症状，只有脉浮等表证的，可用麻黄汤。倘若又出现无尿、脘腹胀满、干哕的，多属不治之症。

阳明病，原本已有自汗出，又再行发汗，加之小便自利，津液损伤过多，导致肠中津液亏耗，此种情况即使大便干硬，也不能用攻下法治疗。须等到病人自己有想要排便的感觉时，用蜜煎纳肛门内来导引通便。此外，土瓜根汁和猪胆汁都可以作为导药来辅助通便。

蜜煎导方

食蜜七合

以上一味药放入铜器里，用小火加热，加热煎熬浓缩至像饴糖一样，同时要不停地搅拌以免熬焦。等到熬至可以做丸的时候，用双手将食蜜搓成头部尖锐、如手指般粗细、长约二寸左右的长条。需要趁蜜热的时候赶紧制作，否则一旦凉了就会变硬，制作起来就困难了。使用的时候，将药条塞进肛门内，同时用手指迅速堵住肛门，等到有排便的感觉再拔出来。

猪胆汁方

也可用大个的猪胆囊一个，挤出里面的胆汁，与少许米醋混合，一起灌入肛门内，保持约一顿饭左右的时间，就能解出宿便，效果甚佳。

阳明病，脉象迟，症见汗出较多，轻微恶寒的，这是表证还没有解除，可用发汗法治疗，宜选方桂枝汤。

阳明病，脉象浮，症见无汗出、气喘等，是表邪还未解除，用发汗的方法治疗疾病就能痊愈，宜选方麻黄汤。

阳明病症见发热汗出的，是邪热得以向外发散，湿不能与热相搏结，故身体皮肤不会发黄。如果发热，仅头部出汗，颈部以下无汗、小便不畅、口渴想饮水的，这是湿热瘀滞在中焦，病人多会出现全身肌肤发黄的症状，可用茵陈蒿汤。

茵陈蒿汤方

茵陈蒿六两　栀子十四枚，掰开　大黄二两，去皮

以上三味药，用一斗二升水先煮茵陈，煎煮消耗掉六升水后加入栀子和大黄，再继续煎煮留取至三升，滤去药渣，分三次温服。服药后小便应当通畅，颜色黄赤如皂荚汁。经过一夜腹胀应当减轻，这是湿热随小便而去的缘故。

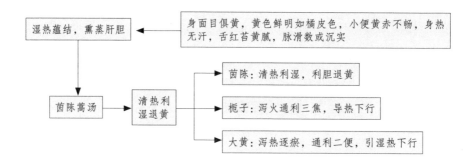

阳明证，病人健忘的，多半是瘀血内停所致。之所以会这样，是因为体内素有瘀血久停，阻滞气机，才会使病人健忘。其大便虽然干硬，但反而容易排出，大便色黑，宜选用抵当汤来攻下逐瘀。

阳明病用攻下法治疗后，病人出现心中懊侬不安，心烦意乱。如果肠中有燥屎的，可以继续用攻下法治疗；如果只是腹中轻微胀满，大便刚开始干硬，后段稀溏的，不可以继续攻下。肠中有燥屎的可用大承气汤。

病人已经五六天没有大便，伴有脐周疼痛、烦躁不安，定时发作，这是肠中燥屎已成，腑气不通，所以导致病人不排便。

阳明病，病人出现心烦、发热，经过发汗治疗后疾病已经解除。如今再次出现日晡时分发热，就如同得了疟疾一样，属邪传阳明。如见实脉，可用攻下法治疗，宜选方大承气汤；如果脉象浮虚，可用发汗法治疗，宜选方桂枝汤。

阳明病，用峻猛攻下法之后，病人再次出现六七天不大便，烦躁不解，脘腹胀满疼痛的，这是燥屎内结的征象。之所以会这样，是由于体内原本有宿食，与未尽之邪热互结，宜继续用大承气汤来攻下治疗。

阳明病，病人小便不畅，大便时而费劲时而轻松，时有轻度潮热，头晕目眩

喘息不能平躺的，这是燥屎已成的表现，宜选方大承气汤来攻下治疗。

进食后想呕吐的，属阳明病中焦有寒，多伴有胃脘部冷痛不适，可用吴茱萸汤。服用吴茱萸汤后呕吐反而加重的，是上焦有热的病证。

吴茱萸汤方

吴茱萸一升，洗　人参三两　生姜六两，切　大枣十二枚，掰开

以上四味药，用七升水，煎煮留取二升，滤去药渣，趁药汁温热的时候先服用七合，一天服用三次。

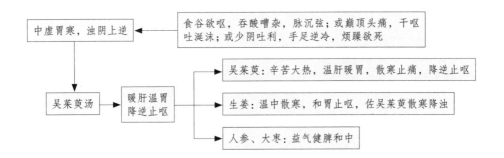

太阳病，寸脉缓、关脉浮、尺脉弱的，病人症见发热汗出、恶寒、胃脘部痞满而无呕吐的，这是医生误用攻下法导致的。如果没有攻下，病人不恶寒而出现口渴的，是邪气内传阳明的表现。如果小便频数的，大便多会干硬，即使十余天没有排便也不会感到痛苦。如果是津液不足导致的口渴引饮，可以让病人缓慢少量饮水来补充津液；如果是水饮内停、气不化津导致的口渴，宜选方五苓散来化气利水。只需要按照疾病的情况辨证施治就可以了。

脉象浮取为微脉，适当发汗，病人稍稍汗出，邪去正复，疾病就能痊愈；如果汗出太多，反而损伤正气，属于太过，津液就会受损；脉象轻取充实有力，当用发汗解表的方法治疗，如果汗出过多的，也属太过。汗出太过的话势必损伤津液，阳热炽盛于里，津伤化燥，大便就会硬结。

脉象见浮而芤的，浮主阳热内盛，芤主阴津亏虚，阳热与阴亏相搏结，阳盛阴亏，胃肠燥热内生，导致阳热内盛于里，大便就会硬结。

跌阳脉浮而涩，浮主胃肠阳热炽盛，涩主小便频数、脾阴不足，浮脉与涩脉相搏结，胃热炽盛，脾阴亏虚，脾为胃转输津液的功能受到制约，大便就会硬结，可用麻子仁丸。

麻子仁丸方

麻子仁二升　芍药半斤　枳实半斤，炙　大黄一斤，去皮　厚朴一尺，炙，去皮　杏仁一升，去皮尖，炒，另研制成膏脂状

以上六味药研磨成散状，用蜜调和，揉制成像梧桐子大小的丸药。每次服十丸，一天服用三次，应逐渐加大药量，直到大便通畅为止。

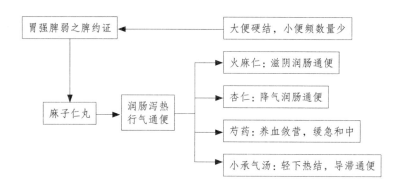

太阳病已经三日，用发汗法治疗后病证仍未痊愈，病人自觉由内向外持续发热，是邪热已入阳明，可用调胃承气汤。

伤寒经涌吐法治疗后，病人出现脘腹胀满拒按的，可用调胃承气汤。

太阳病，医生误用涌吐、攻下或发汗方法，病人出现轻度心烦、小便频数、大便硬结的，可用小承气汤来调和胃肠气机，疾病就能痊愈。

得病两三天时，脉象为弱，既无太阳表证，又无少阳柴胡汤证，病人症见烦躁不安、心下胃脘部痞满硬结。迁延到四五天，纵然能进食，也只能用小剂量小承气汤来微微调和胃气，使疾病稍微缓解；到第六天时再给予小承气汤一升来通腑泄热。如果病人六七天没有大便，且不能进食，但小便少，表明津液尚能还于胃肠，不是燥屎内结，大便也只是初头硬结，后段稀溏，如果此时攻下必然

会导致便溏不止；需等到小便通畅，大便才能硬结，此时方可攻下，宜选用大承气汤。

伤寒六七天，既无发热恶寒等表证，又无潮热谵语等里证，病人症见双目视物不清、眼球转动不灵活、排便困难、身上有轻微发热的，这是燥屎内结成实，伴阴精欲竭证，应急下存阴，宜选方大承气汤。

阳明病，除脘腹胀满、排便困难等阳明腑实证外，还症见发热、汗出过多的，应当急下存阴，宜选方大承气汤。

发汗后疾病没有解除，反而很快出现脘腹胀满疼痛拒按的，为燥热迅速结为里实，应当急下存阴，宜选方大承气汤。

脘腹胀满持续不见减轻，即使略有缓解也微不足道的，伴大便不通、腹痛拒按的，为燥实内结，应当急下存阴，宜选方大承气汤。

阳明与少阳合病，邪热下迫大肠，病人多会出现腹泻。如果脉象滑数而大，即阳明腑实之脉，为木不乘土，是顺证；如果脉象弦直，即少阳之脉，为木旺乘土，是逆证。若脉象滑数有力，伴潮热、脘腹胀满疼痛的，为阳明燥屎内结，应当用攻下法治疗，宜选方大承气汤。

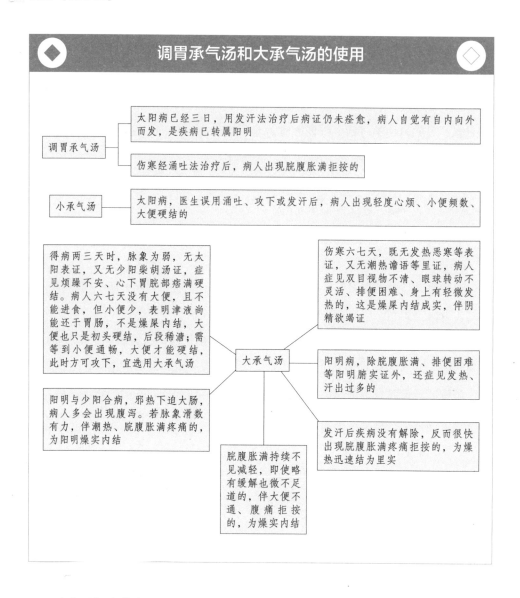

病人已经发热七八天，没有恶寒、头痛等表证，也没有潮热谵语、脘腹胀满等里证，即使脉象浮数的，也可用攻下法治疗。如果攻下治疗后浮脉已去，但脉仍数，表明气分之热已解，血分之热未除，阳明血府热结，故出现能食易饥、六七天无大便等表现，为阳明瘀血证，宜抵当汤。

若阳明瘀血证脉象仍数而持续不缓解，伴腹泻不止的，为邪热下迫，多会出现协热下利、排脓血便的变证。

伤寒发汗以后，出现全身及目珠发黄，兼见面色晦暗，大便溏泄的表现。之所以这样，是由于汗之太过，脾阳受损，寒湿内生郁滞中焦的缘故，不可以妄用攻下法治疗，应当以温中散寒、除湿退黄为主。

伤寒已经七八天，病人皮肤发黄如橘子色，小便不通畅，腹部轻微胀满的，可用茵陈蒿汤。

伤寒症见全身发黄伴发热的，可用栀子柏皮汤。

栀子柏皮汤方

栀子十五个，掰开　甘草一两，炙　黄柏二两

以上三味药，用四升水，煎煮留取一升半，滤去药渣，趁药汁温热的时候分二次服用。

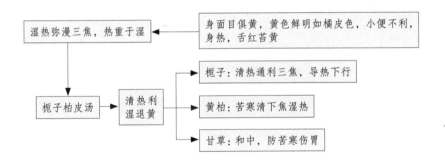

外感风寒表邪，湿热瘀滞于里，周身皮肤势必发黄，兼恶寒发热、无汗、身痒的，可用麻黄连轺赤小豆汤。

麻黄连轺赤小豆汤方

麻黄二两，去节　连轺二两，就是连翘根　杏仁四十个，去皮尖　赤小豆一升　大枣十二枚，掰开　生梓白皮一升，切片　生姜二两，切片　甘草二两，炙

以上八味药，用一斗潦水先放入麻黄，煎煮一二沸，去掉药液上面的浮沫，再加入余下的药物，煎煮至留取三升，滤去药渣，趁药汁温热的时候分三次服用，半天之内服完。

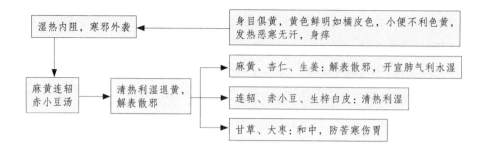

第九章

辨少阳病脉证并治

　　少阳病是外感病发生和发展过程中的中间阶段，其病性属热，病位既不在太阳之表，也不在阳明之里，为半表半里之热证。少阳病的治疗以和解为主，小柴胡汤为代表方剂。

少阳病的证候特点是口苦、咽喉干燥、头晕目眩。

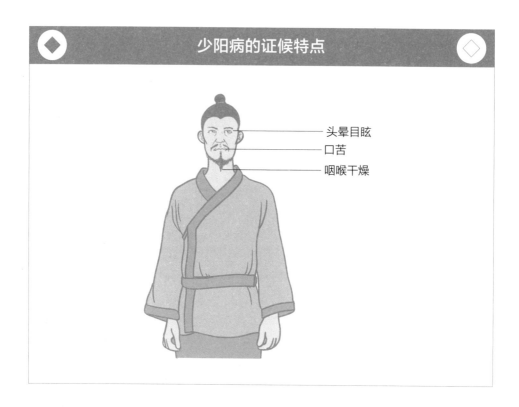

少阳病的证候特点

头晕目眩

口苦

咽喉干燥

少阳中风证，症见双耳发聋听不见声音、眼睛红赤、胸中满闷、心烦不安等，不可用涌吐或者泻下的方法治疗。倘若误用攻下或泻下，则容易并发心悸及惊惕等变证。

伤寒，脉象弦细，症见头痛发热的，为病在少阳。少阳病不可用发汗法治疗。如果误用汗法，津液外泄，化燥伤津，邪气内传阳明经，就会出现胃肠燥热而见谵语症状。如果通过治疗使胃气调和，疾病就能痊愈；如果胃气不和，则会发生心烦和惊悸不安等变证。

原本为太阳病，病邪没有解除而转入少阳，症见胁肋下痞满硬结，干呕不能进食，寒热往来等症状，如果尚未涌吐或攻下，兼见脉象沉紧的，可用小柴胡汤。

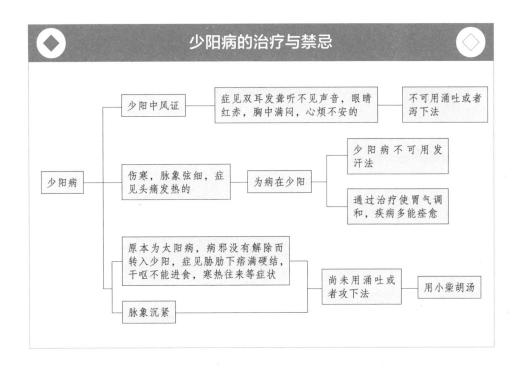

小柴胡汤方

柴胡半斤　人参三两　黄芩三两　甘草三两，炙　半夏半升，洗　生姜三两，切片　大枣十二枚，掰开

以上七味药，用一斗二升水，煎煮留取六升，滤去药渣，再继续煎煮留取至三升，趁药汁温热的时候服一升，一天服用三次。

如果已经误用涌吐、攻下、发汗及温针等方法，小柴胡汤证已解，但病人出现谵语的，这便是坏病。应当根据病人的症状审查现在病机为何，根据疾病的病因病机采取相对应的方法。

太阳、阳明和少阳三阳合病，脉象浮大而弦，病人嗜睡，闭目后就会出汗。

伤寒已经六七天，病人全身无大热，却见烦躁不安的，这是表证已去，病邪已由表入里的缘故。

外感病已过三天，邪气已传遍三阳经，应当内传三阴经，但病人反而能食，不呕吐，这是邪气没有传至三阴经的表现。

外感病第三天，病属少阳，但脉象不弦而小的，是疾病将要痊愈的表现。

少阳病好转的时间是从上午三时至九时之间。

第十章

辨太阴病脉证并治

　　太阴病是三阴病的初始阶段，脾阳虚弱，寒湿内盛，病位在里，病性属阴，是里虚寒证，表现为腹满时痛，呕吐等症，治疗以温中驱寒，健脾燥湿为主。

太阴病的主要证候表现是：脘腹胀满、呕吐、不能进食，腹泻越来越严重，有时候腹部疼痛。如果误用攻下法治疗，多会导致胸下痞满结硬。

太阴证病人复感风邪，症见四肢疼痛而烦闷不安，脉象浮取而微，沉取为涩而转长的，是疾病将要痊愈的表现。

太阴病好转的时间是从晚上九时至次日凌晨三时之间。

太阴病，脉象见浮的，症见恶寒、头痛等的，可用发汗法治疗，宜选方桂枝汤。

腹泻但无口渴的，是病属太阴，多由于脾脏虚寒运化失司所致，适宜四逆汤一类的方剂。

伤寒，脉象浮缓，手足温暖的，为病在太阴。太阴病寒湿内阻，应当有皮肤发黄的症状，倘若小便通畅，则湿有出路，身体就不会发黄。疾病到第七八天的时候，病人纵然突觉心烦不安，甚至于一天腹泻十余次，也能自行好转，这是脾阳恢复，正盛祛邪外出，肠中腐败秽浊之物随大便而出的缘故。

原本为太阳病当发汗治疗，医生却误用攻下，从而导致病人出现脘腹胀满时有疼痛的症状，这是误下损伤脾阳、邪陷太阴所致，属太阴病，可用桂枝加芍药汤；如果腹痛剧烈拒按，大便不通，是脾伤郁滞较重或实邪内阻所致，可用桂枝加大黄汤。

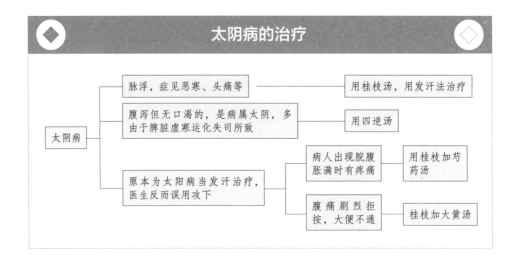

桂枝加芍药汤方

桂枝三两，去皮　芍药六两　甘草二两，炙　大枣十二枚，掰开　生姜三两，切片

以上五味药，用七升水，煎煮留取至三升，滤去药渣，趁药汁温热的时候分三次服用。(旧本说：桂枝汤加芍药至六两。)

桂枝加大黄汤方

桂枝三两，去皮　大黄二两　芍药六两　生姜三两，切片　甘草二两，炙　大枣十二枚，掰开

以上六味药，用七升水，煎煮留取至三升，滤去药渣，趁药汁温热的时候服一升，一天服用三次。

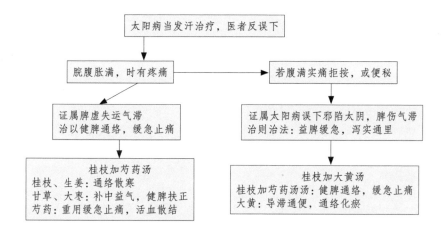

太阴病，脉象为弱脉，病人仍有腹泻，如果需要用大黄和芍药的话，最好减量应用，因为这类病人脾胃较为虚弱，苦酸攻伐之品容易损伤脾胃，加重中气不足的情况。

第十一章

辨少阴病脉证并治

　　少阴病多为心肾俱虚，表现为脉微细、但欲寐等脉症，病位在里，病性多属阴、属虚、属寒。根据病性的不同可分为寒化证和热化证两大类型，寒化主要为心肾阳虚，热化主要为心肾阴虚，根据不同证型采取相应的治疗方法。

少阴病的主要证候表现是：脉象微细无力，精神萎靡不振，嗜睡。

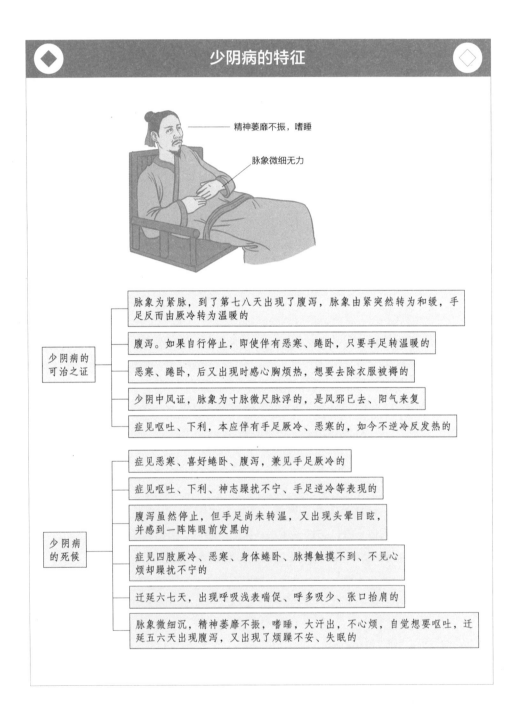

少阴病的特征

精神萎靡不振，嗜睡

脉象微细无力

少阴病的可治之证

脉象为紧脉，到了第七八天出现了腹泻，脉象由紧突然转为和缓，手足反而由厥冷转为温暖的

腹泻。如果自行停止，即使伴有恶寒、踡卧，只要手足转温暖的

恶寒、踡卧，后又出现时感心胸烦热，想要去除衣服被褥的

少阴中风证，脉象为寸脉微尺脉浮的，是风邪已去、阳气来复

症见呕吐、下利，本应伴有手足厥冷、恶寒的，如今不逆冷反发热的

少阴病的死候

症见恶寒、喜好蜷卧、腹泻，兼见手足厥冷的

症见呕吐、下利、神志躁扰不宁、手足逆冷等表现的

腹泻虽然停止，但手足尚未转温，又出现头晕目眩，并感到一阵阵眼前发黑的

症见四肢厥冷、恶寒、身体蜷卧、脉搏触摸不到、不见心烦却躁扰不宁的

迁延六七天，出现呼吸浅表喘促、呼多吸少、张口抬肩的

脉象微细沉，精神萎靡不振，嗜睡，大汗出，不心烦，自觉想要呕吐，迁延五六天出现腹泻，又出现了烦躁不安、失眠的

少阴病，症见想吐又吐不出来，心烦不安，精神萎靡不振，嗜睡，迁延至五六天出现腹泻伴口渴的，为病在少阴。肾阳虚衰，津不上承，可见口渴，所以想喝水缓解口渴症状。如果小便颜色清，那么少阴阳虚寒盛之象已经明确无疑。小便清是下焦虚寒、不能化气行水的标志。

寸关尺三部脉象均为紧脉，病人本应无汗，如今反而汗出的，是少阴阴寒太盛虚阳外亡的征象，属于少阴病，应当伴有咽痛、呕吐及腹泻的症状。

少阴病，症见咳嗽、腹泻、谵语的，是误用火法强迫发汗后火邪内迫出现的变证，大多会出现小便困难。

少阴病，脉象沉细而数，为病在里的表现，不能用发汗法治疗。

少阴病，脉象为微脉，脉微为阳气虚弱的征象，不可用发汗法治疗。如果本已阳气虚弱，又见尺脉涩弱的，表明阴血已虚，此时不但不可发汗，也不能攻下治疗。

少阴病，脉象为紧脉，到了第七八天出现了腹泻，脉象由紧突然转为和缓，手足反而由厥冷转为温暖的，是阳气来复，疾病将要痊愈的征象。即便合并心烦、腹泻，也多会自行痊愈。

少阴病，症见腹泻下利。如果下利自行停止，即使伴有恶寒、踡卧，只要手足转温暖的，就属于可以治愈之证。

少阴病，症见恶寒、踡卧，时感心胸烦热，想要去除衣服被褥的，属于可治之证。

少阴中风证，脉象为寸脉微尺脉浮的，是风邪已去、阳气来复，疾病将要痊愈的表现。

少阴病好转的时间是从晚上十一时至次日凌晨五时之前。

少阴病，症见呕吐、下利，本应伴有手足厥冷、恶寒的，如今手中不逆冷反而发热的，表明阳气可复，不属于死候。如果脉象一时摸不到，可以选择少阴经穴艾灸七壮来温通阳气，使脉得复。

少阴病，已经过了八九天，由无热转变为全身及手足都发热的，这是阳复太过化热，下移下焦，损伤血络，多会出现便血的症状。

少阴病只有手足厥冷和无汗的症状，如果强行发汗，不仅虚阳受损更重，而且会动血伤阴，迫血妄行，不知会从什么部位出血，有的是从口鼻而出，有的是从眼睛而出。阳衰于下，厥从下起，为下厥；血从上出，阴从上竭，为上竭，统称为下厥上竭证，属于难治的复杂证候。

少阴病，症见恶寒、喜好蜷卧、腹泻，兼见手足厥冷的，为真阳衰败，纯阴无阳，属不治之症。

少阴病，症见呕吐、下利、神志躁扰不宁、手足逆冷等表现的，为虚阳外越，属死证。

少阴病，腹泻虽然停止，但手足尚未转温，又出现头晕目眩，并感到一阵阵眼前发黑的，为阴液枯竭，阳亡于上，属死证。

少阴病，症见四肢厥冷、恶寒、身体蜷卧、脉搏触摸不到、不见心烦却躁扰不宁的，为阴盛阳绝，属死证。

少阴病，迁延六七天，出现呼吸浅表喘促、呼多吸少、张口抬肩，为肾气绝于下、肺气脱于上，属死证。

少阴病，脉象微细沉、精神萎靡不振、嗜睡、大汗出、不心烦、自觉想要呕吐，迁延五六天出现腹泻，又烦躁不安失眠的，为阴盛阳脱，正不胜邪，属死证。

少阴病，刚开始得病反而出现发热恶寒、无汗头痛等表证，脉象见沉但尚无手足厥冷、腹泻等症的，为太阳少阴两感之证，可用麻黄细辛附子汤。

麻黄细辛附子汤方

麻黄二两，去节　细辛二两　附子一枚，炮制，去皮，破成八片

以上三味药，用一斗水先放入麻黄，煎煮消耗掉二升的时候，去掉药液上面的浮沫，再加入余下的药物，煎煮至留取三升，滤去药渣，趁药汁温热的时候服一升。

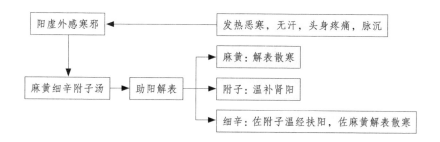

少阴病刚得两三天，出现发热恶寒、无汗头痛等表证，脉象见沉但尚无手足厥冷、腹泻等症的，可用麻黄附子甘草汤来轻微发汗兼温阳散寒。因为第二三天时还没有出现更为严重的里证，所以可用轻微发汗的方法。

麻黄附子甘草汤方

麻黄二两，去节　甘草二两，炙　附子一枚，炮，去皮，破成八片

以上三味药，用七升水先放入麻黄，煎煮至一二沸的时候，去掉药液上面的浮沫，再加入余下的药物，煎煮至留取三升，滤去药渣，趁药汁温热的时候服一升，一天服用三次。

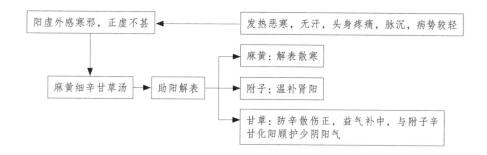

少阴病，得病两三天以上，症见心中烦闷不安，失眠的，是肾水不足、阴虚火旺的少阴热化证，可用黄连阿胶汤。

黄连阿胶汤方

黄连四两　黄芩二两　芍药二两　鸡蛋黄二枚　阿胶三两（一方用三挺）

以上五味药，用六升水先放入黄连、黄芩、芍药，煎煮至留取二升，滤去药

渣，加入阿胶烊化至全部溶解，稍微冷却后再加入鸡蛋黄，搅拌均匀即可，趁药温热的时候服七合，一天服用三次。

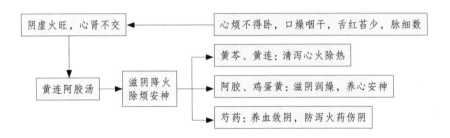

少阴病，得病一两天，病人口中不苦、不燥、不渴，只感到后背恶寒的，为阳虚寒湿凝滞所致，应当外用灸法灸大椎、关元等穴以温通经脉，内服附子汤。

附子汤方

附子二枚，炮，去皮，破成八片　茯苓三两　人参二两　白术四两　芍药三两

以上五味药，用八升水，煎煮留取至三升，滤去药渣，趁药汁温热的时候服一升，一天服用三次。

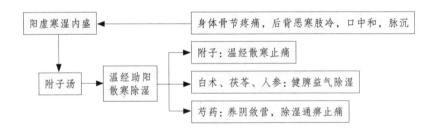

少阴病，症见身体及全身骨节疼痛，手足寒冷，脉象沉的，为阳气虚弱，寒湿内阻所致，可用附子汤。

少阴病，症见下利脓血黏液便，伴腹痛喜温喜按、口淡不渴，无里急后重感的，为脾肾阳衰，统摄无权，肠道滑脱不禁所致，可用桃花汤。

桃花汤方

赤石脂一斤，一半全用入汤剂，一半筛末吞服　干姜一两　粳米一升

以上三味药，用七升水，先煎煮至粳米熟透，滤去药渣，趁药汁温热的时候服七合，加入赤石脂一方寸匕一起服用，一天三次。如果服一次药后疾病就痊愈的，那就不需要再继续服用余下的汤药。

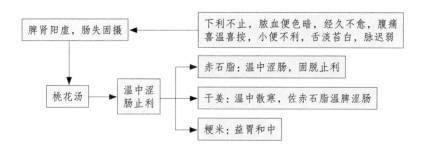

少阴病，得之两三天到四五天，症见脘腹疼痛，小便不通畅，腹泻不止，大便带脓血的，可用桃花汤。

少阴病，症见腹泻，泻下脓血便的，可用针刺的方法治疗。

少阴病，症见呕吐伴腹泻，手足逆冷，烦躁不安心中难以忍受，为阴寒内盛，浊阴犯胃，可用吴茱萸汤。

少阴病，症见腹泻频作、咽喉疼痛、心胸满闷、烦躁不安的，为少阴阴虚，虚热上扰所致，可用猪肤汤。

猪肤汤方

猪肤一斤

以上一味药，用一斗水煎煮留取至五升，滤去药渣，再加入一升白蜜、五合炒香的白米粉，一起混合搅拌均匀，分六次温服。

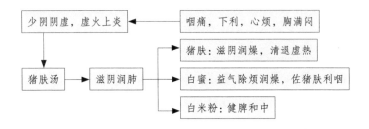

少阴病，得病两三天，症见咽喉疼痛而无其他明显不适的，可用甘草汤；如果服用甘草汤未见明显好转的，可用桔梗汤。

甘草汤方

甘草二两

以上一味药，用三升水，煎煮留取至一升半，滤去药渣，趁药汁温热的时候服七合，一天服用二次。

桔梗汤方

桔梗一两　　甘草二两

以上二味药，用三升水，煎煮留取至一升，滤去药渣，趁药汁温热的时候服，分二次服用。

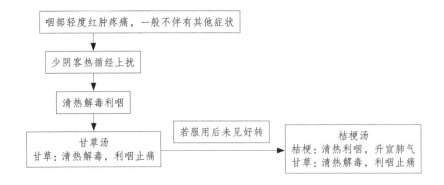

少阴病，咽喉受到损伤，局部破溃，不能说话，发不出声音的，为痰热闭阻，可用苦酒汤。

苦酒汤方

半夏十四枚，用水洗净，破开成枣核般大小　　鸡蛋一枚，去掉蛋黄，蛋壳头破一小口加入米醋

以上二味药，把半夏加入已经混入米醋带蛋清的鸡蛋壳里，再把鸡蛋壳放在铁环中，架于火上煮沸二三滚，滤去药渣，每次取少量含服慢慢咽下去；如果用药后疾病没有痊愈的，可以再服三剂。

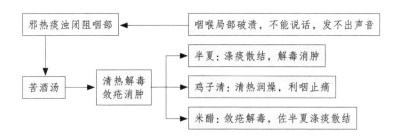

少阴病，见咽喉疼痛，伴恶寒、咳嗽痰多等症状的，为风寒之邪兼痰湿阻于咽喉所致，可用半夏散或半夏汤。

半夏散及汤方

半夏洗净　桂枝去皮　甘草炙

以上三味药，各取相同分量，分别捣散筛成细末，混合均匀制成散剂。每次用白米汤调和服用一方寸匕，一天服用三次。如果病人不能耐受散剂的，可以先将一升水煮沸七八滚，再加入两方寸匕制好的散剂，再煮沸三滚，关火使汤药稍微冷却，然后取少量含服慢慢咽下去。因半夏有毒，一般应当作为散剂来服用。

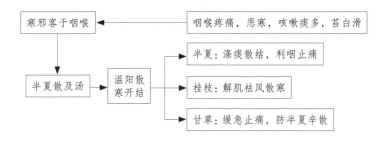

少阴病，症见腹泻伴手足厥冷、恶寒蜷卧、嗜睡，但是面部浮红有热，脉象微的，为阴寒内盛，虚阳格于上，可用白通汤。

白通汤方

葱白四茎　干姜一两　附子一枚，生用，去皮，破成八片

以上二味药，用三升水，煎煮留取至一升，滤去药渣，趁药汁温热的时候分二次服用。

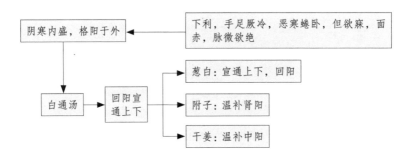

少阴病，症见腹泻伴脉象微的，可用白通汤。如果服用白通汤后腹泻不止，反而又出现四肢厥冷、干呕不止、烦躁不安，脉象摸不到的症状，为阴寒过盛，格阳于外，不能耐受大热之药的缘故，可用白通加猪胆汁汤。服药后如果脉象突然显现，浮大躁动的，是阴液枯涸，孤阳外越的表现，多半为死证；如果脉象缓缓能触到的，是阴液未竭，阳气慢慢恢复的表现，一般可以治愈。

白通加猪胆汁汤方

葱白四茎　干姜一两　附子一枚，生用，去皮，破成八片　人尿五合　猪胆汁一合

以上五味药，用三升水先煮葱白、干姜、附子，煎煮留取至一升，滤去药渣，再加入猪胆汁、人尿，搅拌均匀后药液即成，趁药汁温热的时候分二次服用。如果找不到猪胆汁也可以不加猪胆汁服用。

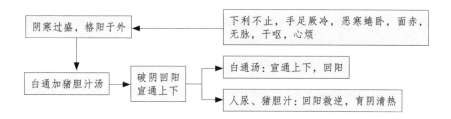

少阴病，两三天还没有痊愈，迁延到第四五天，病人出现腹痛、小便不畅、四肢沉重疼痛、腹泻的，这是肾阳虚衰，阳虚水泛证，有的还兼见咳嗽，或小便反而通畅，或腹泻加重，或呕吐的，可用真武汤。

真武汤方

茯苓三两　芍药三两　白术二两　生姜三两，切片　附子一枚，炮制后去皮，破成八片

以上五味药，用八升水，煎煮留取至三升，滤去药渣，趁药汁温热的时候服七合，一天服用三次。如果伴有咳嗽的，原方基础上加五味子半升，细辛一两，干姜一两；如果小便通畅，去茯苓；如果腹泻加重，去芍药，加干姜二两；如果伴有呕吐的，去附子，将生姜的用量增加至半斤。

少阴病，症见腹泻、大便夹有不消化的食物、手足厥冷、不觉恶寒、病人面色发红，脉象细微难以捉寻，有的还伴有腹痛，或者伴有干呕、咽喉疼痛、腹泻停止但脉象仍捉摸不到的症状，这是阴寒内盛，阳气大损被格拒于外的里寒外热证，可用通脉四逆汤。

通脉四逆汤方

甘草二两，炙　附子大的一枚，生用，去皮，破成八片　干姜三两，身体强壮的病人可用四两

以上三味药，用三升水，煎煮留取至一升二合，滤去药渣，趁药汁温热的时候服分二次服用，服药后脉搏很快就能触及的就提示疾病痊愈。病人面色发红的，加葱白九根；腹中疼痛的，去掉葱白，加芍药二两；呕吐的，加生姜二两；

咽喉疼痛的，去芍药，加桔梗一两；腹泻停止但脉象仍捉摸不到的，去桔梗，加人参二两。所使用的方剂必须与病证相对应，才可以给病人服用。

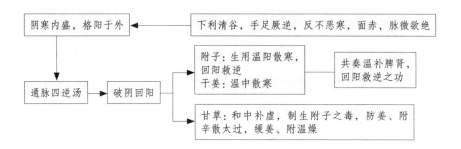

少阴病，见四肢厥冷，但无明显恶寒蜷卧、脉微细等虚寒证候的，病人或伴有咳嗽，或伴有心悸，或伴有小便不通畅，或伴有腹中疼痛，或伴有腹泻兼里急后重感的，为阳气被遏，气机不利所致，可用四逆散。

四逆散方

甘草炙　枳实破开，用水浸泡后炙干　柴胡　芍药

以上四味药，各取十分，捣散后过筛成细末，每次用白米汤调服一方寸匕，一天服用三次。如果伴有咳嗽的，加五味子、干姜各五分，并兼治腹泻；伴有心悸的，加桂枝五分；伴有小便不通畅的，加茯苓五分；伴有腹中疼痛的，加附子一枚，附子应当火炙使其裂开；伴有腹泻兼里急后重感的，先用五升水煮三升薤白，煎煮留取至三升，滤去药渣，再加入三方寸匕四逆散于药液中，最后煎煮留取至一升半，趁药汁温热的时候分两次服用。

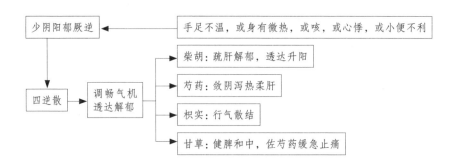

少阴病，已经腹泻六七天，病人咳嗽、呕吐、口渴引饮、心烦不安、失眠的，为阳虚阴盛，水热互结所致，可用猪苓汤。

猪苓汤方

猪苓一两，去皮　茯苓一两　阿胶一两　泽泻一两　滑石一两

以上五味药，用四升水先放入猪苓、茯苓、滑石、泽泻，煎煮至留取二升，滤去药渣，加入阿胶烊化至全部溶解，趁药温热的时候服七合，一天服用三次。

少阴病，得病两三天，病人口燥咽干，伴有脘腹胀满硬结疼痛，不解大便等里实证的，为燥热内结，灼伤真阴，应当急攻下存阴，宜选方大承气汤。

少阴病，病人腹泻，下利清水不夹渣滓，颜色纯青，同时伴有脘腹满硬疼痛、口燥咽干的，为燥热内盛，热结旁流，应当急攻下存阴，宜选方大承气汤。

少阴病，已经六七天，病人症见脘腹胀满、腹满不减、不排大便、口干舌燥的，为热化日久灼伤肾阴，腑气不通所致，应当急攻下存阴，宜选方大承气汤。

少阴病，脉象沉而微细、嗜睡，应当急用温补的方法治疗，宜选方四逆汤。

少阴病，症见饮食入口后即出现呕吐、胃脘不适、想要呕吐却又吐不出来等。在刚开始得病的时候就兼有手足厥冷、脉象弦迟有力等症状的，为痰实之邪阻于胸中之证，病位在上，不可用攻下的方法治疗，应当因势利导，用涌吐法治疗。如果脾肾阳虚，气不化津，寒饮内停，结于胸膈而出现干呕的，那就不能用涌吐法了，应当用温法来温化寒饮，宜选方四逆汤。

少阴病，症见腹泻，脉象微涩，伴有呕吐、出汗，脉微为阳虚，脉涩为血少，阳虚气陷，阴血不足，病人多会出现频繁排便，但每次排便量反而很少，应当用温灸的方法，灸病人头部的穴位以升提阳气而止泻。

少阴病的症状与治疗方剂

症状	方剂
发热恶寒、无汗头痛等表证，脉象见沉但尚无手足厥冷、腹泻等症	麻黄附子甘草汤
得病两三天以上，症见心中烦闷不安，失眠	黄连阿胶汤
得病一两天，病人口中不苦、不燥、不渴，只感到后背恶寒	附子汤
身体及全身骨节疼痛，手足寒冷，脉象沉	附子汤
下利脓血黏液便，伴腹痛喜温喜按、口淡不渴，无里急后重感	桃花汤
得病两三天到四五天，症见脘腹疼痛，小便不通畅，腹泻不止，大便带脓血的	桃花汤
症见呕吐伴腹泻，手足逆冷，烦躁不安心中难以忍受，为阴寒内盛，浊阴犯胃	吴茱萸汤
腹泻频作、咽喉疼痛、心胸满闷、烦躁不安	猪肤汤
得病两三天，症见咽喉疼痛而无其他明显不适的，可用甘草汤；用甘草汤未见明显好转的，用桔梗汤	甘草汤/桔梗汤
咽喉受到损伤，局部破溃，不能说话，发不出声音	苦酒汤
咽喉疼痛，伴恶寒、咳嗽痰多	半夏散或半夏汤
腹泻伴手足厥冷、恶寒蜷卧，嗜睡，但面部浮红有热，脉象微	白通汤
服用白通汤后腹泻不止，反而出现四肢厥冷、干呕不止、烦躁不安，脉象摸不到	白通加猪胆汁汤
少阴病迁延到第四五天，病人出现腹痛、小便不畅、四肢沉重疼痛、腹泻	真武汤
腹泻，大便夹有不消化的食物，手足厥冷，不觉恶寒，病人面色发红，脉象细微难以捉寻，有的还伴有腹痛，或者伴有干呕，或者伴有咽喉疼痛，或者腹泻停止但脉象仍捉摸不到的	通脉四逆汤
症见四肢厥冷，但无明显恶寒蜷卧、脉微细等虚寒证候的，病人或伴有咳嗽，或伴有心悸，或伴有小便不通畅，或伴有腹中疼痛，或伴有腹泻兼里急后重感	四逆散

第十二章

辨厥阴病脉证并治

厥阴病是正邪交争、阴阳消长的后期阶段，常是阴中有阳，表现为寒热错杂的证候特征。本病当遵守"寒者宜温""热者宜清"，寒热错杂则寒热并用的治疗原则。

厥阴病所表现的主要证候特点是：消渴、自觉气上冲心胸、心下胃脘部灼热疼痛，虽然有饥饿感但又不想吃东西，如果勉强进食会出现呕吐或者呕吐蛔虫的症状，如果误用攻下法治疗，又会出现腹泻不止的变证。整体上属于上热下寒证。

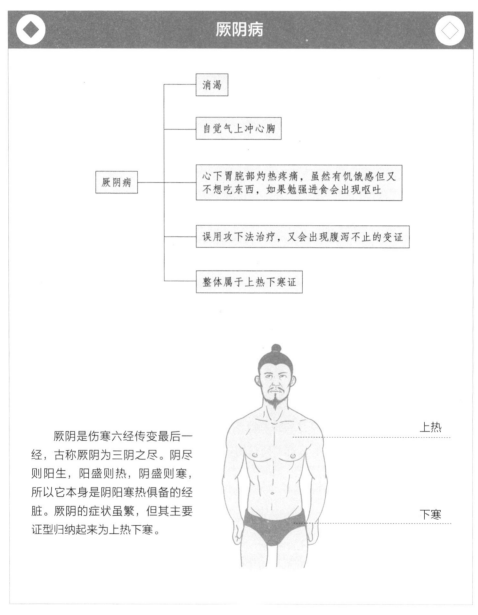

厥阴病

厥阴病
- 消渴
- 自觉气上冲心胸
- 心下胃脘部灼热疼痛，虽然有饥饿感但又不想吃东西，如果勉强进食会出现呕吐
- 误用攻下法治疗，又会出现腹泻不止的变证
- 整体属于上热下寒证

厥阴是伤寒六经传变最后一经，古称厥阴为三阴之尽。阴尽则阳生，阳盛则热，阴盛则寒，所以它本身是阴阳寒热俱备的经脏。厥阴的症状虽繁，但其主要证型归纳起来为上热下寒。

上热

下寒

厥阴中风证，如果脉象微浮的为阳气来复，祛邪外出，疾病将要痊愈的表现；如果脉象不浮，证明阳气未复，为阴邪内盛，疾病尚未痊愈的表现。

厥阴病好转的时间是从凌晨一点到早上七点之间。

厥阴病，病人口渴想喝水的，是病邪已去，阳气来复的标志，津液一时不能上承，可以让病人少量饮水，胃中津液恢复，疾病就能痊愈。

凡是虚寒类厥逆的病人，都不可用攻下的方法治疗，对于平时体质虚弱的病人也是一样。

伤寒，先出现四肢厥冷，后又发热腹泻的是阳气已复，阴寒渐消，疾病好转的标志，原本腹泻也会自行停止；如果腹泻停止后又出现四肢厥冷的，是阴寒又盛、阳气再衰的征象，腹泻症状还会再次发生。

伤寒，刚开始发热六天，但腹泻及四肢厥冷反而有九天。凡是腹泻伴四肢厥冷的，一般多为阴盛阳衰，大多不能进食，如今反而能食，恐怕是胃气将绝的除中证。此时可以尝试给病人喂食少量面食加以试探。如果吃完后没有发热或者只有微热的，可知胃气尚存，阳气来复，疾病多能够痊愈；如果吃完后突然出现发热，而发热又迅速消退，这恐怕便是除中证了。进食后发热持续三天以上的，第四天再去诊察病人，仍继续发热的，推断到第四天半夜疾病就可以痊愈。之所以能够这样判断，是因为原本发热六天，四肢厥冷九天，再发热三天，与之前发热的六天相加也是九天，与厥冷的时间相等，阴阳趋于平衡，这才推断第二天半夜的时候疾病痊愈。如果三天以后诊察病人脉数，发热未退的，这是阳复太过，热气有余，邪热熏蒸经脉，气血壅盛的表现，多会继发疮痈的变证。

伤寒出现迟脉已经六七天，医生见发热、腹泻误用黄芩汤清除其热。脉迟主里寒，表明本证属于虚寒，医生误认为太阴少阴合病用黄芩汤以寒治寒，使阴寒更甚，中阳受损，腹中会更加冷痛，本应当不能进食，现如今反而能进食的，这就是除中的表现了，预后多凶险。

伤寒，先出现腹泻伴四肢厥冷，而后又出现发热的，这是阳气来复，阴寒渐消的表现，原本腹泻大多会慢慢停止。如果发热的同时又伴有汗出、咽喉红肿痛疼的，为阳复太过，化热上灼咽喉，形成喉痹的变证。如果发热无汗，是热郁于内，腹泻必定能自行停止。如果腹泻不能自行停止，为阳复太过，邪热下迫肠道，多会出现脓血便；邪热下迫，不能炎于上，就不会发生喉痹的变证。

伤寒从第一二天到第四五天，症见四肢厥冷伴发热。先出现发热，后出现四肢厥冷的，为热厥。四肢厥冷的情况越严重，热厥的程度就越严重；四肢厥冷的情况越轻，热厥的程度也就越轻微。热厥属于里实热证，治疗上应当以清泻为主，如果误用辛温发汗法，助热伤津，邪热更盛，则会发生口舌生疮、红肿溃烂的变证。

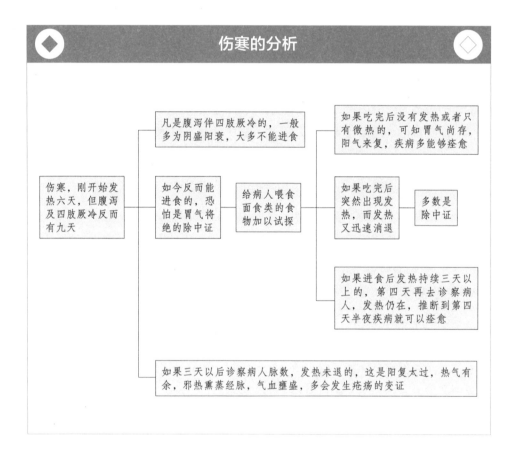

伤寒的分析

伤寒，刚开始发热六天，但腹泻及四肢厥冷反而有九天

凡是腹泻伴四肢厥冷的，一般多为阴盛阳衰，大多不能进食

如今反而能进食的，恐怕是胃气将绝的除中证

给病人喂食面食类的食物加以试探

如果吃完后没有发热或者只有微热的，可知胃气尚存，阳气来复，疾病多能够痊愈

如果吃完后突然出现发热，而发热又迅速消退

多数是除中证

如果进食后发热持续三天以上的，第四天再去诊察病人，发热仍在，推断到第四天半夜疾病就可以痊愈

如果三天以后诊察病人脉数，发热未退的，这是阳复太过，热气有余，邪热熏蒸经脉，气血壅盛，多会发生疮疡的变证

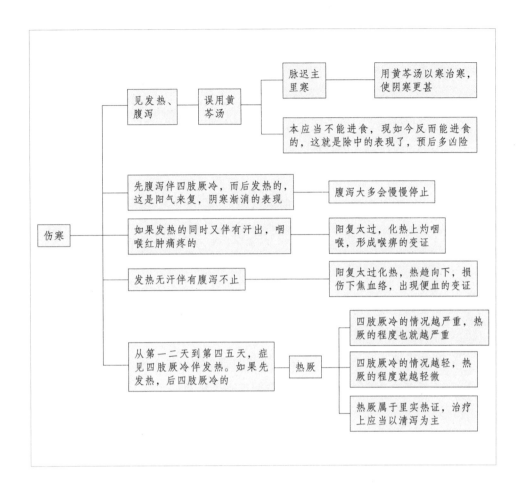

伤寒，手足厥冷五天，发热也是五天，阴阳邪正消长的时间相同，那么第六天应当再次出现手足厥冷，如果没有发生，说明邪气已消，疾病应当自行痊愈。这是因为手足厥冷与发热的时间相等，阳复没有太过或不及，阴阳趋于平和，疾病就能痊愈。

凡是厥逆的，都是阴阳之气不能相互顺接导致的。厥逆的证候特征就是手足逆冷。

伤寒，脉象微细，四肢厥冷，到了第七八天的时候出现全身皮肤都发凉，病人躁扰不安，没有片刻安宁的时候，这是真阳极虚、脏气垂绝的脏厥证，而不是蛔厥证。蛔厥证的病人应当有呕吐蛔虫的病史。病人安静的时候却又时而出现心烦、腹痛的，这是肠中有寒。因肠中有寒，蛔虫避寒就热，上窜于膈内，故出现心烦、腹痛甚至呕吐。如果蛔虫内伏不扰，心烦、腹痛、呕吐等症状会渐渐停止。但如果病人进食后又出现呕吐伴心烦的，这是因为蛔虫闻到食物的气味又上扰所致，由于胃气上逆，病人还会有呕吐蛔虫的表现。蛔厥证可选用乌梅丸，同时本方还主治寒热错杂、虚实兼见的久泻证。

乌梅丸方

乌梅三百枚　细辛六两　干姜十两　黄连十六两　当归四两　附子六两，炮，去皮　蜀椒四两，炒至油渗出　桂枝六两，去皮　人参六两　黄柏六两

以上十味药，把除乌梅外的其他九味药分别捣散后筛成细末，然后混合均匀。然后把去掉内核的乌梅用米醋浸泡一晚上，放到五斗米下面，一起蒸至米饭熟透，然后将乌梅捣成泥状，与之前研磨的其余九味药一起混合均匀，放到石臼里，加入蜂蜜，用棒槌捣二千下，最后做成梧桐子大小的丸药。每次在饭前服用十丸，一天服用三次。应慢慢地加大药量至每次服用二十丸。服药期间禁食生冷、滑腻和有浓烈气味的食物。

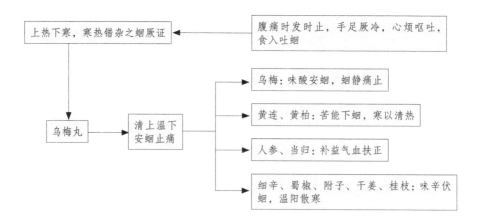

伤寒，阳热内郁较轻，厥冷的程度比较轻微，病人仅感到指头发凉、心中不爽快、不想进食、烦躁不安、小便黄赤，过了几天后，出现小便通畅、颜色清，这是里热已除的表现；如果此时病人想要进食，表明胃气已和，疾病将要痊愈。

如果小便不畅、不欲食，反而出现四肢厥冷兼呕吐、胸胁满闷，烦躁不安的，为邪热内伏下迫肠道，多会发生便血的变证。

病人症见手足厥冷，自诉没有胸胁满闷、胃脘部疼痛等实邪结于胸胁的不适症状，但有小腹部胀满、触按时疼痛的感觉，这是下焦阳虚，阴寒凝结在膀胱关元部位附近的表现。

伤寒，发热四天，而四肢厥冷反而只有三天，后又发热四天，四肢厥冷的时间少而发热的时间长，这是阳气来复，阴邪渐退的表现，是疾病将要痊愈的征兆。但如果到了第四天至第七天，发热还没有消退的，是阳复太过，邪热下迫损伤血络，病人多会出现黏液脓血便。

伤寒，四肢厥冷四天，而发热反而只有三天，后又四肢厥冷五天，为阳气不足，阴寒内盛，这是疾病在持续发展的表现。因为四肢厥冷的时间长而发热的时间短，阳气消退而阴寒之邪加剧，所以说是疾病在进展。

伤寒六七天，脉象为微脉，症见手足厥冷、烦躁不安的，为阴寒内盛，虚阳浮越的征象，应当用温灸治疗之法急救回阳。如果经灸法治疗后仍四肢厥冷而没有转温的，则是阳气已绝，属于死证。

伤寒，症见发热、腹泻、四肢厥冷、烦躁不安不能躺卧的，为阴寒内盛，格阳于外，阴阳离决的征象，属于死证。

伤寒，症见发热、腹泻非常严重，四肢厥冷持续不恢复的，为阴寒内盛，格阳于外，阴阳离决的征象，属于死证。

伤寒六七天，病人原本没有腹泻，如果突然出现发热、腹泻、大汗不止的，为阴盛阳亡，阴阳离决的征象，属于死证。

伤寒五六天，而没有胸胁满闷、胃脘部痞硬等结胸证的表现，病人腹部柔软，脉象虚弱，又兼见四肢厥冷的，这是血虚所致，不可用攻下法治疗。如果妄投攻下剂，会使血虚更加严重，甚至导致死亡。

病人发热的同时伴有手足厥冷，为阴寒内盛，虚阳外越的真寒假热证，到第七天又出现腹泻的，提示邪更盛，正更衰，属于难治之证。

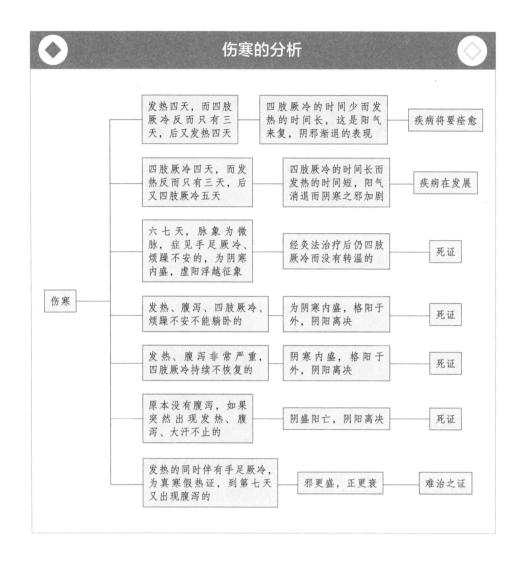

伤寒，脉象短促，症见手足厥冷的，为阳虚阴盛，可用温灸的方法温阳散寒。

伤寒，脉象滑，症见四肢厥冷的，是邪热内伏，阴阳之气不相顺接所致，可用白虎汤。

病人症见手足发凉，脉象微细好像要断绝一样，为血虚寒凝导致厥逆，可用当归四逆汤。

当归四逆汤方

当归三两　桂枝三两，去皮　芍药三两　细辛三两　甘草二两，炙　通草二两　大枣二十五枚，掰开（一法用十二枚）

以上七味药，用八升水，煎煮留取至三升，滤去药渣，趁药汁温热的时候服一升，一天服用三次。

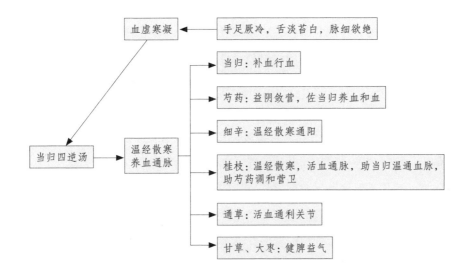

如果病人平时有呕吐、脘腹疼痛、少腹冷痛等寒饮停滞体内的表现，而又兼见手足发凉，脉象微细欲绝的，可用当归四逆加吴茱萸生姜汤。

当归四逆加吴茱萸生姜汤方

当归三两　芍药三两　甘草二两，炙　通草二两　桂枝三两，去皮　细辛三两　生姜半斤，切片　吴茱萸二升　大枣二十五枚，掰开

以上九味药，把六升水与六升清酒混合，一起煎煮，最后煎煮留取至五升，滤去药渣，趁药汁温热的时候分五次服用。（另一方水与清酒各四升）

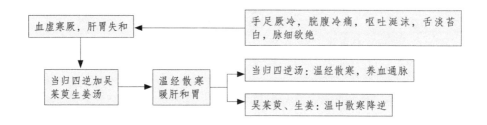

病人大汗淋漓，仍发热不消退，腹中拘挛急迫，四肢疼痛，同时兼有腹泻、四肢厥冷、恶寒的，为阳衰阴盛，虚阳欲脱的征象，可用四逆汤。

病人出现大汗淋漓，如果腹泻剧烈又伴有四肢厥冷的，为阳虚不固，可用四逆汤。

病人手足厥冷，脉象突然变紧的，为痰食之邪停滞胸中，阳气被遏所致，还会伴有胃脘部满闷、烦躁不安、有饥饿感却又不能进食等症状。病邪位居胸中，病位偏上，因势利导，可用涌吐法治疗，宜选方瓜蒂散。

伤寒，症见手足厥冷、心前区悸动不安的，为水饮内停所致，应当先治疗水饮，适宜服用茯苓甘草汤温阳化饮，待水饮消除后方可再治四肢厥冷。如果治疗顺序相反的话，会导致水饮浸渍胃肠，出现腹泻的变证。

茯苓甘草汤方

茯苓二两　甘草一两，炙　生姜三两，切片　桂枝二两，去皮

以上四味药，用四升水，煎煮留取至二升，滤去药渣，趁药汁温热的时候分三次服用。

伤寒六七天，医生误用苦寒峻猛攻下，病人出现寸脉沉迟，尺脉不显，手足厥冷，咽喉疼痛，甚至咳唾脓血痰、持续腹泻的，为寒热错杂、虚实并见，属于难治之证，可用麻黄升麻汤。

麻黄升麻汤方

麻黄二两半，去节　升麻一两一分　当归一两一分　知母十八铢　黄芩十八铢　葳蕤（一方为菖蒲）十八铢　芍药六铢　天门冬六铢，去心　桂枝六铢，去皮　茯苓六铢　甘草

六铢，炙　石膏六铢，打碎，用绵布包裹　白术六铢　干姜六铢

以上十四味药，用一斗水，先煮麻黄至一二滚，去掉药液上面的浮沫，再加入余下的其他药物，煎煮留取至三升，滤去药渣，趁药汁温热的时候分三次服用，在煮热三斗米饭的时间内把三次药都服完，病人汗出，疾病就能随之痊愈。

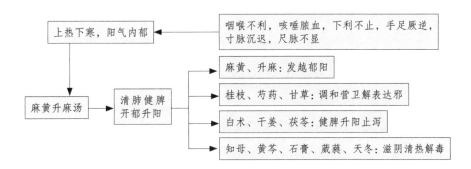

伤寒四五天，症见腹部疼痛，病人自觉腹中有气转动一直下趋于小腹部，并伴有肠鸣的，是水谷湿邪下注所致，为将要出现腹泻的征兆。

伤寒，病人脾气虚寒腹泻又复感外邪，医生却误用涌吐和攻下，导致下寒与上热，使呕吐与腹泻更加严重。如果误用涌吐和攻下法后病人出现食物入口随即呕吐的，可用干姜黄芩黄连人参汤。

干姜黄芩黄连人参汤方

干姜三两　黄芩三两　黄连三两　人参三两

以上四味药，用六升水，煎煮留取至二升，滤去药渣，趁药汁温热的时候分二次服用。

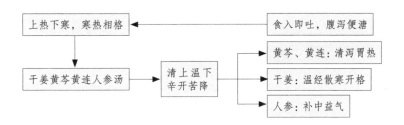

虚寒腹泻的病人出现轻微发热、口渴、脉象弱的，为阳气来复，邪气渐退，是疾病将要自行痊愈的表现。

虚寒腹泻的病人出现数脉，伴见轻微发热及汗出的，是阳气来复，疾病将要自行痊愈的征兆；如果又出现紧脉，是阴寒再次内聚，病证还没有解除的表现。

腹泻伴手足厥冷、脉象触摸不到的，当急用灸法温经回阳。如果经过灸法治疗后脉象仍触摸不到，反而出现轻微喘息的，是肾气绝于下、肺气脱于上的表现，属于死证。

虚寒腹泻的病人寸脉反而浮数，唯独尺脉涩滞的，为阳复太过，化热损伤血络的表现，多会出现脓血便。

腹泻病人泻下夹杂不消化的食物，多属阳虚里寒证，即使兼有表证，也不可以先发汗解表。如果误用发汗法，导致中阳受损，阴寒内滞，会出现脘腹胀满的变证。

腹泻，脉象沉弦的，为气机郁滞，热盛于里，多伴有大便里急后重感；如果脉象沉弦而大，提示病情进展，腹泻不会停止；如果脉象相对微弱数的，为热邪衰退，邪消正复，腹泻将要自行停止，此时虽有发热，也不会有危险。

病人泻下夹杂不消化的食物，脉象沉迟，颜面部微微发红，身体轻度发热，多为阴盛阳虚，虚阳外越的戴阳证。病人四肢厥冷程度较轻，即阳虚不甚，阳气能够与阴邪相争，多会出现头晕目眩，汗出而上述诸症状缓解。

虚寒腹泻、脉数、口渴，为阳气来复的表现，疾病将要自行痊愈。如果没有痊愈，为阳复太过，邪热下注损伤血络，则会发生脓血便的变证。

腹泻以后，脉象触摸不到，病人手足厥冷，多为卒中寒邪、阳气暴脱，如果经过一昼夜后脉搏能够恢复，手足转温的，为阳气来复，尚有生机；如果一昼夜后脉搏不能恢复，仍手足厥冷不能回温的，为阳气已绝，多属死证。

伤寒兼虚寒腹泻，腹泻一天达十余次，脉象本应沉迟微弱，如今反见实脉，为正虚邪实，真脏脉见，阴阳离决，多属死证。

腹泻夹杂不消化的食物，发热汗出、四肢厥冷的，为阴寒内盛格阳于外的真寒假热证，多伴有不恶寒、面红如妆等症状，可用通脉四逆汤。

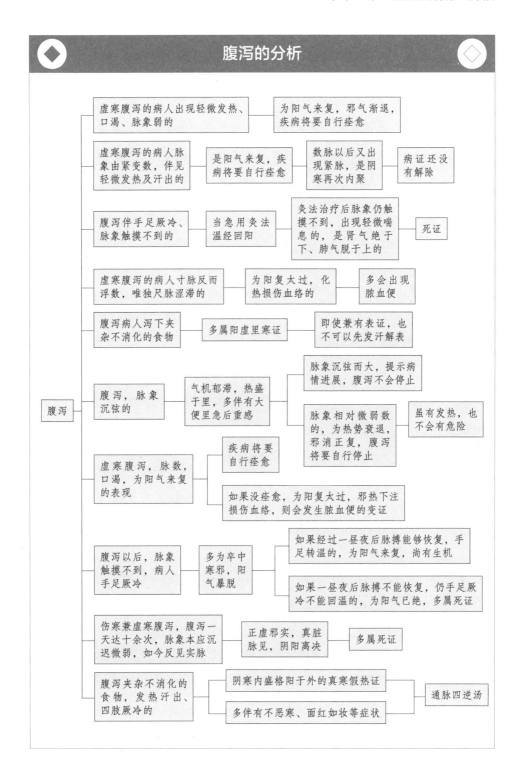

腹泻的分析

虚寒腹泻的病人出现轻微发热、口渴、脉象弱的 → 为阳气来复，邪气渐退，疾病将要自行痊愈

虚寒腹泻的病人脉象由紧变数，伴见轻微发热及汗出的 → 是阳气来复，疾病将要自行痊愈 → 数脉以后又出现紧脉，是阴寒再次内聚 → 病证还没有解除

腹泻伴手足厥冷、脉象触摸不到的 → 当急用灸法温经回阳 → 灸法治疗后脉象仍触摸不到，出现轻微喘息的，是肾气绝于下、肺气脱于上的 → 死证

虚寒腹泻的病人寸脉反而浮数，唯独尺脉涩滞的 → 为阳复太过，化热损伤血络的 → 多会出现脓血便

腹泻病人泻下夹杂不消化的食物 → 多属阳虚里寒证 → 即使兼有表证，也不可以先发汗解表

腹泻 →

腹泻，脉象沉弦的 → 气机郁滞，热盛于里，多伴有大便里急后重感 → 脉象沉弦而大，提示病情进展，腹泻不会停止 / 脉象相对微弱数的，为热势衰退，邪消正复，腹泻将要自行停止 → 虽有发热，也不会有危险

虚寒腹泻，脉数，口渴，为阳气来复的表现 → 疾病将要自行痊愈 / 如果没痊愈，为阳复太过，邪热下注损伤血络，则会发生脓血便的变证

腹泻以后，脉象触摸不到，病人手足厥冷 → 多为卒中寒邪，阳气暴脱 → 如果经过一昼夜后脉搏能够恢复，手足转温的，为阳气来复，尚有生机 / 如果一昼夜后脉搏不能恢复，仍手足厥冷不能回温的，为阳气已绝，多属死证

伤寒兼虚寒腹泻，腹泻一天达十余次，脉象本应沉迟微弱，如今反见实脉 → 正虚邪实，真脏脉见，阴阳离决 → 多属死证

腹泻夹杂不消化的食物，发热汗出、四肢厥冷的 → 阴寒内盛格阳于外的真寒假热证 / 多伴有不恶寒、面红如妆等症状 → 通脉四逆汤

199

通脉四逆汤方

甘草二两，炙　附子大者一枚，生用，去皮，破成八片　干姜三两，体质强壮的人可用四两

以上三味药，用六升水，煎煮留取至一升二合，滤去药渣，趁药汁温热的时候分二次服用。服药后病人的脉搏逐渐恢复正常的为疾病将要痊愈的表现。

厥阴热性腹泻，伴里急后重感的，为厥阴肝经湿热下迫大肠的病证，可用白头翁汤。

白头翁汤方

白头翁二两　黄柏三两　黄连三两　秦皮三两

以上四味药，用七升水，煎煮留取至二升，滤去药渣，趁药汁温热的时候服用一升；如果服药后仍未见痊愈的，可以再服一升。

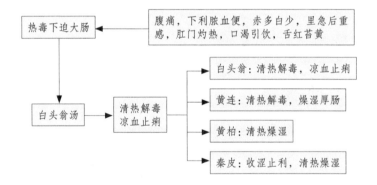

虚寒腹泻，症见腹部胀满、身体疼痛的，为虚寒下利兼有表证，应当先温里回阳，待真阳恢复后再解表发汗。宜选方四逆汤来温里散寒，选方桂枝汤来解除表邪。

热性腹泻，症见口渴想喝水的，为里有实热的缘故，可用白头翁汤。

腹泻病人兼见谵语、脘腹胀满拒按、潮热等表现的，为里有实热燥结，可用小承气汤。

腹泻后心烦更甚，按压胃脘部柔软，伴有懊憹、口渴、舌红等表现的，为下

后余热未尽，无形热邪留扰胸膈的缘故，宜选方栀子豉汤。

平时多有呕吐的病人，如果呕吐是由于体内有痈脓所致的，不可用止呕之法，应当因势利导、解毒排脓，等到脓毒排尽后疾病就可以痊愈。

病人症见呕吐、小便清长而通畅、身体有轻微发热，脉象弱，如果又兼见四肢厥冷的，为阴盛阳衰、格阳于外的虚阳外越证，属难治证，可用四逆汤。

症见干呕、吐清稀涎沫、头痛的，为肝寒犯胃、浊阴上犯所致，可用吴茱萸汤。

症见呕吐、发热、口苦咽干、脉弦的，为厥阴转出少阳，可用小柴胡汤。

伤寒，误用大吐、大下后，正气大伤，身体本极虚，医生又误用大汗法，但病人表邪郁闭仍未得到缓解，又饮用大量的水试图发汗，故而出现呃逆。之所以这样，是由于多次误治，阳气极虚、胃中虚冷、胃气上逆所致。

伤寒，症见干呕、腹部胀满的，多为实邪内阻、气机不畅所致，应当根据病人大小便是否通畅来采取不同的治疗手段。如果是病人小便不畅，为湿邪内阻、膀胱气化不利，应当利小便，使湿邪从小便而去；如果是病人大便不通，为肠中燥屎内结，应当通其大便，使实邪消除而疾病痊愈。

第十三章

辨霍乱病脉证并治

霍乱是以暴发呕吐腹泻为主要临床表现的病证，其多由各种原因伤及脾胃，使中焦升降失职，清浊相干，气机逆乱而发病。霍乱可分为湿霍乱和干霍乱两类，而湿霍乱又有寒霍乱和热霍乱之分。

问：霍乱病的主要证候表现是什么？

答：疾病急骤，呕吐与腹泻同时发作，有挥霍撩乱之势，这就叫霍乱。

问：疾病表现为发热、头痛、身痛、恶寒、呕吐与腹泻同时发作的，这是什么病？

答：这是霍乱病，为霍乱兼表证。因为霍乱常有自发性的呕吐与腹泻，内外合邪而发，故初起时可与发热同时出现，也可能起病时只见呕吐腹泻无发热，稍后再见发热，也有呕吐腹泻停止之后才发热的。

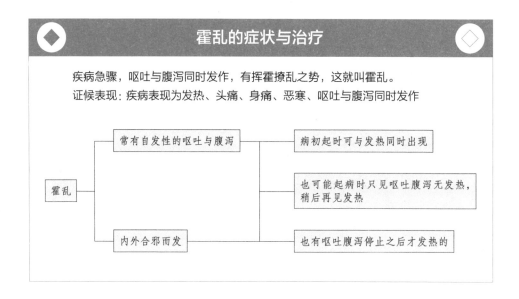

霍乱的症状与治疗

疾病急骤，呕吐与腹泻同时发作，有挥霍撩乱之势，这就叫霍乱。
证候表现：疾病表现为发热、头痛、身痛、恶寒、呕吐与腹泻同时发作

- 霍乱
  - 常有自发性的呕吐与腹泻
    - 病初起时可与发热同时出现
    - 也可能起病时只见呕吐腹泻无发热，稍后再见发热
  - 内外合邪而发
    - 也有呕吐腹泻停止之后才发热的

伤寒，病人脉象微涩无力，这是由于原本患有霍乱病，吐泻太过伤津的缘故。到了第四五天，邪气传入阴经才会出现呕吐、腹泻。如果疾病初起就出现呕吐、腹泻的，不能用治伤寒之法，也不能单纯止呕与止泻。霍乱吐泻之后，病人想要排大便却反而只见排气而无大便的，是疾病转属阳明的标志，大便多硬结，当在第十三天痊愈。之所以会这样，是由于吐泻之后津伤化燥，肠道失润所致，大便才会硬结。如果病人能够进食，是腑气尚通，胃气尚和的标志，疾病就能痊愈。现如今病人反而不能进食，则是受损的胃气尚未恢复。假如到第六天邪气传

入下一经时，经气来复，病人稍微能够进食的，为胃气渐渐恢复的标志。再过六天，病人已经能够正常进食的，是邪气已退胃气恢复的标志，此时再过一天，即十三天，疾病就能痊愈。如果传入下一经中疾病仍没有痊愈的，那就不属于阳明病了。

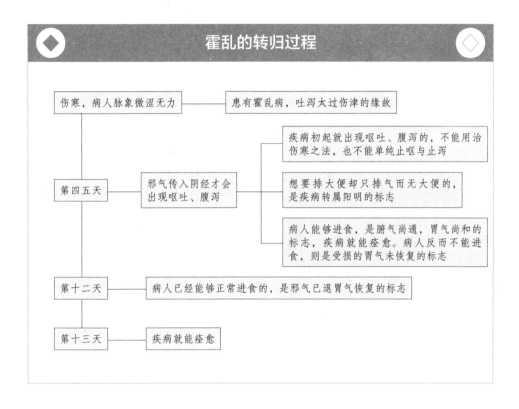

症见恶寒、腹泻不止、脉象微的，由于腹泻太过津液耗伤过度导致腹泻停止的，多属于霍乱亡阳液脱，可用四逆加人参汤。

四逆加人参汤方

甘草二两，炙　附子一枚，生用，去皮，破成八片　干姜一两半　人参一两

以上四味药，用三升水，煎煮留取至一升二合，滤去药渣，趁药汁温热的时候分二次服用。

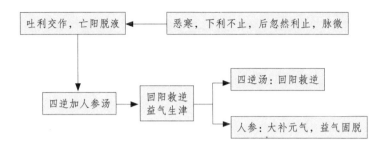

霍乱病，呕吐伴腹泻，病人头痛、发热、身体疼痛的，为表里同病。如果吐泻的同时发热口渴想多喝水的，为三焦失调，津液输布失常，可用五苓散；如果吐利表证不明显或虽有表证，但以里寒为主的，表现为寒象多，不想喝水的，可用理中丸。

五苓散方

猪苓去黑皮，十八铢　白术十八铢　泽泻一两六铢　茯苓十八铢　桂枝半两，去皮

以上五味药研磨成细末，制作成散剂，再放到石臼里捣匀，每次用白米汤送服一方寸匕，一天服用三次。要多喝温热水，出汗以后疾病就能痊愈。

理中丸方

人参三两　干姜三两　甘草三两，炙　白术三两

以上四味药，分别捣碎过筛，用蜂蜜混合研制成如鸡蛋黄大小的药丸。然后用数合开水与一丸药混合研碎，趁温热的时候服用，白天服用三四次，夜晚服用二次；如果服药后腹中冷没有好转的，可以由一丸增加至三四丸，但是疗效始终不如汤剂。

汤剂的制作方法：将四味药物按照原来剂量切碎，用八升水，煎煮留取至三升，滤去药渣，趁药汁温热的时候服一升，一天服用三次。如果兼有脐上悸动不安如有东西杵捣一样的感觉，为肾虚水气上冲的征象，去白术加桂枝四两；如果兼有剧烈呕吐的，为胃寒饮停，胃气上逆，去白术加生姜三两；如果兼有严重腹泻的，为脾阳受损，脾气下陷，仍继续用白术；如果兼有心悸不安的，为水气凌

心证，加茯苓二两；如果兼有口渴想喝水的，为脾气亏虚，水津不布，把白术加量到四两半；如果兼有腹中疼痛的，为中气不足，把人参加量至四两半；如果兼有腹中冷痛的，为里寒明显，把干姜加量至四两半；如果兼有脘腹胀满的，为寒凝气滞，去白术，加附子一枚。服药后大约一顿饭的时间，可以喝一升左右的热稀粥来助药力，同时被覆取暖，不要脱减衣服或掀开衣被。

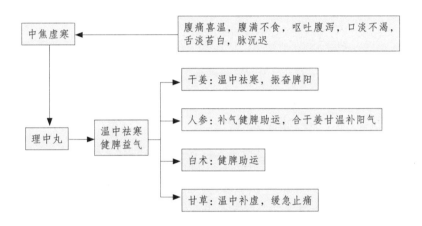

呕吐和腹泻已经停止，但身体疼痛还没有休止的，为表证未解兼里气尚虚，应当酌情使用解表的方法，宜稍稍服用桂枝汤，通过微发其汗来调和营卫以达解表之效。

呕吐腹泻交作，伴见发热汗出、恶寒、四肢拘急不舒、手足厥冷症状的，为阳气亡脱的缘故，可用四逆汤来回阳救逆。

霍乱病上吐下泻，又出现小便通畅、大汗淋漓、腹泻夹杂不消化食物、脉象极微弱似有似无等症状的，为寒盛于内，格阳于外的真寒假热证，可用四逆汤来回阳救逆。

呕吐和腹泻虽然已经停止，病人仍大汗出，手足厥冷，四肢拘急不能缓解，脉象极微弱，似有似无，为阴竭阳亡的危候，可用通脉四逆加猪胆汁汤。

通脉四逆加猪胆汁汤方

甘草二两，炙　干姜三两，体质强壮的人可用四两　附子大者一枚，生用，去皮，破成八片　猪胆汁

以上四味药，用三升水先煮甘草、干姜、附子，煎煮留取至一升二合，滤去药渣，再加入猪胆汁，趁药汁温热的时候分两次服用，服药后病人的脉搏就能恢复。如果没有猪胆汁，也可用羊胆汁来代替。

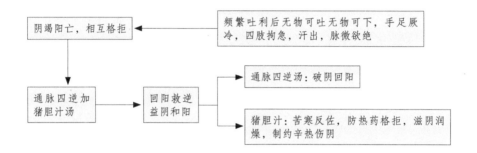

霍乱病呕吐腹泻兼有表证，用发汗法治疗后，脉象已经平和，病人出现轻微心烦不适，这是由于疾病刚刚痊愈，脾胃功能尚还虚弱，暂不能消化饮食水谷所致。

第十四章

辨阴阳易差后劳复病脉证并治

伤寒初愈，余邪未尽，正气未复之时，因房事导致的病证称为阴阳易；由于饮食起居失常等导致复发者称为差后劳复。阴阳易和差后劳复均因生活失于自我调理所致。

伤寒初愈，因过早行房事而造成的阴阳易，主要表现为身体沉重，少气懒言，少腹部拘急疼痛，有时牵引至阴部挛急，自觉有热气上冲至胸中，头部沉重感不愿抬头、双目发花、双膝及双小腿拘急痉挛等症状。

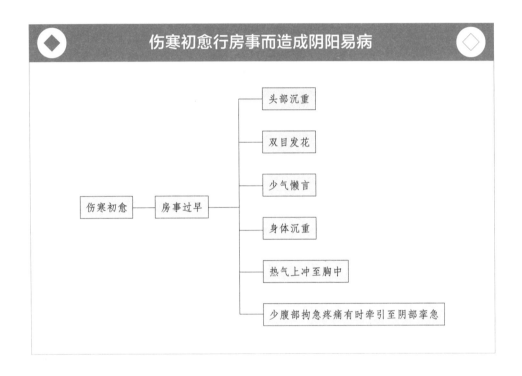

伤寒大病刚刚痊愈，因为过度劳累、劳神或者房劳导致疾病再次复发的，为余热复聚，阻塞气机所致，可用枳实栀子豉汤。

枳实栀子豉汤方

枳实三枚，炙　栀子十四个，掰开　豆豉一升，用绵布包裹

以上三味药，先空煮七升酸菜浆水，煮至留取四升，再放入枳实、栀子，煎煮至二升，再加入豆豉煮沸五六滚，滤去药渣，趁药汁温热的时候分两次服用，服药后加被保暖，使病人微微出汗为佳。如果体内有宿食内停的，熬药的时候加入围棋子大小的大黄五六枚，服药后疾病就能痊愈。

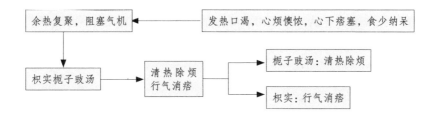

伤寒痊愈以后又再次出现发热的，如果没有表里证，只是兼见口苦、胸胁满闷等少阳证的，可用小柴胡汤；如果兼见脉象浮、恶寒等表证的，可用发汗解表法；如果兼见脉象沉实有力、脘腹胀满、便秘等里实证的，可用攻下法。

伤寒大病痊愈以后，病人出现从腰部以下水肿，兼有小便不利、脉象沉的，为水气内停，可用牡蛎泽泻散。

牡蛎泽泻散方

牡蛎熬 泽泻 蜀漆用热水洗去腥味 葶苈子炒 商陆根炒 海藻洗去盐味 栝楼根各等分

以上七味药，分别捣碎过筛为散剂，再一起放入石臼中研制均匀。每次用白米汤送服一方寸匕，一天服用三次。如果服药后出现小便通畅的，可以停服后面的药。

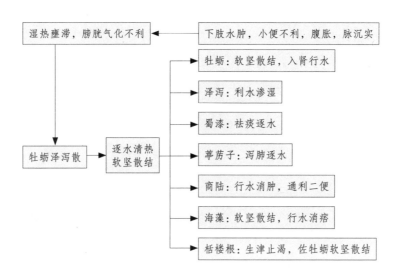

伤寒大病痊愈后，病人频繁口吐涎沫不能自已，持续很久不见缓解，这是由于肺脾虚寒不能摄津，寒饮停聚中焦所致，应当用丸药来温化寒饮，宜选方理中丸。

伤寒大病初愈后，大热已去，但余热未清，病人出现虚弱消瘦，气少不足以息，气逆于上想要呕吐的症状，可用竹叶石膏汤。

竹叶石膏汤方

竹叶二把　石膏一斤　半夏半升，洗　麦门冬一升，去心　人参二两　甘草二两，炙　粳米半升

以上七味药，用一斗水先煮除粳米外其他六味药，煎煮留取六升，滤去药渣，再加入粳米，继续煎煮至粳米熟透，汤药即成，去掉粳米，趁药汁温热的时候服用一升，一天服用三次。

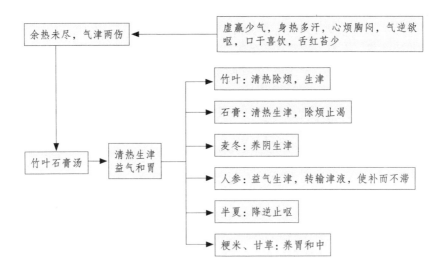

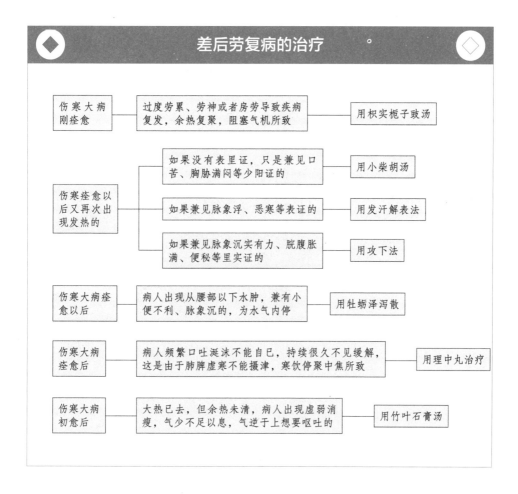

病人脉象已经平和，却经常在傍晚的时候出现轻微心烦，这是由于伤寒大病初愈，脾胃功能尚还比较虚弱，没有完全恢复，如果勉强进食就不能完全消化，才会出现微微心烦。此时只要减少饮食，疾病就能自行痊愈。

第十五章

辨不可发汗病脉证并治

很多病证不能采取发汗的方法治疗，否则会产生各种变证。本节主要论述误用发汗后不同变证表现及所采用的相应治疗方法。

考虑到疾病发展迅速，病情危急，要想在匆忙仓促间寻求到诊察治疗的要领往往比较困难，所以重新收集了各种可与不可的诊治方法与方药，整理成可与不可诸篇。比起散在于三阴三阳各篇，这样更容易查找。此外还有些三阴三阳篇中没有的内容，也补充在可与不可各篇中。

少阴病，脉象沉细而数，为疾病在里的表现，不能用发汗法治疗。同《少阴篇》第285条。

太阳伤寒证脉象浮紧的，按理说应当出现身体疼痛等伤寒表现，应当用发汗解表的方法治疗。如果尺部脉象迟滞无力，则不能发汗。为什么不可以发汗呢？这是因为迟脉主营血亏虚，妄用发汗更伤营血，易引发变证。同《太阳篇》第50条。

少阴病，脉象微，脉微为阳气虚弱的征象，不可以发汗。同《少阴篇》第286条上半节。

关脉浮取濡、沉取弱，同时寸脉微，尺脉涩。寸脉微主阳气不足，尺脉涩主阴血亏虚。阳气虚弱而又兼阴血亏虚，就容易出现多汗、烦躁不安、形寒怕冷、四肢厥冷的症状。如果阳气衰微，医生又误用发汗法治疗，就会导致虚阳外越，引起烦躁不安、失眠的变证。

肚脐右侧有气筑筑然跳动的感觉，是肺气虚弱的表现，不可以发汗。如果误用汗法，就会引起鼻衄、口渴引饮、饮后即吐、心中烦闷不安等变证。

肚脐左侧有气筑筑然跳动的感觉，是肝气虚弱的表现，不可以发汗。如果误用汗法，就会引起头晕目眩、汗出不止、筋肉跳动等变证。

肚脐上方有气筑筑然跳动的感觉，是心气虚弱的表现，不可以发汗。如果误用汗法，就会引起自觉逆气向上冲撞，直达心下等变证。

肚脐下方有气筑筑然跳动的感觉，是肾气虚弱的表现，不可以发汗。如果误用汗法，发汗也不见汗出，同时还会导致心中烦躁、骨节疼痛、头晕目眩、怕冷、食物不能下咽、稍食即吐等变证。

咽喉闭塞的病证，不可以发汗。如果误汗，就会引起吐血、呼吸微弱像是要断绝一样、手足厥冷、喜蜷卧、不能自行恢复温暖等变证。

凡是见到脉象动数同时又跳动微弱的，不可以发汗。如果误汗，就会导致燥屎内结，出现排便困难、心烦不安、躁扰不宁等变证。这些表现虽然很像阳明腑实证，但病源却是完全不同的。

关脉浮取濡、沉取弱，同时弦脉见于寸部，微脉见于尺部。寸脉弦主阳气扰动于上，尺脉微是阴寒内盛于下，这就是上实下虚，所以病人喜欢温暖之处。脉象微弦主阳气虚弱，所以不可以发汗。如果误汗，阳气损伤更重，会出现畏寒战栗、不能自行恢复体温等变证。

患有咳嗽的病人症见剧烈咳嗽、频繁吐涎沫、咽喉干燥、小便不通畅、腹中饥饿感、心中烦躁不安，这些症状每昼夜发作一次，就好像疟疾一样，但病人只有恶寒甚至寒战，却没有发热，这是肺虚寒饮内停所致。如果见到咳嗽就认为是寒邪袭表而用发汗法治疗，就会引起身体蜷曲而卧、胸胁满闷、脘腹坚硬等变证。

症见手足厥冷、脉象为紧脉的，是阳虚阴寒内盛，不可以发汗。如果误汗，就会导致语声散乱、咽喉嘶哑、舌头萎缩不灵活、不能发出声音等变证。

如果误用发汗法治疗各种四肢厥冷的病证，病情轻的，疾病难以治愈；病情重的，就会导致神志昏愦、言语错乱、头晕目眩等变证，其性命恐将难以保全。

太阳病，已经发病八九天，就如同得了疟疾一样，发热恶寒交替发作，但是发热较重，恶寒较轻，一天发作两三次，病人无呕吐，大小便正常。如果脉象较前相比由浮脉趋向略微和缓，是疾病将要痊愈的表现；如果脉象转为微弱，且恶寒较重的，是表里阳气均虚弱的表现，此时切不可再发汗。同《太阳篇》第23条上半节。

太阳病，表邪未解，发热恶寒，发热的时间长，恶寒的时间短，如果脉象微弱，这是阳气不足的表现，不可以发汗。同《太阳篇》第27条。

咽喉干燥的病人，多阴虚津亏之体，不能用辛温发汗的方法治疗。同《太阳篇》第83条。

平时患失血疾病的病人，多气血亏虚，不能用发汗的方法治疗。如果误用发汗，则会引发寒战等变证。同《太阳篇》第87条。

素患衄血的病人，多阴虚亏虚，不能用发汗的方法治疗。如果误用发汗，则会引发额角肌肉凹陷、动脉拘急、双目直视不能转动、心烦不得眠等变证。同《太阳篇》第86条。

平时爱出汗的病人，多阳气虚弱，不能用发汗的方法治疗。如果误用发汗，则会引发神志恍惚、心烦意乱、小便后尿道疼痛等变证，可以应用禹余粮丸。同《太阳篇》第88条。

平时患淋证的病人，多为下焦湿热伤阴，不能用发汗的方法治疗。如果误用发汗，则会引发尿血的变证。同《太阳篇》第84条。

平时患疮疡的病人，多气血不足，即使有身体疼痛等表证，也不能用发汗的方法治疗。如果误用发汗，则会引发肢体拘急、项背强直的痉病。同《太阳篇》第85条。

腹泻病人泻下夹杂不消化的食物，多属阳虚里寒证，即使兼有表证，也不可先发汗。如果先发汗，会导致中阳受损，阴寒内滞，出现脘腹胀满的变证。同《厥阴篇》第364条。

症见咳嗽伴小便通畅，或伴小便失禁的，不可用发汗法治疗。如果误用发汗法治疗，就会引起四肢厥冷的变证。

伤寒从第一二天到第四五天，症见四肢厥冷伴发热，如果发热在前，四肢厥冷在后的，为热厥。四肢厥冷的情况越严重，热厥的程度就越严重；四肢厥冷的情况越轻，热厥的程度就越轻微。热厥属于里实热证，治疗上应当以清泻为主，如果误用辛温发汗法，助热伤津，邪热更盛，则会发生口舌生疮、红肿溃烂的变证。同《厥阴篇》第355条。

伤寒，脉象弦细，症见头痛、发热的，为病在少阳。少阳病不可以发汗。同《少阳篇》265条上半条。

伤寒症见头痛，微发热，症状表现类似太阳中风证，经常微微出汗伴呕吐。如果误用攻下，则导致发热更甚，心中烦闷懊忱，胃脘部嘈杂感；如果用发汗，就会导致痉病的发生，出现身体强急拘挛难以屈伸等症状；如果误用火熏，就会导致身体及双目发黄、小便不通畅等症状，时间一久甚至会出现咳嗽、吐脓血痰等变证。

太阳与少阳并病，出现头项僵直疼痛或者头晕目眩，有时会出现类似结胸证的症状，心下胃脘部痞满硬结，千万不能用发汗法治疗。同《太阳篇》第142条。

 不可发汗的症状以及误发汗的后果

不可发汗的症状	病因	误发汗的后果
少阴病，脉象见沉细而数	疾病在里	——
太阳伤寒证，尺部脉象见迟滞无力的	迟脉主营血亏虚	更伤营血，引发变证
少阴病，脉象为微脉	阳气虚弱	——
关脉浮取濡、沉取弱，同时微脉见于寸部，涩脉见于尺部	寸脉微主阳气不足，尺脉涩主阴血亏虚。此种脉象意味着病人阳气虚弱而又兼阴血亏虚	虚阳外越，引起烦躁不安、失眠
肚脐右侧有气筑筑然跳动的	肺气虚弱	引起鼻衄、口渴引饮、饮后即吐、心中烦闷不安等变证
肚脐左侧有气筑筑然跳动的	肝气虚弱	引起头晕目眩、汗出不止、筋肉跳动等变证
肚脐上方有气筑筑然跳动的	心气虚弱	引起自觉逆气向上冲撞、直达心下等变证
肚脐下方有气筑筑然跳动的	肾气虚弱	导致心中烦躁、骨节疼痛、头晕目眩、怕冷、食物不能下咽，稍食即吐等变证
咽喉闭塞的	——	引起吐血、呼吸微弱像是要断绝、手足厥冷、喜蜷卧、不能自行恢复温暖等变证
脉象动数同时又跳动微弱的	——	导致燥屎内结，出现排便困难、心烦不安、躁扰不宁等变证
关脉浮取濡、沉取弱，同时弦脉见于寸部，微脉见于尺部	上实下虚	阳气损伤更重，会出现畏寒战栗、不能自行恢复体温等变证

不可发汗的症状	病因	误发汗的后果
症见剧烈咳嗽、频繁吐涎沫、咽喉干燥、小便不通畅、腹中饥饿感、心中烦躁不安，就好像疟疾，只有恶寒甚至寒战，没有发热	肺虚寒饮内停	身体蜷曲而卧、胸胁满闷、脘腹坚硬等变证
手足厥冷、脉象为紧脉的	阳虚阴寒内盛	导致语声散乱、咽喉嘶哑、舌头萎缩不灵活、不能发出声音等变证
各种四肢厥冷的病证	——	病情轻的，疾病难以治愈；病情重的，就会导致神志昏愦、言语错乱、头晕目眩等变证，其性命恐将难以保全
太阳病，已经发病八九天，脉象转为微弱，且恶寒较重的	表里阳气均虚弱	——
太阳病，发热恶寒，发热的时间长，恶寒的时间短，如果脉象微弱的	阳气不足	——
咽喉干燥的	多阴虚津亏	——
平时患失血疾病的	多气血亏虚	引发寒战等变证
素患衄血的	多阴虚亏虚	引发额角肌肉凹陷、动脉拘急、双目直视不能转动、心烦不得眠等变证
平时爱出汗的	多阳气虚弱	引发神志恍惚、心烦意乱、小便后尿道疼痛等变证
平时患淋证的	多为下焦湿热伤阴	引发尿血的变证
平时患疮疡的	多气血不足	引发肢体拘急、项背强直的痉病
腹泻病人泻下夹杂不消化的食物	多属阳虚里寒证	导致中阳受损，阴寒内滞，会出现脘腹胀满的变证
咳嗽伴小便通畅，或伴小便失禁的	——	引起四肢厥冷的变证
伤寒从第一二天到第四五天，症见四肢厥冷伴发热，如果发热在前，四肢厥冷在后的	热厥	误用辛温发汗，助热伤津，邪热更盛，则会发生口舌生疮、红肿溃烂的变证
伤寒，脉象弦细，症见头痛、发热的	病在少阳	——

不可发汗的症状	病因	误发汗的后果
伤寒症见头痛，微发热症状表现类似太阳中风证，经常微微出汗伴呕吐的	——	导致痉病的发生，出现身体强急拘挛难以屈伸等症状
太阳与少阳并病，出现头项僵直疼痛或者头晕目眩，有时会出现类似结胸证的症状，心下胃脘部痞满硬结	——	——

太阳病，由于发汗太过，汗出津伤，损伤筋脉，就会导致痉病的发生。同《痉湿暍篇》第5条。

少阴病，症见咳嗽、腹泻、谵语的，是误用火法强迫发汗，致火邪内迫出现的变证，大多会出现小便困难。同《少阴篇》第284条。

少阴病，手足厥冷，无汗，如果强行发汗，不仅虚阳受损更重，而且会动血伤阴，迫血妄行，不知会从什么部位出血，有的是从口鼻而出，有的是从眼睛而出。阳衰于下，厥从下起，为下厥；血从上出，阴从上竭，为上竭，统称为下厥上竭证，属于难治的复杂证候。同《少阴篇》第294条。

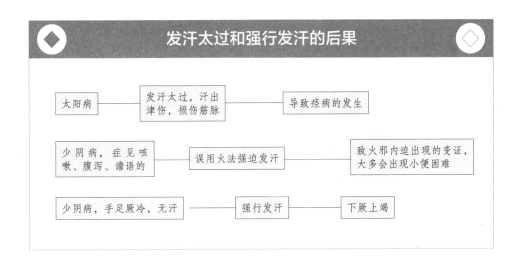

221

第十六章

辨可发汗病脉证并治

　　发汗的目的是使邪气得以随汗而出，疾病痊愈。春夏两季适宜用发汗法，微微出汗即可，疾病痊愈后应停止服药。常用于太阳中风证和太阳伤寒证，分别用桂枝汤和麻黄汤及其类方。

春夏两季适宜用发汗法，这是汗法使用的一般原则。

凡是用发汗法治疗的，最好要让病人的全身及手脚都有汗，而且是微微出汗，维持约二个小时左右最好，不能让病人大汗淋漓像流水一样。如果服药后疾病仍不解除的，应当再次发汗。如果汗出太多的话势必损伤阳气，阳气虚弱后即使有表邪也不能再发汗治疗。

凡是通过服用汤药来发汗的，汗出疾病痊愈后就应停止服药，没必要把一剂药都服完。

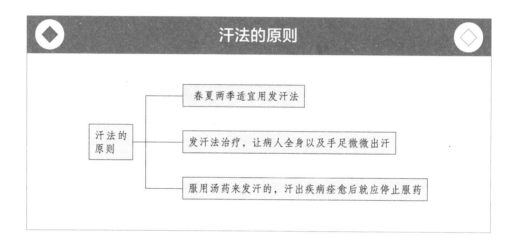

凡是可用发汗法治疗的，如果没有汤剂，丸剂与散剂也都可以使用，总的目的就是要达到汗出疾病痊愈的目的，但是丸、散剂不如汤剂的效果好，因为汤剂可以随证加减化裁。

太阳中风证，恶风、发热等表证尚未解除，脉象见浮弱的，应当用发汗解表的方法，选取桂枝汤就比较适宜。

桂枝汤方

桂枝三两，去皮　芍药三两　甘草二两，炙　生姜三两，切片　大枣十二枚，掰开

以上五味药，捣碎桂枝、芍药、甘草三味，与生姜、大枣混合，加七升水，

用小火煮成三升，滤去药渣。趁热服一升。服药后过一会儿再喝一升温热的稀粥来以助药力，同时让病人加被保暖两个小时左右以发汗。同《太阳篇》42条。

脉浮数，为病在表，可用发汗的方法，宜选方桂枝汤。同《太阳篇》52条。

阳明病，脉象迟，症见汗出较多，轻微恶寒的，这是表证还没有解除，可用发汗法治疗，宜选方桂枝汤。同《阳明篇》234条。

病人的脉象浮大，只有大便干硬的症状。此时如果使用攻下法，就是严重的治疗错误。这是因为脉浮主表，大便干硬为里实，属表里同病，应当用汗法先解表邪，邪随汗出疾病就能痊愈。

疾病症状类似伤寒，病人的脉象不见弦紧而见弱象，这应当是温病，如果误用火法，会发生神昏谵语等变证。温病初起，脉象浮弱，兼有发热、口渴等症状，应当用辛凉宣散解表之法，病人得汗，疾病就能痊愈。同《太阳篇》113条。

病人出现心烦、发热等症状，经过发汗治疗后疾病已经解除。如今再次出现日晡时分发热，就如同得了疟疾一样，属邪传阳明。如果脉象实，可用攻下法治疗，宜选方大承气汤来攻下；如果脉象浮虚，可用发汗法治疗，发汗宜选方桂枝汤。同《阳明篇》240条。

病人经常自汗出的，是营卫不和的缘故。营行脉中，卫行脉外，营气藏于内主内守，卫气行于外主卫外，营卫相合，才能共同发挥抵御外邪的功能。倘若卫气失其外固之职，营阴不能内守而外泄，营卫失调则自汗出。需用发汗的方法治疗，使营卫相合，疾病方能痊愈。宜选方桂枝汤。同《太阳篇》53条。

病人内脏没有其他疾病，即病在肌表，时常感到一阵阵发热，自汗出却经久不愈，且无恶寒、头痛等表证的，这是营卫不和的缘故。在发热、汗出等症状发作之前发汗治疗，使营卫调和，疾病就能痊愈。宜选方桂枝汤。同《太阳篇》54条。

宜用桂枝汤发汗的情况

病状	病因
太阳中风证，恶风、发热等表证尚未解除，脉象见浮弱的	——
阳明病，脉象迟，症见汗出较多，轻微恶寒的	表证还没有解除
脉象浮大，只有大便干硬症状的	表里同病
出现心烦、发热，经过发汗治疗后疾病已经解除，再出现日晡时分发热，如患疟疾，如果脉象浮虚的	——
经常自汗出的	营卫不和
内脏没有其他疾病，即病在肌表，时常感到一阵阵发热，自汗出却经久不愈，且无恶寒、头痛等表证的	营卫不和
太阳病表邪尚未解除，循经入里化热，邪热与血下结于下焦，病人出现如似发狂的症状。如果病人还外有表证没有解除的	——
太阴病，脉象浮，症见恶寒、头痛等的	——
伤寒，已经六七天未解大便，兼有头痛发热，如果伴见小便清长的	邪气仍在表
虚寒腹泻，症见腹部胀满，身体疼痛的	虚寒下利兼有表证
伤寒表证误下出现腹泻，经治疗后大便已恢复正常，但仍有身体疼痛等表证还未解除的	——
太阳病，凡是症见头痛、发热、出汗、怕风表现的	——
太阳中风证，脉轻取见浮，沉取见弱，即卫强营弱。卫阳浮盛于外，营阴不内守而外泄，自然会出现发热、自汗出。病人出现畏缩怕冷、阵阵恶风、微微发热，鼻塞呼吸不畅，干呕等症状的	——
太阳中风证，发热汗出的	风邪偏盛，卫气浮盛，卫气与外邪抗争，卫外不固，营阴外泄，营卫失和
太阳病误用泻下之法后，如表邪未解，病人自觉有气上冲的	——

病人脉象浮而紧，浮为风邪袭表，紧为寒邪外束，感受风邪则损伤卫气，感

受寒邪则营阴受损。风寒之邪同时伤人，则营卫功能均失调，就会出现全身骨节剧烈疼痛的症状，可用发汗解表法，宜选方麻黄汤。

麻黄汤方

麻黄三两，去节　桂枝二两，去皮　甘草一两，炙　杏仁七十个，去皮尖

以上四味药，用九升水先煮麻黄，煮耗掉二升水后，撇去药汁上面的浮沫，加入余下药物一起煎煮，最后煮成二升半，滤去药渣，趁药汁温热的时候服取八合，同时加被保暖两个小时左右以助微微发汗，无需喝热稀粥来助汗。其余的服药后护理之法及饮食禁忌与桂枝汤同。

 宜用麻黄汤发汗的情况

病状	病因
病人脉象浮而紧	浮为风邪袭表，紧为寒邪外束，感受风邪则损伤卫气，感受寒邪则营阴受损。风寒之邪同时伤人，则营卫功能均失调
太阳伤寒表实证，脉象浮紧，本应发汗治疗却没有及时发汗，导致表邪郁闭，损伤阳络而出现鼻衄，衄血后表邪仍未得到解除的	——
阳明病，脉象浮，症见无汗、气喘的	表邪还未解除
太阳伤寒表实证，已迁延八九日之久，但脉浮紧、无汗、发热、身体疼痛等表证仍在的	——
脉见浮象的，为病在表，如合并发热、恶寒、无汗、身痛等伤寒证的	——
太阳伤寒证，脉象浮紧，出现头痛、发热、身体疼痛、腰疼、骨节疼痛、恶风、无汗和气喘等症状的	——
太阳与阳明合病，出现气喘和胸闷症状的	表邪郁闭较重
太阳病，已经过了十天，脉象浮细，伴有喜欢静卧症状的，但见脉浮的	——

太阳病表邪尚未解除，循经入里化热，邪热与血下结于下焦，病人出现如似发狂的症状。如果病人能自行出现下血症状的，疾病就能痊愈。如果病人还外有表证没有解除的，暂时还不能攻里，应当先发汗解表，宜选方桂枝汤。同《太阳篇》106条上半节。

太阳中风病，误用攻下，后出现轻微气喘的，是由于表邪未解，内迫于肺，肺气上逆，应当用桂枝加厚朴杏子汤。

桂枝加厚朴杏子汤方

桂枝三两，去皮　甘草二两，炙　生姜三两，切片　芍药三两　大枣十二枚，掰开　厚朴二两，炙，去皮　杏仁五十枚，去皮尖

以上七味药，用七升水，小火煎煮留取三升，去掉药渣，趁药汁温热的时候服取一升，同时加被保暖两个小时左右以助微微发汗。同《太阳篇》43条。

太阳伤寒表实证，脉象浮紧，本应发汗治疗却没有及时发汗，导致表邪郁闭，损伤阳络而出现鼻衄，衄血后表邪仍未得到解除的，应当选用麻黄汤。同《太阳篇》55条。

阳明病，脉象浮，症见无汗出、气喘的，是表邪还未解除，用发汗的方法治疗疾病就能痊愈，宜选方麻黄汤。同《阳明篇》235条。

太阴病，脉浮，恶寒，头痛，可用发汗发治疗，宜选方桂枝汤。同《太阴篇》276条。

太阳伤寒表实证，已迁延八九日之久，但脉浮紧、无汗、发热、身体疼痛等表证仍在，仍当解表发汗，用麻黄汤。服用麻黄汤以后，病人表证略微减轻，同时出现了心中烦闷、视物不明，严重的时候甚至出现衄血，而衄血后病情得以痊愈。之所以出现这种情况，是风寒之邪郁闭阳气太过的缘故。同《太阳篇》46条。

脉见浮象的，为病在表，可用发汗的方法，如合并发热、恶寒、无汗、身痛等伤寒证的，宜选用麻黄汤。同《太阳篇》51条。

伤寒，已经六七天未解大便，兼有头痛发热，如果小便色黄的，属于阳明病里实热结，当用承气汤攻其里热、泻热通腑；如果伴见小便清长的，此时邪气仍

在表，内无热结，宜选用桂枝汤来解肌发汗。服用桂枝汤后，有可能会出现头痛持续、鼻衄的反应，这是郁遏的阳气在辛温药物作用下向上、向外逐邪出表，兼阳络轻微损伤的表现。同《太阳篇》56条。

虚寒腹泻，症见腹部胀满、身体疼痛的，为虚寒下利兼有表证，应当先温里回阳，待真阳恢复后再解表发汗。宜选方四逆汤来温里散寒，选方桂枝汤来解除表邪。

四逆汤方

甘草二两，炙　干姜一两半　附子一枚，生用，去皮，破成八片

以上三味药，用三升水，煎煮留取一升二合，滤去药渣，趁药汁温热的时候分两次服用。身体强壮的人可用大个的附子一枚，干姜增加至三两。同《厥阴篇》372条。

伤寒表证误下出现腹泻，经治疗后大便已恢复正常，但仍有身体疼痛等表证还未解除的，此时应当治疗表证，宜选用桂枝汤。同《太阳篇》91条。

太阳病，凡是症见头痛、发热、出汗、怕风表现的，均可用桂枝汤。同《太阳篇》13条。

太阳中风证，脉轻取见浮，沉取见弱，即卫强营弱。卫阳浮盛于外，营阴不内守而外泄，自然会出现发热、自汗出的表现。病人出现畏缩怕冷、阵阵恶风、微微发热，鼻塞呼吸不畅，干呕等症状的，当选用桂枝汤。同《太阳篇》12条。

太阳中风证，出现发热汗出的，这是风邪偏盛，卫气浮盛，卫气与外邪抗争，卫外不固，营阴外泄，营卫失和所致。想要解除风邪的，宜选用桂枝汤。同《太阳篇》95条。

太阳病误用泻下之法后，如表邪未解，病人自觉有气上冲的，可以继续应用桂枝汤，服药方法仍遵从于桂枝汤法。同《太阳篇》15条上半节。

太阳病，先服用桂枝汤后，不仅太阳病诸多症状未缓解，反而增添了烦闷不舒的症状，可以先针刺风池、风府两穴以疏通经络泄表邪，再次服用桂枝汤，疾病就可以痊愈。同《太阳篇》24条。

太阳表邪，本应当发汗解表，医生误用烧针、火熨等火法强迫发汗，致使心阳虚弱，下焦阴寒之气上犯心胸，多会发生奔豚证，即气从少腹上冲至咽喉，烦闷欲死，片刻冲逆平息而恢复如常，时发时止，同时针处因寒闭阳郁而见局部红肿如核。治疗上宜在每个红肿硬结上各灸一壮来温阳散寒，内服桂枝加桂汤以温通心阳、平冲降逆。

桂枝加桂汤方

桂枝五两，去皮　芍药三两　生姜三两，切片　甘草二两，炙　大枣十二枚，掰开

以上五味药，用七升水，煎煮留取三升，滤去药渣，趁药汁温热的时候服一升。（旧本为：桂枝汤将桂枝的药量加满五两。桂枝加大用量的原因是由于它能泄奔豚气。）同《太阳篇》117条。

太阳病，症见项背拘紧不舒，转动俯仰不利，兼有汗出、恶风等太阳中风证表现的，当用桂枝加葛根汤。

桂枝加葛根汤方

葛根四两　麻黄三两，去节　芍药二两　生姜三两，切片　甘草二两，炙　大枣十二枚，掰开　桂枝二两，去皮

以上七味药，用一斗水先煮麻黄、葛根，煮耗掉二升水后，撇去药汁上面的浮沫，加入余下芍药、生姜、甘草、大枣、桂枝等药物一起煎煮，最后煮成三升，去掉药渣，趁药汁温热的时候服取一升，同时加被保暖两个小时左右以助微微发汗，无需喝热稀粥来助发汗，其余的服药后护理之法及饮食禁忌等与服用桂枝汤的要求相同。同《太阳篇》14条。

太阳伤寒，出现项背部僵紧不舒，活动不能自如、无汗、恶风等症状的，应当用葛根汤。同《太阳篇》31条。

太阳与阳明合病，如果腹泻而无呕吐，伴有发热、恶风、头痛等表证的，应当用葛根汤。同《太阳篇》32条。

因风寒束表、内迫阳明的太阳与阳明合病，没有出现腹泻只见呕吐，伴有发

热、恶风、头痛等表证的，应当用葛根加半夏汤。

葛根加半夏汤方

葛根四两　麻黄三两，去节　甘草二两，炙　芍药二两　桂枝二两，去皮　生姜三两，切片　半夏半升，洗　枣十二枚，掰开

以上八味药，用一斗水先煮麻黄、葛根，煮耗掉二升水后，撇去药汁上面的浮沫，加入余下药物一起煎煮，最后煮成三升，去掉药渣，趁药汁温热的时候服取一升，同时加被保暖两个小时左右以助微微发汗。同《太阳篇》33条。

太阳病，本为桂枝汤证，医生反而误用攻下，导致病人出现了腹泻不止的症状，此时脉象急促是表邪未解的表现，兼有喘息气促和汗出的，应当用葛根黄芩黄连汤。

葛根黄芩黄连汤方

葛根半斤　甘草二两，炙　黄芩三两　黄连三两

以上四味药，用八升水先煮葛根，煮耗掉二升水后，加入余下药物一起煎煮，最后煮成二升，去掉药渣，趁药汁温热的时候分两次服用。同《太阳篇》34条。

太阳伤寒证，脉象浮紧，出现头痛、发热、身体疼痛、腰疼、骨节疼痛、恶风、无汗和气喘等症状的，应当用麻黄汤。同《太阳篇》35条。

太阳与阳明合病，出现气喘和胸闷症状的，为表邪郁闭较重，不可用攻下法，适宜用麻黄汤。同《太阳篇》36条。

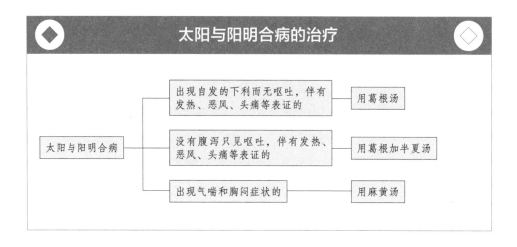

太阳与阳明合病的治疗

太阳与阳明合病 —— 出现自发的下利而无呕吐，伴有发热、恶风、头痛等表证的 —— 用葛根汤

没有腹泻只见呕吐，伴有发热、恶风、头痛等表证的 —— 用葛根加半夏汤

出现气喘和胸闷症状的 —— 用麻黄汤

太阳病，感受风邪，脉象浮紧，症见发热恶寒、身体疼痛、不见汗出，兼见烦躁不安的，为太阳伤寒兼有表证，应当用大青龙汤；如果症见脉象微弱、汗出、恶风等，为表里俱虚，就不能再服用大青龙汤了。若强行服用则会出现手足厥冷、筋肉跳动等变证。

大青龙汤方

麻黄六两，去节　桂枝二两，去皮　甘草二两，炙　杏仁四十枚，去皮尖　生姜三两，切片　大枣十二枚，掰开　石膏如鸡蛋大，打碎

以上七味药，用九升水先煮麻黄，煮耗掉二升水后，撇去药汁上面的浮沫，加入余下药物一起煎煮，最后煮成三升，去掉药渣，趁药汁温热的时候服取一升，以微微发汗为佳。如果服药后出汗较多的，用炒热的米粉外敷身体来帮助止汗。服完一次药就已经出汗的，应当停药；如果再服药，势必导致出汗太多造成亡阳，气随汗脱，正气虚衰，就会出现恶风、烦躁不安、失眠等症状。同《太阳篇》38条。

阳明中风证，脉象弦浮而大，症见气短，腹部胀满，胁下疼痛连及胃脘部，即使按压疼痛部位很久气机仍得不到通畅，鼻窍干燥，无汗出，喜好躺卧，全身肌肤及目珠均发黄，小便困难，发潮热，频频干呕，耳朵前后均肿胀。用针刺治疗后症状略有缓解，但太阳、少阳证仍未解除，疾病到第十天，脉象见弦浮者，

用小柴胡汤。如果服用小柴胡汤后少阳证已解，无其他经症状，只有脉浮等表证，可用麻黄汤。

小柴胡汤方

柴胡半斤　黄芩三两　人参三两　甘草三两，炙　生姜三两，切片　大枣十二枚，掰开　半夏半升，洗

以上七味药，用一斗二升水，煎煮留取六升，滤去药渣，再继续煎煮留取三升，趁药汁温热的时候服一升，一天服用三次。同《阳明篇》231、232条。

太阳病，已经过了十天，脉象浮细，伴有喜欢静卧症状的，是表邪得以解除的表现；如果同时伴有心胸满闷、胁肋疼痛等症状的，为病传少阳经，可用小柴胡汤；只见脉浮的，为病仍在太阳经，可用麻黄汤。同《太阳篇》37条。

太阳伤寒证，脉象浮缓，感觉身体沉重，而无疼痛，偶有减轻，没有合并少阴证表现的，可选用大青龙汤来发汗。同《太阳篇》39条。

太阳伤寒证，恶寒身痛等表证尚未解除，心下胃脘部又有水气停滞，就出现了干呕、发热、咳嗽等症状，或伴见口渴，或伴见腹泻，或伴见胸膈梗噎，或伴见小便不利、少腹胀满不适，或伴见喘息气促的，应当用小青龙汤。同《太阳篇》40条。

伤寒兼见心下胃脘部有水气，伴见咳嗽、轻度气喘、发热、口不渴等症状的，应当用小青龙汤。如果服用小青龙汤后出现口渴的，这是寒饮得到解除，病证即将痊愈的表现。同《太阳篇》41条。

太阳伤寒或者中风，过了五六天之后，出现恶寒与发热交替，胸胁满闷不适，表情沉默不欲言语，不思饮食、心烦不安、欲作呕吐等症状，或见胸中烦闷而不呕吐，或见口渴，或见腹中疼痛，或见胁下痞硬，或见心悸、小便不利，或不口渴但见身体轻微发热，或见咳嗽的，均为少阳半表半里证，可以选用小柴胡汤。同《太阳篇》96条。

伤寒四五天，出现身热恶风、颈项僵紧不舒、胁下胀满、手足温热、口渴等症状的，是三阳合病，治从少阳，应当选用小柴胡汤。同《太阳篇》99条。

太阳伤寒表证六七天，症见发热、微微恶寒、四肢关节烦疼不安、轻微呕吐、自觉心下如有物支撑而烦闷，太阳表证还未解除的，可用柴胡桂枝汤。

柴胡桂枝汤方

黄芩一两半　人参一两半　甘草一两，炙　半夏二合半，洗　芍药一两半　大枣六枚，掰开　生姜一两半，切片　柴胡四两　桂枝一两半，去皮

以上九味药，用七升水，煎煮留取三升，滤去药渣，趁药汁温热的时候服一升。（旧本原为：用人参汤加半夏、柴胡、黄芩，人参用一半的量，煎煮服用方法同桂枝汤，又同小柴胡汤。）同《太阳篇》146条。

少阴病刚得病两三天，出现发热恶寒、无汗头痛等表证，脉象见沉，但尚无手足厥冷、腹泻等症状的，可用麻黄附子甘草汤来轻微发汗兼温阳散寒。因为第二三天时还没有出现更为严重的里证，所以可用轻微发汗的方法。

麻黄附子甘草汤方

麻黄二两，去节　甘草二两，炙　附子一枚，炮，去皮，破成八片

以上三味药，用七升水先放入麻黄，煎煮至一二沸的时候，去掉药液上面的浮沫，再加入余下的药物，煎煮至留取三升，滤去药渣，趁药汁温热的时候服一升，一天服用三次。同《少阴篇》302条。

脉象为浮脉，症见小便不利、少腹胀满、微微发热、口渴而饮水后见不缓解，属太阳蓄水证，当选用五苓散来利小便、发汗治疗。

五苓散方

猪苓十八铢，去皮　泽泻一两六铢　白术十八铢　茯苓十八铢　桂枝半两，去皮

以上五味药，捣为散剂，每次用白米汤冲服一寸方匕，一天服用三次。同时嘱咐病人多喝温水，出汗以后疾病就可以痊愈，调养护理方法同平常一样。同《太阳篇》71条下半段。

第十七章
辨发汗后病脉证并治

　　太阳病或太阳与阳明二阳并病，若发汗不彻底则仍需以发汗为主要治法。发汗太过则会出现各种变证，仍需判断不同的病机演变，而采用相应的治疗方法。

太阳与阳明二阳并病，在太阳病刚开始的时候，应发汗解表，但由于病重药轻或药不对症等原因，导致发汗不彻底，表邪未得解，邪气入里，进而转属阳明，于是便出现了微微汗出、不恶寒等症状。如果二阳并病，而太阳表证尚未解除者，宜先表后里，切不可贸然攻下，否则易致表邪内陷，引发变证，可用轻微发汗的方法治疗。假如病人出现满面通红，这是阳气为外邪所郁遏、邪气滞在肌表造成的，应当用发汗法或者熏蒸法。如果发汗不透彻，不仅表邪不得散，且阳气被外邪郁闭而不得发越，本应出汗却出不了汗，病人烦躁不安，周身有不适之感，难以描述疼痛的具体部位，忽而痛在腹中，忽而痛在四肢，去按循却找不到痛点所在，还伴有气短，这些都是发汗不彻底的缘故，应当再行发汗之法，使在表之邪随汗而解，郁闭阳气随汗而开。那么如何知道汗出不透彻的呢？是因为病人脉象涩滞不流利，为外邪郁闭，气血郁滞不畅的表现，所以就知道是汗出不透彻的缘故。同《太阳篇》48条。

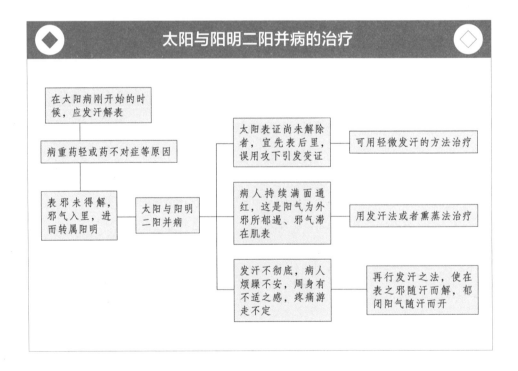

太阳与阳明二阳并病的治疗

在太阳病刚开始的时候，应发汗解表
↓
病重药轻或药不对症等原因
↓
表邪未得解，邪气入里，进而转属阳明 → 太阳与阳明二阳并病

- 太阳表证尚未解除者，宜先表后里，误用攻下引发变证 → 可用轻微发汗的方法治疗
- 病人持续满面通红，这是阳气为外邪所郁遏、邪气滞在肌表 → 用发汗法或者熏蒸法治疗
- 发汗不彻底，病人烦躁不安，周身有不适之感，疼痛游走不定 → 再行发汗之法，使在表之邪随汗而解，郁闭阳气随汗而开

在没有诊脉之前，病人双手交叉，按护在心胸位置，医生试着叫病人咳嗽，而病人却毫无反应的，是由于病邪侵犯双耳听力下降听不到医者的吩咐之故。之所以这样，是因为重用发汗，损伤了心肾阳气的缘故。同《太阳篇》75条上半节。

热病发汗之后，恣意饮水没有节制，导致饮停于胃，上凌心肺，多会诱发气喘；伤寒刚愈的病人若用冷水洗浴，水寒伤肺也会诱发气喘。同《太阳篇》75条下半节。

太阳病发汗以后，水药不能入口，这是属于误治的逆证。如果再发汗，必将更伤胃阳，脾胃升降失常而致呕吐、泄泻不止。同《太阳篇》76条上半节。

阳明病，原本病人就有自汗出，医生又反复用发汗法治疗，病邪虽大多得到解除，但还遗留轻微心烦不适的症状，病人多有大便干结。之所以会出现大便干结，是由于汗出过多，津液损伤，胃肠津亏干燥的缘故。此时应当询问病人每天小便几次，如果原本每天有三四次小便，如今一天只有两次小便，可以推测大便不久就能解下。因为小便次数减少是津液还于肠胃的标志，肠道得以濡润，就能推断大便很快就会通畅而无需用药治疗。同《阳明篇》203条。

发汗太过，又反复发汗的，阳气大伤，病人出现谵语、脉搏短涩的为死证。如果脉象不短而平和的，不属于死证。同《阳明篇》211条。

伤寒发汗以后，出现全身及目珠发黄，兼见面色晦暗，大便溏泄。之所以这样，是由于汗之太过，脾阳受损，寒湿内生郁滞中焦的缘故，不可以妄用攻下法治疗，应当以温中散寒、除湿退黄为主。同《阳明篇》259条。

平时中焦脾胃虚寒的病人，不能用发汗的方法治疗，如果误用峻汗，则会加重胃中虚寒，甚至导致出现呕吐蛔虫的变证。同《太阳篇》89条。

太阳病，发汗太过，卫外不固，以至于汗出淋漓不止，病人会伴有恶风、小便少而不畅、四肢微急屈伸不利等症状的，当选用桂枝加附子汤。

桂枝加附子汤方

桂枝三两，去皮　芍药三两　甘草二两，炙　生姜三两，切片　大枣十二枚，掰开附子一枚，炮，去皮，破成八片以上六味草药，用七升水，煎煮留取三升，滤去药渣，趁药汁温热的时候服取一升。（旧本为：桂枝汤加附子，调养护理方法同前。）同《太阳篇》20条。

太阳病，先服用桂枝汤后，不仅太阳病诸多症状未解除，反而增添烦闷不舒的症状，可以先针刺风池、风府两穴以疏通经络泄表邪，再次服用桂枝汤，疾病就可以痊愈。同《太阳篇》24条。

服用桂枝汤发汗后，病人出现大汗出、脉象洪大，同时仍伴有恶寒、脉浮等表证的，为病仍在表，可以继续服用桂枝汤，方法同前。如果病人恶寒发热如同得了疟疾一样，一天发作两次的，微微汗出以后疾病就能得到痊愈，宜选用桂枝二麻黄一汤。

桂枝二麻黄一汤方

桂枝一两十七铢，去皮　芍药一两六铢　麻黄十六铢，去节　生姜一两六铢，切片　杏仁十六个，去皮尖　甘草一两二铢，炙　大枣五枚，掰开

以上七味药，用五升水，先放入麻黄，煎煮一二沸腾的时候，去掉药液上面的浮沫，再加入余下的药物，煎煮至留取二升，滤去药渣，趁药汁温热的时候服一升，一天服用两次。（旧本为：桂枝汤二份，麻黄汤一份，合到一起为二升，温服一升，一天服用两次，现合并为一张方。调养护理方法同前。）同《太阳篇》25条。

太阳中风病服了桂枝汤，大汗后，病人出现了严重的口渴，伴心烦、脉象洪大的，为邪传阳明、热盛津伤，应当用白虎加人参汤。

白虎加人参汤方

知母六两　石膏一斤，打碎，绵布包裹　甘草二两，炙　粳米六合　人参三两

以上五味药，用一斗水，煮至粳米熟透后药液即成，滤去药渣，每次趁药汁温热的时候服一升，一天服用三次。同《太阳篇》26条。

伤寒，出现脉浮、自汗出、轻微恶寒，兼有小便频数、心烦、双小腿挛急屈伸不利等症状的，本为素体阴阳两虚之人复感太阳中风，当扶正解表、阴阳双

顾，反而单用桂枝汤解表，这是错误的治疗方法。误服桂枝汤后，病人出现了四肢厥冷、口干咽燥、烦躁不安、呕吐上逆等症状的，应当先给予甘草干姜汤来温复病人的阳气。如果病人服用甘草干姜汤后四肢厥冷得以缓解、双小腿已转复温暖，再服用芍药甘草汤以复其阴，如阴液得复，则挛急的小腿可自由伸展；如果复阳太过，阴伤燥化，邪入阳明燥实，出现谵语、腹胀等症状，可以稍微给病人服用些许调胃承气汤。如果误用桂枝汤反复发汗后，又加用烧针来促进发汗的，阳随汗亡，阳衰阴胜，病属少阴，当用四逆汤。

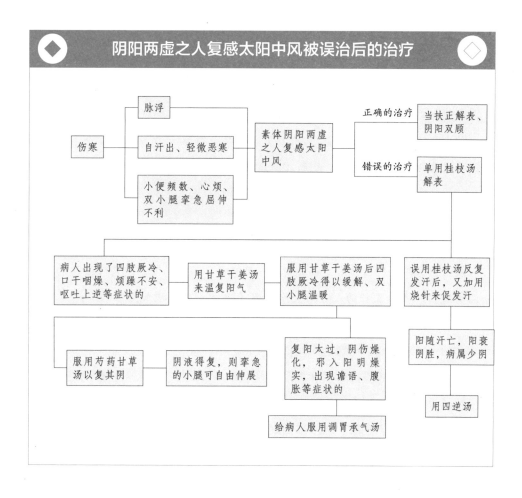

甘草干姜汤方

甘草四两，炙　干姜二两

以上两味药，用三升水，煎煮留取一升五合，滤去药渣，趁药汁温热的时候分两次服用。

芍药甘草汤方

白芍药　甘草各四两，炙

以上两味药，用三升水，煎煮留取一升五合，滤去药渣，趁药汁温热的时候分两次服用。

调胃承气汤方

大黄四两，去皮，用清酒洗　甘草二两，炙　芒硝半升

以上三味药，用三升水，煎煮大黄、甘草，留取一升，滤去药渣，加入芒硝，再次放到火上小火煮沸，趁药汁温热的时候稍稍服用一些。

四逆汤方

甘草二两，炙　干姜一两半　附子一枚，生用，去皮，破成八片

以上三味药，用三升水，煎煮留取一升二合，滤去药渣，趁药汁温热的时候分两次服用。身体强壮的人可用大个的附子一枚，干姜增加至三两。同《太阳篇》29条。

太阳伤寒表实证，已迁延八九日之久，但脉浮紧、无汗、发热、身体疼痛等表证仍在，仍当解表发汗，用麻黄汤。服用麻黄汤以后，病人表证略微减轻，同时出现了心中烦闷、视物不明的症状，严重的时候甚至出现衄血，而衄血后邪气随之外泄，病情得以解除。之所以出现这种情况，是风寒之邪郁闭阳气太过的缘故。同《太阳篇》46条。

太阳伤寒，经发汗法治疗后诸表证得解，半日左右后，病人再次出现发热、汗出、脉浮数者，多为余邪在表未尽或汗后不慎复感外邪，可以再用发汗之法治

疗，宜选用桂枝汤。同《太阳篇》57条。

太阳病发汗后出现身体疼痛，脉象沉迟的，是发汗太过，损伤营气，筋脉失养所致，当选用桂枝加芍药生姜各一两人参三两新加汤。

桂枝加芍药生姜各一两人参三两新加汤方

桂枝三两，去皮　芍药四两　甘草二两，炙　人参三两　大枣十二枚，擘开　生姜四两

以上四味药，用一斗二升水，煎煮留取三升，去掉药渣，趁药汁温热的时候服取一升。（旧本原为：桂枝汤加芍药、生姜、人参。）同《太阳篇》62条。

发汗以后，汗出较多，喘息气促，身体无大热，同时兼有口渴、咳嗽、痰黄、脉数等症状的，是邪热壅肺、肺失宣肃所致，不可以再用桂枝汤了，应当选用麻黄杏仁甘草石膏汤。

麻黄杏仁甘草石膏汤方

麻黄四两，去节　杏仁五十个，去皮尖　甘草二两，炙　石膏半斤，打碎，用绵布包裹

以上四味药，用七升水先煮麻黄，煮耗掉二升水后，撇去药汁上面的浮沫，加入余下药物一起煎煮，最后煮成二升，去掉药渣，趁药汁温热的时候服取一升。（旧本原为：服一黄耳杯。）同《太阳篇》63条。

太阳病发汗太过，汗出太多，导致心阳不足，病人双手交叉于心胸部位，自觉心慌，需按住才能感到舒适的，应当选用桂枝甘草汤。

桂枝甘草汤方

桂枝四两，去皮　甘草二两，炙

以上二味药，用三升水，煎煮留取一升，去掉药渣，一次服完。同《太阳篇》64条。

太阳病发汗太过，损伤心阳，病人自觉脐下筑筑然跳动不安，就如同奔豚即将发作一样，伴有小便不利的，应当选用茯苓桂枝甘草大枣汤。

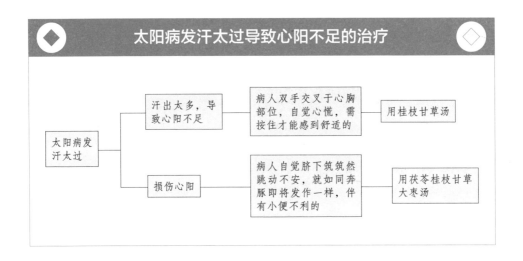

茯苓桂枝甘草大枣汤方

茯苓半斤　桂枝四两，去皮　甘草二两，炙　大枣十五枚，擘开

以上四味药，用一斗甘澜水先煮茯苓，煮耗掉二升水后，加入余下药物一起煎煮，最后煮成三升，去掉药渣，趁药汁温热的时候服取一升，一日服三次。甘澜水的制作方法：把二斗水放入大盆里，用勺子把水舀起再倒入，同时不停翻腾，当水面上出现无数小水珠的时候就可以使用了。同《太阳篇》65条。

发汗以后腹部胀满不适的，为脾虚痰湿阻滞所致，应当选用厚朴生姜半夏甘草人参汤。

厚朴生姜半夏甘草人参汤方

厚朴半斤，炙，去皮　生姜半斤，切片　半夏半升，洗　甘草二两　人参一两

以上五味药，用一斗水，煎煮留取三升，去掉药渣，趁药汁温热的时候服取一升，一日服三次。同《太阳篇》66条。

用发汗法治疗疾病后，病证未得到解除，反而恶寒较前加重，脉象微细，这是阴阳两虚的表现，应当选用芍药甘草附子汤。

芍药甘草附子汤方

芍药三两　甘草三两，炙　附子一枚，炮，去皮，破成八片

以上三味药，用五升水，煎煮留取一升五合，去掉药渣，趁药汁温热的时候分三次服用。同《太阳篇》68条。

发汗以后出现恶寒的，这是正气虚弱的表现；发汗后不恶寒，只发热的，这是邪气内盛的表现，应当调和胃气，泻热通腑，用调胃承气汤。同《太阳篇》70条。

太阳表证发汗以后，大汗出，损伤津液，胃中津液不足，出现烦躁不安、失眠、想要喝水等症状的，可让病人少量频饮水液，使胃气调和，津液恢复，疾病就能痊愈。倘若发汗后出现脉浮、小便不利、少腹胀满、微微发热、口渴而饮水不解等表现的，属蓄水证，当选用五苓散。

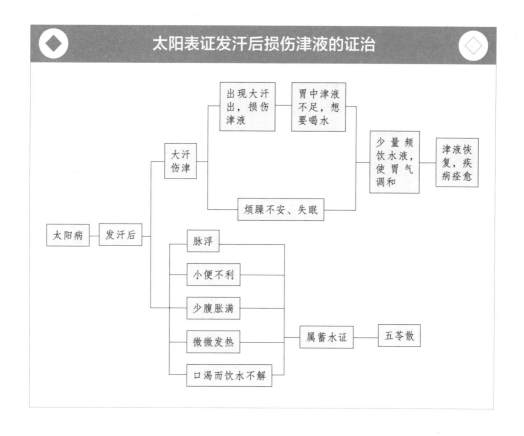

太阳表证发汗后损伤津液的证治

五苓散方

猪苓十八铢，去皮　泽泻一两六铢　白术十八铢　茯苓十八铢　桂枝半两，去皮

以上五味药，捣为散剂，每次用白米汤冲服一寸方匕，一天服用三次。同时嘱咐病人多喝温水，出汗以后疾病就可以痊愈，调养护理方法同平常一样。同《太阳篇》71条。

发汗后，病人脉象浮数，伴见心烦、口渴、小便不利等症状的，应当用五苓散。同《太阳篇》72条。

外感病，症见发热汗出、口渴、小便不利的，应当用五苓散；口不渴、小便通畅的，应当用茯苓甘草汤。

茯苓甘草汤方

茯苓二两　桂枝二两，去皮　甘草一两，炙　生姜三两，切片

以上四味药，用四升水，煎煮留取二升，去掉药渣，趁药汁温热的时候分三次服用。同《太阳篇》73条。

太阳病，误用发汗法治疗，发汗后，病症未解除，病人仍有发热，同时见心悸、头晕目眩、肌肉跳动、肢体颤动欲扑地等表现的，这是内伤少阴，肾阳不足，阳虚水泛，应当用真武汤。

真武汤方

茯苓三两，切片　芍药三两，切片　生姜三两，切片　白术二两　附子一枚，炮，去皮，破成八片

以上五味药，用八升水，煎煮留取三升，去掉药渣，趁药汁温热的时候服七合，一日服用三次。同《太阳篇》82条。

伤寒，经发汗治疗后，表证已解，但脾胃功能尚弱，邪气内陷，停聚中焦阻塞脾胃气机，症见心下胃脘部痞满而硬，按之不痛，嗳气中夹杂未消化食物的酸腐气味，胁下有水气，腹中肠鸣有声，腹泻的，应当用生姜泻心汤。

生姜泻心汤方

生姜四两，切片　甘草三两，炙　人参三两　干姜一两　黄芩三两　半夏半升，洗　黄连一两　大枣十二枚，掰开

以上八味药，用一斗水，煎煮留取六升，滤去药渣，再继续煎煮至留取三升，趁药汁温热的时候服一升，一天服用三次。（附子泻心汤，旧本原为，大黄黄连泻心汤加附子，半夏泻心汤与甘草泻心汤是药物组成相同而名字不同。生姜泻心汤，旧本原为理中人参汤去桂枝、白术加黄连，也是泻肝的治疗方法。）同《太阳篇》157条。

伤寒，症见发热，汗出热不退，心下胃脘部痞满硬结，呕吐兼有腹泻的，可用大柴胡汤。

大柴胡汤方

柴胡半斤　黄芩三两　芍药三两　半夏半升，洗　生姜五两，切片　枳实四枚，炙　大枣十二枚，掰开

以上七味药，用一斗二升水，煎煮留取六升，去掉药渣，再加热浓缩至三升，趁药汁温热的时候服一升，一日服用三次。另一方加大黄二两，如果不加，恐怕就不能算是大柴胡汤了。同《太阳篇》165条。

阳明病，原本已有自汗出，又再行发汗，加之小便自利，津液损伤过多，导致肠中津液亏耗，此种情况即使大便干硬，也不能用攻下法治疗。须等到病人自己有想要排便的感觉时，用蜜煎纳肛来导引通便。此外土瓜根汁和猪胆汁都可以作为导药来辅助通便。同《阳明篇》233条。

太阳病已经三日，用发汗法治疗后病证仍未解除，病人自觉热自内向外蒸腾伴潮热汗出的，是疾病已转属阳明，可用调胃承气汤。同《阳明篇》248条。

病人大汗淋漓，仍发热不退，腹中拘挛急迫，四肢疼痛，同时兼有腹泻、四肢厥冷、恶寒的，为阳衰阴盛，虚阳欲脱的征象，可用四逆汤。同《厥阴篇》353条。

发汗后疾病没有治愈，反而很快出现脘腹胀满疼痛拒按的，为燥热迅速结于胃肠，应当急下存阴，宜选方大承气汤。同《阳明篇》254条。

发汗过多，损伤了阳气导致阳气外脱而出现谵语的，不可用攻下法治疗，可用柴胡桂枝汤，以调和营卫、和解少阳，使邪气得散，经气得畅，津液得通，则疾病就能自行痊愈。

柴胡桂枝汤方

柴胡四两　桂枝一两半，去皮　黄芩一两半　芍药一两半　生姜一两半，切片　大枣六枚，掰开　人参一两半　半夏二合半，洗　甘草一两，炙

以上九味药，用六升水，煎煮留取三升，滤去药渣，趁药汁温热的时候服一升，一天服用三次。

第十八章

辨不可吐

太阳病误用吐法会导致烦热内生。少阴病，如果病位在上，可用涌吐法治疗；如果脾肾阳虚，气不化津，寒饮内停，应当用温法来温化寒饮。

太阳表证，应当出现恶寒发热的症状，治宜发汗解表疾病得解。现如今病人自汗出，脉见关上细数，反而不伴恶寒发热的症状，是医生误用吐法引发的变证。若是得病一两天误用吐法的，腹中虽然有饥饿的感觉，但却没有食欲；若是得病三四天误用吐法的，就会出现不喜欢喝稀粥、想要冷食，早上吃的饭到晚上又吐了出来。这些都是医生误用吐法造成的，因中焦脾胃受损不甚严重，故称之为"小逆"。同《太阳篇》120条。

太阳病应当有恶寒的症状，法当发汗解表得愈。如今病人反而不恶寒，又不愿意多穿衣服，这是因为医生误用吐法以后，导致烦热内生的缘故。同《太阳篇》121条。

少阴病，症见饮食入口后即出现呕吐，心中蕴结不适，想要呕吐却又吐不出来。在刚开始得病的时候就伴有手足厥冷，脉象弦迟有力等症状的，为痰实之邪阻于胸中之证，病位在上，不可用攻下的方法治疗，应当因势利导，用涌吐法治疗。如果脾肾阳虚，气不化津，寒饮内停，结于胸膈而出现干呕的，那就不能用涌吐法了，应当用温法来温化寒饮。同《少阴篇》324条。

第十九章

辨可吐

　　胸中有邪气阻滞的疾病，应当用涌吐的方法治疗；上焦有痰涎或宿食等实邪阻滞可用涌吐法；痰实之邪阻于胸中之证，可用涌吐法治疗。达到涌吐的效果后就应当停药。

春季适宜用吐法，这是吐法使用的一般原则。

凡是服用涌吐汤药的病人，达到涌吐的效果后就应当停药，不必将全剂服完，以免过服伤正。

病有发热、汗出、恶风等类似桂枝汤证的疾病，但却无头痛、颈项部僵硬不舒等表现，寸脉略有浮象，病人自觉胸中痞满硬结，似有气上冲至咽喉，呼吸不畅，这是胸中有邪气阻滞的缘故，应当用涌吐的方法治疗。同《太阳篇》166条。

上焦有痰涎或宿食等实邪阻滞，症见胸中郁闷疼痛，想让人按压，按后有痰涎唾沫吐出，不能进食，一天腹泻达十余次，脉象反而为迟脉，且寸口脉微滑，可用涌吐法，呕吐后上焦得通，气机通畅，腹泻就可以自行停止。

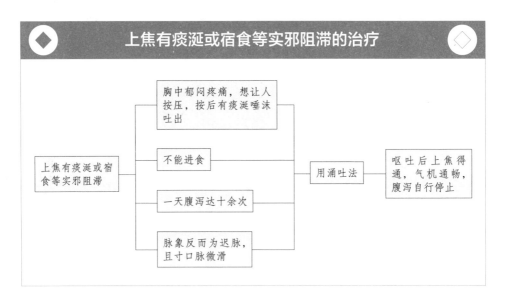

少阴病，饮食入口后即出现呕吐，心中蕴结不适，想要呕吐却又吐不出来，为痰实之邪阻于胸中之证，应当因势利导，用涌吐法治疗。同《少阴篇》324条。

宿食滞留于上腹部的，应当用涌吐法。

病人出现手足厥冷，脉象突然出现结脉，这是有实邪结聚在胸中的缘故。兼有心下胃脘部满闷、烦躁不安、想要进食却又吃不下东西的病人，治疗时应当用涌吐法。

第二十章

辨不可下病脉证并治

　　凡是表有实邪的病证，不可用攻下法治疗。根据脉象
及症状等判断是否为虚证，凡是各种虚证，如阳气虚弱或
阴血亏虚、虚寒类厥逆的，均不可用攻下法治疗。

关脉浮取濡、沉取弱，同时微脉见于寸部，涩脉见于尺部。寸脉微主阳气不足，尺脉涩主阴血亏虚。阳气虚弱而又兼阴血亏虚，就容易出现多汗、烦躁不安、形寒怕冷、四肢厥冷的表现。阳虚不能用攻下法治疗，如果误用攻下法，就会导致心下胃脘部痞塞硬满的变证。

肚脐右侧有气筑筑然跳动的感觉，是肺气虚弱的表现，不可以攻下。如果误用下法，就会导致津液内竭，出现咽喉与鼻中干燥、头目昏眩、心慌等变证。

肚脐左侧有气筑筑然跳动的感觉，是肝气虚弱的表现，不可以攻下。如果误用下法，就会导致腹中拘挛疼痛，不能进食。气筑筑然跳动更加严重，虽然身上发热，却仍要蜷缩躺卧方觉舒适。

肚脐上方有气筑筑然跳动的感觉，是心气虚弱的表现，不可以攻下。如果误用下法，就会导致阴虚内热，出现手足心烦热、全身发凉等。

肚脐下方有气筑筑然跳动的感觉，是肾气虚弱的表现，不可以攻下。如果误用下法，就会导致肾阳更虚，阴寒更甚，出现腹部胀满、突然站起就会感到头晕、进食就会泻下不消化食物、心下胃脘部痞满等变证。

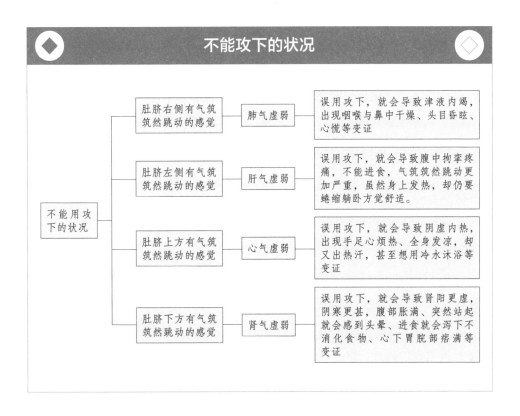

咽喉闭塞的病症，不可用攻下法治疗。如果误攻，就会导致头重脚轻、不能下咽汤水，蜷曲躺卧，身体拘急疼痛，腹泻一天达数十次的变证。

凡是表有实邪的病证，不可用攻下法治疗。误用攻下会导致身体轻微发热、脉搏摸不到、四肢厥冷、脐周发热等变证。

凡是各种虚证，不可用攻下法治疗。如果误用攻下就会导致口渴严重。如果是口渴引饮水的，为阳气未竭，其预后相对较好，容易治愈；如果口渴却不欲饮水的，为阳气已竭，病情严重。

关脉浮取而濡、沉取而弱，同时弦脉见于寸部，微脉见于尺部。寸脉弦主阳气扰动于上，尺脉微是阴寒内盛于下，这就是上实下虚，所以病人喜欢温暖之处。脉象微弦主阳气虚弱，所以不可攻下。脉象微，症见咳嗽咯痰，为阳气虚弱，水寒上犯肺所致，不可攻下，如果误用攻下，咳嗽虽然停止，但会导致腹泻不止，胸中疼痛就像有虫子咬啮一样，粥刚入口就想吐出来，小便不通畅，两胁肋部拘急疼痛，喘息气促，呼吸困难，颈部及项背部拘紧不舒，肩臂部麻木不仁。如果虚寒非常严重，则会出现身体冰冷，反而汗出，双目视物不明，自言自语，喋喋不休，食欲反而旺盛，饮食增多，这就是除中证，此时病人虽然想说话，但舌头已经僵硬不灵活了。

关脉浮取濡、沉取弱，同时浮脉见于寸部，数脉见于尺部。寸脉浮主阳气虚弱，尺脉数是阴血不足。阳气虚弱失于温煦固护，所以自汗出而恶寒；阴血亏虚不能濡润温养，所以身体疼痛、发抖寒战。如果关部脉象微弱，为中气虚衰，症见胸中憋闷、喘息气促、汗出、呼吸困难、呼吸时牵引胸胁疼痛，有时就好像得了疟疾一样寒战。医生以为是里实热证而误用攻下治疗，结果出现了脉数、发热、狂奔疾走如见鬼状、心下胃脘部痞塞、小便淋漓不尽、少腹部硬满、尿血等变证。

脉象濡紧，濡主卫阳虚弱，紧主营阴受寒。阳气不足，风邪乘虚侵及卫分，出现发热恶寒等症状；营阴受寒邪内侵，上犯于胃，胃中虚冷，出现轻微呕吐、心烦不安等症状。为阳虚兼表证，治疗应当温阳解表。医生却认为是表热过盛，单用解肌发汗，导致大汗出，虚阳外越，故见烦躁不安，心下胃脘部痞满坚硬。因表里俱虚，所以病人会有突然起立时头晕目眩、肌肤发热、抑郁、失眠等症状，医生却不知是胃中虚寒、下焦寒邪尤甚的缘故，反而用冷水浇灌病人，虽然体表之热立即退去，却引起振寒战慄，需衣被取暖，过暖又导致大汗出、头晕眼花、全身筋肉跳动震颤、小便轻微不畅等变证。此时里寒因用冷水浇灌变得更加严重，出现腹泻不止、泻下夹有不消化食物、剧烈呕吐、脱肛、坐卧不安、手足厥冷、身上发凉、心中烦躁的症状。这个时候如果不及时治疗，就无法挽救了。

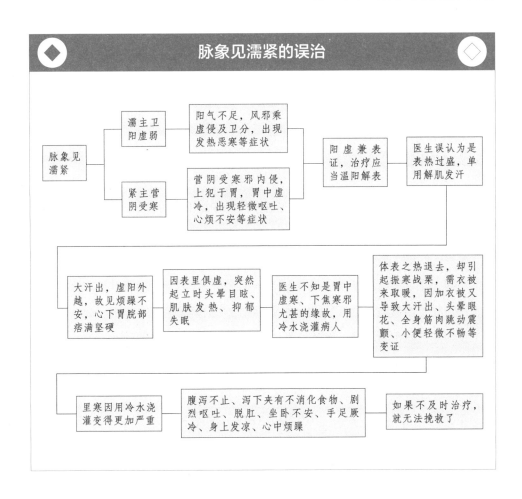

脉象见濡紧的误治

脉象见濡紧 ──
- 濡主卫阳虚弱 ── 阳气不足，风邪乘虚侵及卫分，出现发热恶寒等症状
- 紧主营阴受寒 ── 营阴受寒邪内侵，上犯于胃，胃中虚冷，出现轻微呕吐、心烦不安等症状

阳虚兼表证，治疗应当温阳解表 ── 医生误认为是表热过盛，单用解肌发汗

大汗出，虚阳外越，故见烦躁不安，心下胃脘部痞满坚硬 ── 因表里俱虚，突然起立时头晕目眩、肌肤发热、抑郁失眠 ── 医生不知是胃中虚寒、下焦寒邪尤甚的缘故，用冷水浇灌病人 ── 体表之热退去，却引起振寒战栗，需衣被来取暖，因加衣被又导致大汗出、头晕眼花、全身筋肉跳动震颤、小便轻微不畅等变证

里寒因用冷水浇灌变得更加严重 ── 腹泻不止、泻下夹有不消化食物、剧烈呕吐、脱肛、坐卧不安、手足厥冷、身上发凉、心中烦躁 ── 如果不及时治疗，就无法挽救了

脉象浮大，浮而有力主邪气盛实，大而中空主气血亏虚。阴随血亏，阴虚则阳亢。如果膀胱空虚，阳热乘虚下陷，小便应当黄赤短涩，现如今小便反而通畅，又兼见大汗出。按理说汗出应是卫阳虚弱导致，实际上是邪气盛实，逼迫津液大量外泄所致。邪实煎熬营血导致营阴耗竭，出现口干心烦、失眠、肌肉消瘦等症状。如果此时医生再用峻猛药攻下，会使阴液更伤，导致阴竭而阳脱，病人出现泻下积垢如同污泥的变证，预后凶险，多会导致死亡。

病人脉象浮而紧，浮为风邪袭表，紧为寒邪外束，感受风邪则损伤卫气，感受寒邪则营阴受损。风寒之邪同时伤人，则营卫功能失调，出现全身骨节剧烈疼痛的表现，可用发汗解表法，而不能攻下。

趺阳脉象迟而缓，主胃气调和，是无病之脉。如果趺阳脉象浮而数，浮主胃气受损，数主脾气被伤，浮数即脾胃损伤。但这并不是病人原本就脾胃虚弱，而是医生误用攻下法所造成的。误下损脾伤胃，营卫之气内陷，趺阳脉由数变微，但浮脉仍在，由于脾虚运化失常，气滞腹中，所以会出现大便硬结，得嗳气腹胀略减的症状；脉仍浮提示邪气独留于胃中，所以即使腹中饥饿也不能消化水谷饮食，伴潮热、口渴表现。只有当数脉转为迟缓，而且脉搏频次的变化与疾病病情变化相同时，病人才会有饥饿感且能进食，这是脾胃功能恢复正常的表现。如果病人脉数始终存在，为邪热稽留不去，时间久了就会变生恶疮。同《辨脉法》21条。

脉象为数的，如果邪气不除，数脉也会持续存在。如果数脉中而见歇止，是邪气结滞、正气郁结的征象。正气郁结于里，邪气留滞于表。所以见数脉不能用攻下法治疗，如果误用攻下，就会导致出现心烦、腹泻不止的变证。

少阴病，脉象为微脉，脉微为阳气虚弱的征象，不可用发汗法治疗。如果本已阳气虚弱，又见尺脉涩弱的，表明阴血已虚，此时不但不可发汗，也不能用攻下法治疗。同《少阴篇》286条。

脉象浮大，为表实邪盛，当用发汗法治疗。医生却反而用攻下法治疗，这是严重的治疗错误。

 不能攻下的脉象

脉象	病证	误用攻下的后果
关脉浮取濡、沉取弱，同时微脉见于寸部，涩脉见于尺部	寸脉微主阳气不足，尺脉涩主阴血亏虚	导致心下胃脘部痞塞硬满的变证
关脉浮取濡、沉取弱，同时弦脉见于寸部，微脉见于尺部	寸脉弦主阳气扰动于上，尺脉微是阴寒内盛于下，这就是上实下虚	导致腹泻不止，胸中疼痛就像有虫子咬，粥刚入口就想吐出来，小便不通畅，两胁肋部拘急疼痛，喘息气促，呼吸困难，颈部及项背部拘紧不舒，肩臂部麻木不仁

脉象	病证	误用攻下的后果
关脉浮取濡、沉取弱，同时浮脉见于寸部，数脉见于尺部	寸脉浮主阳气虚弱，尺脉数是阴血不足	导致出现脉数、发热、狂奔如见鬼、心下胃脘部痞塞、小便淋漓不尽、少腹部硬满、尿血等变证
脉象浮大	浮而有力主邪气盛实，大而中空主气血亏虚	导致阴竭而阳脱，病人出现泻下积垢如同污泥的变证，预后凶险，多会导致死亡
病人脉象浮而紧	浮为风邪袭表，紧为寒邪外束	——
数脉中而见歇止	邪气结滞、正气郁结	导致出现心烦、腹泻不止的变证
脉象浮大	表实邪盛	——

脉象浮而大，浮为邪气在表，大为里有邪实。症见胃脘部痞满硬结，如果热邪内结成实，兼有大便干硬等症状的，可用攻下，不可用发汗；如果里实尚未完全形成，病势偏于表，则应当先发汗，不可用攻下或者渗利小便之法。因为小便多会损伤津液，大便就会更燥结。邪热在表的适合用发汗法治疗，如果汗出透彻，邪随汗出，疾病就会随热退而痊愈；如果汗出不透彻，热不得汗而外泄，津液受损，就会出现大便困难。如果又兼见迟脉，因迟脉主寒，那就还不可以攻下。同《辨脉篇》26条。

太阳与阳明并病，在太阳病刚开始的时候，应发汗解表，但由于病重药轻或药不对症等原因，导致发汗不彻底，表邪未得解，邪气入里，进而转属阳明，于是便出现了微微自汗、不恶寒等症状。如果二阳并病，而太阳表证尚未解除者，宜先表后里，切不可贸然攻下，如果误用攻下会导致表邪内陷，引发变证。同《太阳篇》48条上半节。

结胸证如果病人脉象浮大的，切不可妄用峻下逐邪之法，否则会导致病人死亡。同《太阳篇》132条。

太阳与阳明合病，出现气喘和胸闷症状的，不可用攻下法。同《太阳篇》36条。

太阳与少阳合病，症见心下胃脘部痞满硬结、颈项部僵紧不舒、头晕目眩的，切不可轻易用攻下。同《太阳篇》171条。

凡是虚寒类厥逆的病人，都不可用攻下，平时体质虚弱的病人也是一样。同《厥阴篇》330条。

病人出现想要呕吐的症状，不能用攻下法治疗。

太阳病，表证没有解除的时候，不可用攻下之法，此时若先行使用攻下法，易使表邪内陷，产生变证，属于误治的范畴。同《太阳篇》44条。

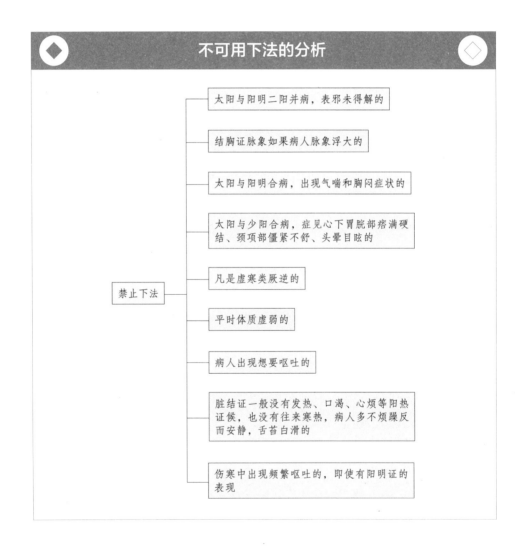

不可用下法的分析

禁止下法

- 太阳与阳明二阳并病，表邪未得解的
- 结胸证脉象如果病人脉象浮大的
- 太阳与阳明合病，出现气喘和胸闷症状的
- 太阳与少阳合病，症见心下胃脘部痞满硬结、颈项部僵紧不舒、头晕目眩的
- 凡是虚寒类厥逆的
- 平时体质虚弱的
- 病人出现想要呕吐的
- 脏结证一般没有发热、口渴、心烦等阳热证候，也没有往来寒热，病人多不烦躁反而安静，舌苔白滑的
- 伤寒中出现频繁呕吐的，即使有阳明证的表现

病发于表应当发汗解表，医生反用攻下，邪热内陷与痰水相结而形成结胸证；病发于里，如非阳明腑实证不可轻易攻下，误用攻下会损伤脾胃，气机升降失常结于心下胃脘部，形成痞证。同《太阳篇》131条上半节。

脉象浮紧为太阳伤寒的脉象，本应解表发汗，医者误用攻下，导致表邪入里，气机闭塞而形成痞证。同《太阳篇》151条。

凡病属阳气亢盛导致的发热，不可用攻下。误下会引起心下胃脘部痞满坚硬的变证。

平时脾胃虚弱的病人，如果误用攻泄里热的方法，多会导致干呕的变证发生。

阳虚阴盛所导致的大便硬结，不可用攻下法。如果误用攻下，就会引起腹泻夹杂不消化食物、脘腹胀满等变证。

太阴病的主要证候表现是脘腹胀满、呕吐、不能进食、泻越来越严重，有时腹部疼痛。如果误用攻下，多会导致胸下痞满结硬。同《太阴篇》273条。

厥阴病的主要证候特点是消渴、自觉气上冲心胸、心下胃脘部灼热疼痛，虽然有饥饿感但又不想吃东西，如果勉强进食会出现呕吐或者吐蛔虫，如果误用攻下，又会出现腹泻不止的变证。同《厥阴篇》326条。

少阴病，症见饮食入口即吐，想要呕吐却又吐不出来。在刚开始得病的时候就伴有手足厥冷、脉象弦迟有力等症状的，为痰实之邪阻于胸中之证，病位在上，不可用攻下的方法治疗。同《少阴篇》324条上半节。

伤寒，五六天而没有胸胁满闷、胃脘部痞硬等结胸证的表现，病人腹部柔软，脉象虚弱，又兼见四肢厥冷的，这是血虚所致，不可用攻下法治疗。如果妄投攻下，会使血虚更加严重，甚至会导致死亡。同《厥阴篇》347条。

误用下法引起的变证

证候特点	误用下法的后果
病发于表应当发汗解表	结胸证
病发于里，如非阳明腑实证	痞证
脉象浮紧为太阳伤寒的脉象，本应解表发汗	痞证
凡病属阳气亢盛导致的发热	引起心下胃脘部痞满坚硬的变证
平时脾胃就虚弱的病人	干呕
阳虚阴盛所导致的大便硬结	引起腹泻夹杂不消化食物、脘腹胀满等变证
太阴病，脘腹胀满，呕吐，不能进食，腹泻越来越严重，有时腹部疼痛	导致胸下痞满结硬
厥阴病，消渴，自觉气上冲心胸，心下胃脘部灼热疼痛，饥饿但不想吃东西，勉强进食会出现呕吐或者吐蛔	出现腹泻不止的变证
伤寒，五六天而没有胸胁满闷、胃脘部痞硬等结胸证的表现，病人腹部柔软，脉象虚弱，又兼见四肢厥冷的	使血虚更加严重，甚至会导致死亡

伤寒，症见发热、头痛、轻微出汗，属阳明里热证。如果误用发汗，导致里热更加严重，出现神志昏愦、不能识人的变证；如果误用火熏，则火邪内迫，出现喘息气促、小便不通畅、脘腹胀满等变证；如果误用攻下，津液随泻下而耗伤，出现气短、小便困难、头痛、项背拘急不舒等变证；如果误用温针，会导致热盛动血，出现鼻衄等变证。

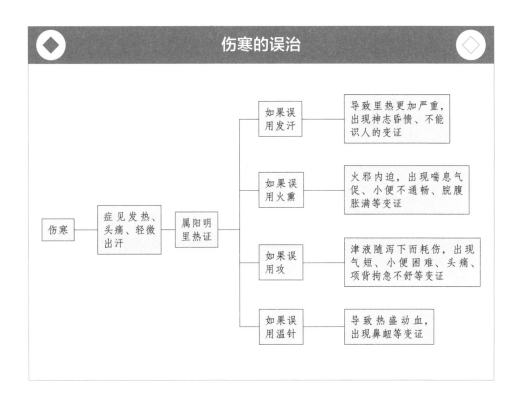

伤寒，寸关尺三部脉象俱紧，症见发热恶寒的，属太阳表实证。如果少阴阳气内虚，会出现厥脉。所谓厥脉，是指脉象刚开始来时较大，然后逐渐变小，再来时又逐渐变大。出现这种脉象的病人，多见恶寒严重，身体微微出汗，咽喉疼痛。如果热象重的，就伴有双目发红、眼内血络充斥、视物不清等症状，此时如果医生再发汗，就会导致咽喉损伤破溃；如果再攻下，就会导致双目难睁，寒邪偏重的会出现腹泻夹有不消化食物的症状，热象偏盛的就会出现泻下脓血便的情况；如果误用火熏，会出现全身皮肤发黄；如果用火熨法，就会出现口咽干燥。以上这些情况，如果兼有小便通畅的，尚还可以治疗；如果兼有小便困难的，则属危候。

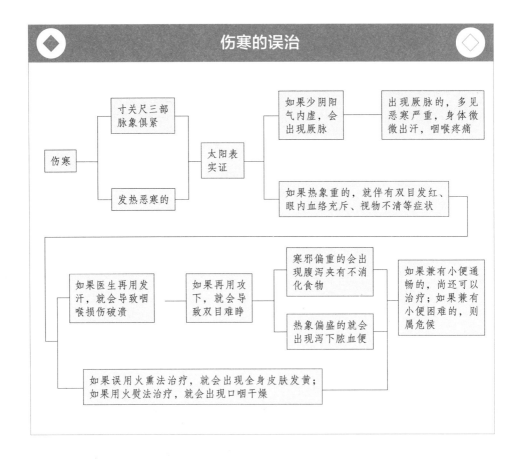

伤寒，症见发热、口中热气喷然而出、头痛、双眼发黄、鼻衄不止等表现，想要喝水的，饮水后多会出现呕吐；不愿意喝水的，就会伴见手足厥冷。如果此时误用攻下，就会导致咽喉溃烂生疮；如果手足温暖，则会出现脓血便、里急后重。对于头痛及眼睛发黄的病人，如果误用攻下，就会导致双目紧闭难以睁眼。对于想要喝水的病人，如果误用攻下，就会导致厥脉、声音微弱、咽喉哽塞；如果误用发汗，就会导致阴阳俱虚，出现畏寒战栗。对于不愿意喝水的病人，如果误用攻下，导致阴寒内盛，出现不想进食、大便夹有不消化食物的症状；如果误用发汗，会引起口舌生疮、烦躁不安、舌苔白腻等变证。此外，如果脉象见数实，伴有六七天不排便，是热郁于内，以后会出现便血，倘若再发汗，则会引起小便自遗。

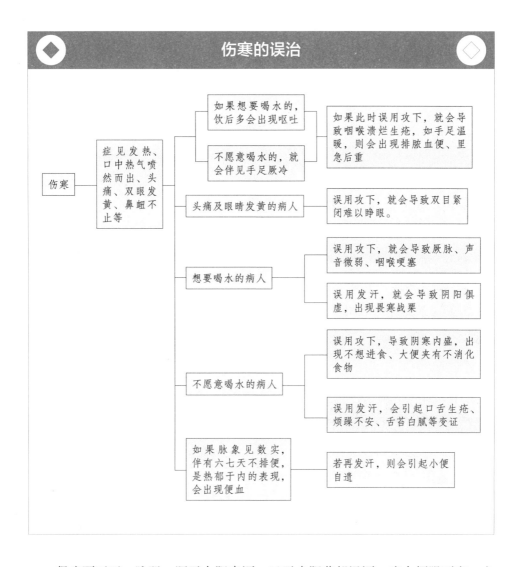

伤寒的误治

伤寒 —— 症见发热、口中热气喷然而出、头痛、双眼发黄、鼻衄不止等

- 如果想要喝水的，饮后多会出现呕吐 —— 如果此时误用攻下，就会导致咽喉溃烂生疮，如手足温暖，则会出现排脓血便、里急后重
- 不愿意喝水的，就会伴见手足厥冷
- 头痛及眼睛发黄的病人 —— 误用攻下，就会导致双目紧闭难以睁眼。
- 想要喝水的病人
  - 误用攻下，就会导致厥脉、声音微弱、咽喉哽塞
  - 误用发汗，就会导致阴阳俱虚，出现畏寒战栗
- 不愿意喝水的病人
  - 误用攻下，导致阴寒内盛，出现不想进食、大便夹有不消化食物
  - 误用发汗，会引起口舌生疮、烦躁不安、舌苔白腻等变证
- 如果脉象见数实，伴有六七天不排便，是热郁于内的表现，会出现便血 —— 若再发汗，则会引起小便自遗

得病两三天，脉弱，既无太阳表证，又无少阳柴胡汤证，病人烦躁不安、心下胃脘部痞满硬结。迁延到四五天，纵然能进食，也只能用小剂量小承气汤来微微调和胃气，使疾病稍微缓解；到第六天时再给予小承气汤一升来通腑泄热。如果病人六七天没有大便，且不能进食，但小便少，表明津液尚能还于胃肠，不是燥屎内结，大便也只是初头硬结，后段稀溏，如果此时攻下必然便溏不止，故要等到小便通畅，大便硬结，此时方可攻下。同《阳明篇》251条。

脏结证一般没有发热、口渴、心烦等阳热症状，也没有往来寒热，病人不烦

躁反而安静，舌苔白滑，不能攻下。同《太阳篇》130条。

伤寒中出现频繁呕吐的，即使有阳明证的表现，也不能攻下。同《阳明篇》204条。

阳明病，症见潮热的，为阳明腑实已成，即使大便只是略微干硬，也可用大承气汤；但如果大便不硬结，即使有潮热也不能用大承气汤。如果病人没有潮热，但已经六七天没有大便了，怀疑已有燥屎内结于肠道，判断的方法是：给病人服用小剂量的小承气汤。如果服药后排气的，这是有燥屎内结的表现，可用大承气汤攻下；如果服药后没有排气，仅仅是大便刚开始硬，后段稀溏，那就不能攻下了，若强行攻下则会出现脘腹胀满、不思饮食、饮水后干呕的变证。如果燥屎内结经攻下治疗后，病人又出现发热的，这是邪热再次燥结成实，大便再次干硬但量偏少，可用小承气汤来调和胃气。假如服用小承气汤后没有排气的，则千万不可攻下。同《阳明篇》209条。

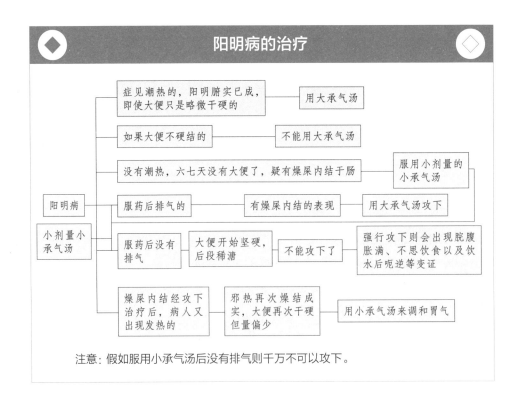

阳明病的治疗

症见潮热的，阳明腑实已成，即使大便只是略微干硬的	→	用大承气汤
如果大便不硬结的	→	不能用大承气汤
没有潮热，六七天没有大便了，疑有燥屎内结于肠	→	服用小剂量的小承气汤

阳明病 / 小剂量小承气汤

服药后排气的	有燥屎内结的表现		用大承气汤攻下
服药后没有排气	大便开始坚硬，后段稀溏	不能攻下了	强行攻下则会出现脘腹胀满、不思饮食以及饮水后呃逆等变证
燥屎内结经攻下治疗后，病人又出现发热的	邪热再次燥结成实，大便再次干硬但量偏少		用小承气汤来调和胃气

注意：假如服用小承气汤后没有排气则千万不可以攻下。

太阳伤寒或中风证，本应发汗而解，医者却误用攻下，导致脾胃损伤，病人就出现了腹泻，一天多达十余次，泻下不消化食物，腹中肠鸣，心下胃脘部痞满而硬，干呕，心中烦躁不得安宁。医者见到心下痞，便误认为是邪热内结，尚未除尽，又用攻下，导致病人胃脘部痞满的感觉日益加重。这并不是胃肠实热阻滞，而是由于脾胃气虚，虚气上逆，才会造成胃脘部痞满硬结，可用甘草泻心汤。

甘草泻心汤方

甘草四两，炙　黄芩三两　干姜三两　半夏半升，洗　大枣十二枚，掰开　黄连一两

以上六味药，用一斗水，煎煮留取六升，滤去药渣，再继续煎煮至留取三升，趁药汁温热的时候服一升，一天服用三次。同《太阳篇》158条。

腹泻而见脉象大的，属正气虚弱，这是医者强行攻下所造成的。假如脉象浮革，并见肠鸣的，为血虚里寒，可用当归四逆汤。

当归四逆汤方

当归三两　桂枝三两，去皮　芍药三两　细辛三两　甘草二两，炙　通草二两　大枣二十五枚，掰开（也有一法用十二枚）

以上七味药，用八升水，煎煮留取至三升，滤去药渣，趁药汁温热的时候服一升，一天服用三次。

阳明病，病人满面通红的，不能攻下。如果误用攻下，多会导致发热、全身发黄及小便不畅。同《阳明篇》206条。

阳明病，症见心下胃脘部痞满硬结的，不能攻下。假如误用攻下，便会损伤脾胃而致腹泻。如果腹泻不能停止的，则会出现生命危险；如果腹泻能自行停止，提示疾病能够痊愈。同《阳明篇》205条。

阳明病，原本已有汗出，又再行发汗，加之小便自利，津液损伤过多，导致

肠中津液亏耗，此种情况即使大便干硬，也不能攻下。须等到病人自己有想要排便的感觉时，用蜜煎纳肛门中来导引通便。此外土瓜根汁和猪胆汁都可以作为导引药来辅助通便。同《阳明篇》233条。

第二十一章

辨可下病脉证并治

秋季常用攻下法。攻下法用汤药效果好，达到泻下的效果后即停药。阳明腑实证及阳明与少阳合病常用攻下法，常用方剂为大承气汤、小承气汤、调胃承气汤及大柴胡汤等。

秋季适宜用攻下法，这是下法使用的一般原则。

凡攻下，使用汤剂的效果要比丸剂、散剂明显，达到泻下的效果后就应当停药，不必将全剂服完。

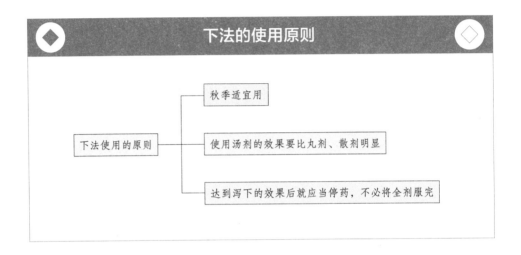

阳明腑实证，症见发热、出汗多的，应急以攻下，可用大柴胡汤。

大柴胡汤方

柴胡半斤　黄芩三两　芍药三两　半夏半升，洗　生姜五两，切片　枳实四枚，炙　大枣十二枚，掰开

以上七味药，用一斗二升水，煎煮留取六升，去掉药渣，再加热浓缩至三升，趁药汁温热的时候服一升，一日服用三次。另一方加大黄二两，如果不加，恐怕就不能算是大柴胡汤了。

少阴病，得病两三天，病人有口燥咽干，伴有脘腹胀满硬结疼痛，不解大便等里实证表现的，为燥热内结，灼伤真阴，应当急攻泻下存阴，宜选方大承气汤。

大承气汤方

大黄四两，用米酒洗 厚朴半斤，炙，去皮 枳实五枚，炙 芒硝三合

以上四味药，用一斗水，先煮厚朴、枳实，煎煮留取五升，滤去药渣，加入大黄再继续煎煮留取二升，滤去药渣，最后加入芒硝，再次放到火上用小火煮至一二滚，趁药汁温热的时候分两次服用。服药后如果大便已解，则不用再继续服药。同《少阴篇》320条。

少阴病，已经六七天，病人症见脘腹胀满，腹满不减，不排大便，口干舌燥的，为热化日久灼伤肾阴，腑气不通所致，应当急攻下存阴，宜选方大承气汤。同《少阴篇》322条。

少阴病，病人腹泻，下利清水不夹渣滓，颜色纯青，同时伴有脘腹满硬疼痛、口燥咽干的，为燥热内盛，热结旁流，应当急攻下存阴，宜选方大承气汤。同《少阴篇》321条。

少阴病，寸关尺三部脉象都平实有力，触按心下胃脘部坚硬的，是阳明燥屎内结、热结旁流之证，应当急下，宜选方大承气汤。

少阴病，脉象迟而滑，是里有实邪、热结旁流之证，实邪不去，腹泻就不会停止，应当用攻下法治疗，宜选方大承气汤。

阳明与少阳合病，燥热下迫大肠，病人多会出现腹泻。如果脉象滑数而大，即阳明腑实之脉，为木不乘土，是顺证；如果脉象弦直，即少阳之脉，为木旺乘土，是逆证。若脉象滑数有力，伴潮热、脘腹胀满疼痛的，为阳明燥屎内结，应当用攻下法治疗，宜选方大承气汤。同《阳明篇》256条。

问：怎样来判断病人是否有宿食内停？

答：病人寸口脉象浮大，沉取反涩，尺脉微而涩，这样就能判定有宿食内停，应当用攻下法治疗，宜选方大承气汤。

症见腹泻伴不欲食的，是宿食内停的表现，应当用攻下法治疗，可用大承气汤。

腹泻痊愈后，到了下一年的同一时间又再次发作，这是病邪没有除尽的缘故，应当用攻下法治疗，可用大承气汤。

症见脘腹胀满疼痛者，这是实邪内阻之证，应当用攻下法治疗，可用大承气汤或大柴胡汤。

腹泻，脉象反滑者，是内有宿食之象，用攻下法治疗就可痊愈，可用大承气汤。

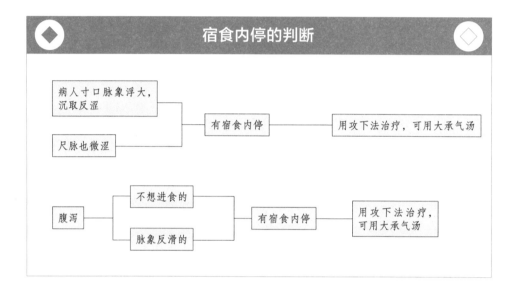

脘腹胀满持续不见缓解，即使有所减轻也微不足道，这是内有实邪，应当用攻下法治疗，可用大承气汤或大柴胡汤。

患伤寒后，脉象沉实有力，是内有实邪的表现，攻下后疾病就能解除，可用大柴胡汤。

伤寒六七天，既无发热恶寒等表证，又无潮热谵语等里证，病人双目视物不清、眼球转动不灵活、排便困难、轻微发热的，这是燥屎内结成实，伴阴精欲竭的证候，应急下存阴，宜选方大承气汤或大柴胡汤。同《阳明篇》252条。

太阳表证，邪气仍未得到解除，寸关尺三部脉俱隐伏不见，正气抗邪外出时必然先寒战，继而发热，通身汗出而得解。若只见寸脉微动的，说明邪气在表，当先发汗解表，疾病就可以得到治愈；若仅仅见尺脉微弱的，说明邪气在里，当泻下攻里，疾病就可以得到治愈，宜选方大承气汤。同《太阳篇》94条。

左右两侧的脉象都弦迟的，为寒饮内停，病人多伴有心下胃脘部痞满硬结。脉象大而紧的，是阳盛邪实之象，可用攻下法治疗，宜选方大承气汤。

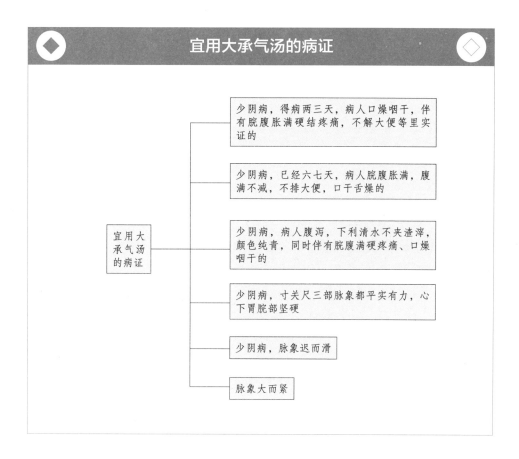

宜用大承气汤的病证

宜用大承气汤的病证

- 少阴病，得病两三天，病人口燥咽干，伴有脘腹胀满硬结疼痛，不解大便等里实证的

- 少阴病，已经六七天，病人脘腹胀满，腹满不减，不排大便，口干舌燥的

- 少阴病，病人腹泻，下利清水不夹渣滓，颜色纯青，同时伴有脘腹满硬疼痛、口燥咽干的

- 少阴病，寸关尺三部脉象都平实有力，心下胃脘部坚硬

- 少阴病，脉象迟而滑

- 脉象大而紧

患结胸证的病人，除胸腹满硬疼痛外，还有颈项部强直，不能俯仰，同时还有汗出、发热等类似柔痓症状，用泻下的方法治疗就能痊愈。同《太阳篇》131条下半节。

病人已经发热七八天，没有恶寒、头痛等表证，也没有潮热谵语、脘腹胀满等里证，即使脉象浮数，也可用攻下法治疗，可用大柴胡汤。同《阳明篇》257条上半节。

太阳病已经过了六七天了，仍有表证，脉象微沉，却没有出现结胸证。病人发狂的，是因为有热结在下焦，小腹部也应当痞硬满闷，如果小便通畅的，选用抵当汤破血逐瘀，疾病就能痊愈。之所以会这样，是因为太阳表邪未解随经入里化热，邪热与瘀血结于下焦的缘故。

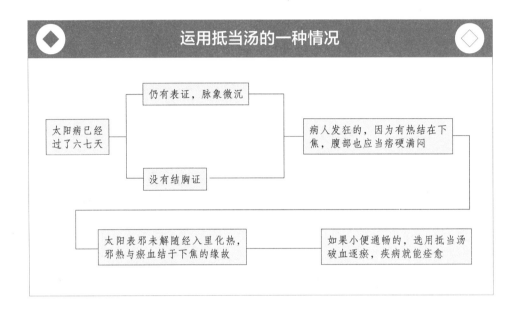

运用抵当汤的一种情况

太阳病已经过了六七天 → 仍有表证，脉象微沉

没有结胸证

病人发狂的，因为有热结在下焦，腹部也应当痞硬满闷

太阳表邪未解随经入里化热，邪热与瘀血结于下焦的缘故

如果小便通畅的，选用抵当汤破血逐瘀，疾病就能痊愈

抵当汤方

水蛭三十个，炒　虻虫三十个，去翅足，炒　桃仁二十个，去皮尖　大黄三两，酒洗

以上四味药，用五升水，煎煮留取三升，滤去药渣，趁药汁温热的时候服一升，如果服药后大便仍未泻下可以继续服用。同《太阳篇》124条。

太阳病，脉象沉结，症见周身发黄、小腹部胀满坚硬，如果伴有小便不利、心烦的，则不是蓄血证；如果伴有小便通畅，病人发狂的，则是蓄血证，应当用抵当汤。同《太阳篇》125条。

外感病，症见发热、小腹胀满，如果是蓄水证者，应当伴见小便不利，如今反而小便通畅的，属下焦蓄血证，应用破血逐瘀的方法治疗，宜选用抵当丸。

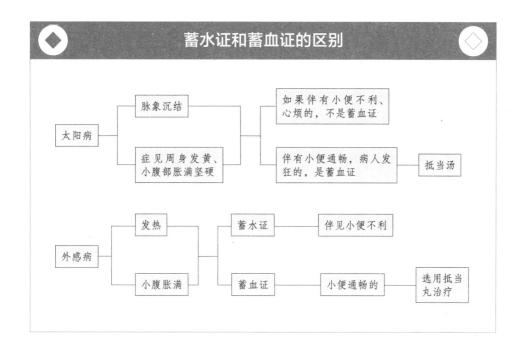

抵当丸方

水蛭二十个，炒　蛀虫二十个，炒，去翅足　桃仁二十五个，去皮尖　大黄三两

以上四味药，捣碎后分成四丸，每次用一升水煮一丸，煮取留至七合，连药渣一起服下。服药24小时应当泻下瘀血，如果不见泻下瘀血的，就再服一次药。同《太阳篇》126条。

阳明病症见发热汗出的，是邪热得以向外发散，湿不能与热相搏结，故不会皮肤发黄。如果发热，仅头部出汗到颈部中止、小便不畅、渴欲饮水的，这是湿热壅滞在中焦，病人多会出现全身肌肤发黄的症状，可用茵陈蒿汤。

茵陈蒿汤方

茵陈蒿六两　栀子十四枚，擘开　大黄二两，去皮

以上三味药，用一斗二升水先煮茵陈，煎煮消耗掉六升水后加入栀子和大黄，再继续煎煮留取至三升，滤去药渣，分三次服用。服药后小便应当通畅，颜色黄赤，像皂荚汁一样。经过一夜，腹胀应当减轻，这是湿热随小便而去的缘

故。同《阳明篇》236条。

阳明证，病人多健忘的，多半是瘀血内停所致。之所以会这样，是因为体内素有瘀血久停，阻滞气机，才会使病人出现健忘的症状。其大便虽然干硬，反而容易排出，大便颜色发黑，宜选用抵当汤来攻下逐瘀治疗。同《阳明篇》237条。

症见汗出、谵语者，是外有太阳表虚证，内有阳明里实证。如果想要攻下，需等待太阳表证解除后才可以；倘若表证未解而攻下太早，导致表邪内陷，里热更盛，病人会出现神志不清、言语错乱，此时用攻下法治疗就能痊愈，可以选用大柴胡汤或大承气汤。同《阳明篇》217条。

阳明病，病人心烦、发热，经过发汗治疗后疾病已经解除。如今再次出现日晡时分发热，就如同得了疟疾一样，属邪传阳明。如果脉实，可用攻下法治疗，宜选方大承气汤或大柴胡汤。同《阳明篇》240条。

阳明病，症见谵语、日晡潮热、不能进食的，是肠中燥屎已成的标志，可用大承气汤来攻下。如果还能进食，只是大便硬结的，可用小承气汤或调胃承气汤来轻下泻热治疗。同《阳明篇》215条。

腹泻病人兼见谵语、脘腹胀满拒按、潮热等表现者，为里有实热燥结，可用小承气汤。

小承气汤方

大黄四两，用米酒洗　厚朴二两，去皮，炙　枳实大的三枚，炙

以上三味药，用四升水，煎煮留取一升二合，滤去药渣，趁药汁温热的时候分两次服用。服第一次药后应当有大便，如果没有就把药服完，如果大便已解，则不用再继续服药。同《厥阴篇》374条。

得病两三天时，脉弱，既无太阳表证，又无少阳柴胡汤证，病人烦躁不安、心下胃脘部痞满硬结。迁延至四五天，纵然能进食，也只能用小剂量小承气汤来微微调和胃气，使疾病稍微缓解；到第六天时再给予小承气汤一升来通腑泄热。如果病人六七天没有大便，且不能进食，但小便少，表明津液尚能还于胃肠，不是燥屎内结，大便也只是初头硬结，后段稀溏，如果此时攻下必然便溏不止；需

等到小便通畅，大便硬结，此时方可攻下，宜选用大承气汤。同《阳明篇》251条。

太阳中风证表证未解，又出现呕吐、腹泻的，为表里同病。应当先解表，待表证解除后方可攻逐内停的水饮之邪。病人症见微微出汗、汗出定时而发，头痛，心下胃脘部痞硬满闷，疼痛连及胸胁部、干呕、气短、汗出而不怕冷的，这是表邪已结而里气未和的征象，属于十枣汤的适应证。

十枣汤方

芫花炒　甘遂　大戟

以上三味药，取各等分，分别捣碎，制成散剂。用一斗半水，先煮十枚皮肉肥厚的大枣，煎煮留取八合，滤去药渣，加入研散的上述药末。身体强壮的人每次服一钱匕，体格瘦弱的人服半钱匕，应当在清晨温服。如果服完药后泻下较少病证不能解除的，第二天服药的时候应当增加半钱；如果服药后很快出现腹泻的，适当食用稀粥调养。同《太阳篇》152条。

太阳病表邪尚未解除，循经入里化热，邪热与瘀血结于下焦，病人出现如似发狂的症状。如果病人能自行泻下瘀血，疾病就能痊愈。如果病人还外有表证没有解除的，暂时还不能攻里，应当先发汗解表；待表邪祛除以后，只有少腹拘急不舒、疼痛胀满等里实症状的，宜选用桃核承气汤。

桃核承气汤方

桃仁五十个，去皮尖　大黄四两　桂枝二两，去皮　甘草二两，炙　芒硝二两

前四味药，用七升水，煎煮留取二升半，滤去药渣，加入芒硝，再次放到火上煮沸后再离火，每次饭前温服五合，一天服三次，服完药后应当会出现轻微下利。同《太阳篇》106条。

伤寒已经七八天，病人皮肤发黄如橘子色，小便不通畅，腹部轻微胀满的，可用茵陈蒿汤。同《阳明篇》260条。

伤寒，症见发热，汗出热不退，心下胃脘部痞满硬结，呕吐兼有腹泻的，可用大柴胡汤。同《太阳篇》165条。

伤寒经过十余天仍未解除，表邪入里化热，又兼见寒热往来的，属于热结于少阳阳明，可用大柴胡汤。同《太阳篇》136条上半节。

仅见结胸证的表现，体表没有明显发热的，这是水饮与邪热结聚于胸胁，只见头部微微出汗，而余处无汗的，属于大陷胸汤的适应证。

大陷胸汤方

大黄六两，去皮　芒硝一升　甘遂一钱匕

以上三味药，用六升水，先煮大黄，煎煮留取二升，滤去药渣，加入芒硝，再煮一两滚，再加入甘遂末，趁药汁温热的时候服一升。同《太阳篇》136条下半节。

伤寒六七天，太阳表邪内传，与停积的水饮相搏结，形成热实结胸证，脉象沉紧，心下胃脘部疼痛拒按，按之如石头一般坚硬，属于大陷胸汤的适应证。同《太阳篇》135条。

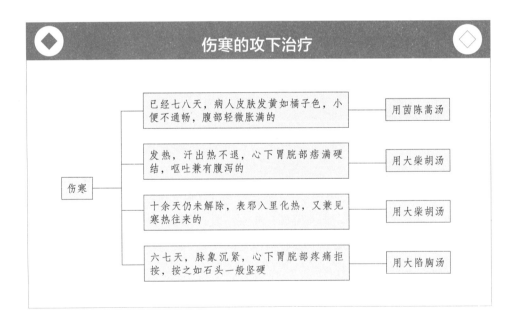

阳明病，病人里热炽盛，汗出过多，津液随汗外泄，胃肠干燥，失于濡润，多见大便干硬，而大便硬结导致腑气不通，邪热上扰心神，则见谵语，属于小承

气汤的适应证。同《阳明篇》213条。

　　阳明病，没有经过涌吐法和攻下法治疗的，病人无呕吐及腹泻，症见心烦不安的，属于调胃承气汤的适应证。

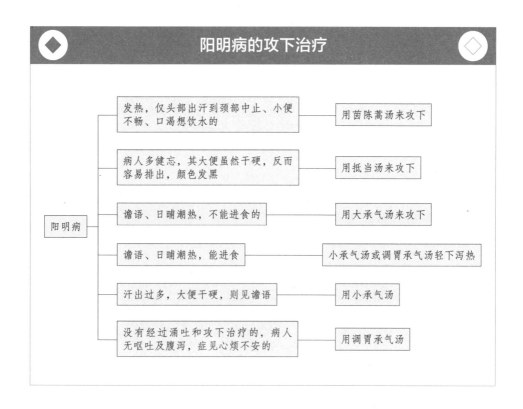

调胃承气汤方

甘草二两，炙　芒硝半斤　大黄四两，酒洗

　　以上三味药，用三升水，煎煮甘草、大黄，留取一升，滤去药渣，加入芒硝，再次放到火上用小火煮至一二滚，趁药汁温热的时候一次服完。同《阳明篇》207条。

　　阳明病，脉象沉迟有力，汗出但不恶寒，同时病人感到身体沉重、气短喘息、脘腹胀满，伴潮热的，提示表证已经解，里实已成，可用攻下法治疗里证了。假如同时伴有手足汗出绵绵不断，这是大便已经硬结的标志，可用大承气汤。如果出汗较多，轻微发热伴有恶寒，但没有潮热的，这是表邪没有解除的表现，不可用承气汤类方。如果腑气不通，腹部胀满明显的，可用小承气汤来调和胃气，切不可用大承气汤类方剂峻猛泻下。同《阳明篇》208条。

阳明病，症见潮热，为阳明腑实已成，即使大便只是略微干硬，也可用大承气汤；如果大便不硬结，即使有潮热也不能用大承气汤。如果病人没有潮热，但已经六七天没有大便了，怀疑已有燥屎内结于肠道，判断的方法是：先给病人服用小剂量的小承气汤。如果服药后排气，这是有燥屎内结的表现，可用大承气汤攻下；如果服药后没有排气，大便仅开头硬，后段多为稀溏，那就不能攻下了，若强行攻下则会出现脘腹胀满、不思饮食以及饮水后干呕等变证。如果燥屎内结经攻下治疗后，病人又出现发热的，这大多是邪热再次燥结成实，大便再次干硬但量偏少，可用小承气汤来调和胃气；但假如服用小承气汤后没有排气，千万不可用攻下法。同《阳明篇》209条。

阳明病，症见谵语、日晡潮热，脉象滑利疾数的，可用小承气汤。如果服用小承气汤一升后出现腹中气转而排气的，可以再继续服用一升；如果不见排气，就不能再服用小承气汤了。假如服药后大便已通，第二天又未解大便，脉象反而微涩的，是气血两虚的表现，属于棘手的证候，不能再用小承气汤了。同《阳明篇》214条。

太阳与阳明并病，太阳表证已经解除，病人只见潮热、手足微微汗出、排便困难和谵语等症状的，属阳明腑实证，用攻下法治疗疾病就能痊愈，宜选方大承气汤。同《阳明篇》220条。

病人症见小便不畅，排便时而费劲时而轻松，有时微微潮热、头晕目眩、喘息不能平躺的，这是肠中燥屎已成的表现，属于大承气汤的适应证。同《阳明篇》242条。

用峻猛攻下法后，病人又出现六七天不大便，烦躁不解，脘腹胀满疼痛的，这是燥屎内结的征象。之所以会这样，是由于体内原本有宿食，与未尽之邪热互结，属于大承气汤的适应证。同《阳明篇》241条。

第二十二章
辨发汗吐下后病脉证并治

太阳、阳明、少阳三经发病，或是经过发汗，或是涌吐，或是泻下后，导致津血亡失。若阴阳能够自我调节，疾病就可以自愈；若不能调节，则会导致表里俱虚等证，需要相应的治疗方法。

老师说：病人脉象微而涩，这是医生误治所造成的。由于误用峻猛发汗损伤其阳，又多次用峻泻攻下耗伤其阴，导致阴阳俱虚，所以病人会出现恶寒，接着又发热，发热恶寒交替发作没有休止，在天气炎热的夏天却想多穿衣服，在天气寒冷的冬季却想要裸露身体。之所以这样，是因为阳气衰弱失于温煦则恶寒，阴血亏虚失于濡润则发热。五月的时候阳气趋于体表，中阳虚冷，阳虚不能胜阴寒，所以想多穿衣服；十一月的时候阳气收敛于内，阴气内弱，不能抵御里热，中焦烦热，所以想要裸露身体。此外，病人尺部脉象迟涩也能推断出津血损伤。同《辨脉篇》22条。

寸口脉象浮大无力，浮为阳气虚浮于外，大为里虚有寒，多为虚证。医生却误用攻下之法，这是严重的治疗错误。误下后更伤阳气，里寒更甚，里寒内盛而虚阳外越，寒邪与气机相搏结，凝滞中焦，肠道气机阻滞，就会出现肠鸣，医生却不懂得这是里寒所致，见到肠鸣误以为邪热内结，反而让病人饮冷水来发其汗，水饮与寒邪相搏结，病人就会出现气逆噎塞不通的变证。同《辨脉篇》25条。

太阳病发病三日，服药后汗出不畅，表证未愈，误以为邪气向里传变，或误用涌吐法，或误用泻下法，或误用温针灸法，病邪仍得不到解除，此时已形成坏病，不能再服用桂枝汤。应当运用四诊合参的方法重新审察病人当前的脉象症状，辨证分析，了解当前病机所在，然后确立正确的治法。同《太阳篇》16条上半节。

太阳病初起，发热，病人脉象多浮数，按理说用发汗的方法治疗疾病当痊愈。但若医生盲目泻下，病人出现身体沉重、心慌等表现，就不能再发汗了，应当待病人正气来复，气血充沛，自行出汗后病邪就可以得到解除。之所以这样，是因为病人尺部脉象微细，为里虚的征象，故要等到表里正气充实、津液自和，就能自然汗出而痊愈了。同《太阳篇》49条。

凡是疾病，或是经过发汗，或是涌吐，或是泻下后，导致津血亡失，若此时阴阳能够自我调节，重新趋于平和，疾病就可以自愈。同《太阳篇》58条。

猛攻泻下之后，又再发汗，出现小便不利的，是津液损伤的缘故，此时切不可见到小便不利即用通利小便的方法治疗。待津液恢复，阴阳自和，小便自行通畅后，疾病就可以自愈。同《太阳篇》59条。

攻下之后，疾病未愈，又转而发汗，于是出现了寒战、脉象微细的症状。之所以会出现这种情况，是表里俱虚的缘故。同《太阳篇》60条。

本应当先用发汗法治疗表证，再用攻下法治疗里证。而医生却先用攻下法治疗里证，这是属于误治，先用发汗法治疗表证，这才是正确的治疗方法。如若里证急重，本应当先用攻下法治疗里证，再用发汗法治疗表证。而医生却先用发汗法治疗表证，这也属于误治。先用攻下法治疗里证，这才是正确的治疗方法。同《太阳篇》90条。

太阳表证当用汗法，医者误用攻下，疾病未见痊愈，转而再用发汗，导致表里俱虚，病人出现头晕目眩视物如蒙的症状，此类病人如果正气自行恢复，正能祛邪，得汗出即能痊愈。之所以这样，是因为出汗提示阴阳已经得到调和的缘故。如果汗出表解后，尚有腑气不和，里实仍在，可再用泻下法治疗。同《太阳篇》93条。

已经得病六七天，脉象迟而浮弱，伴恶风寒、手足尚温等症状，说明太阴里寒而表证仍在，医者却频频攻下，攻伐太过，脾阳受损，于是出现了不能进食、胁下满闷疼痛、面目及周身发黄、颈项僵紧不舒、小便困难等症状。医者若误以小柴胡汤，必损伤脾胃而出现腹泻、里急后重的情况。原本就有口渴，而且是渴欲饮水，水入即吐的，不可用小柴胡汤，如果妄用，势必导致胃气大伤，出现进食后干呕的症状。同《太阳篇》98条。

太阳病二三天，不能平卧，只想起身，心下胃脘部多见痞满硬结，脉象微弱，这本是寒饮停聚于中焦的缘故。医者反用攻下，出现腹泻的变证。如果腹泻自行停止的，大多会形成结胸证；如果腹泻无法停止的，到了第四天又再次攻下，就会形成协热下利的证候。同《太阳篇》139条。

太阳病误用攻下法治疗后，脉象急促，但又没有出现结胸证的，是疾病将要痊愈的征象；如果脉象浮的，多会形成结胸证；如果脉象紧的，多会出现咽喉疼痛；如果脉象弦的，多会两胁肋部拘急不舒；如果脉象细数的，多会伴见头痛绵绵不休；如果脉象沉紧的，多会想呕吐；如果脉象沉滑的，多会伴协热下利；如果脉象浮滑的，多会伴有大便带血。同《太阳篇》140条。

太阳与少阳并病，医者误用攻下之法，会形成结胸证，病人出现心下胃脘部坚硬满闷、腹泻不止、不能下咽汤水、心烦不安等表现。同《太阳篇》150条。

脉象浮紧为太阳伤寒的脉象，本应解表发汗，医者误用攻下之法，导致表邪入里，气机闭塞而形成痞证。由于是无形的气机痞塞所致，所以按之柔软不痛。同《太阳篇》151条。

伤寒误用涌吐、攻下和发汗方法治疗后，病人出现了虚烦不安，脉象非常微弱，迁延了八九天，又出现心下胃脘部痞满硬结、两胁疼痛、自觉有气上冲至咽喉、头晕目眩、全身经脉跳动不宁等症状，如果继续迁延，便有可能形成痿证。同《太阳篇》160条。

阳明病症见不能进食的，若用苦寒泻热药物攻下，多会出现干呕。之所以会这样，是由于胃中虚冷的缘故。病人中气本来就很虚弱，再泻热攻里，会导致胃阳衰败，胃气上逆而干呕。同《阳明篇》194条。

阳明病，脉象迟，症见进食减少，不能过饱，强食过饱就会出现轻度心烦、头晕目眩、小便不畅、脘腹胀满的症状，这是将要形成谷疸。即使用攻下的方法治疗，腹中胀满也不会见到明显减轻。之所以知道会这样，是因为脉象沉迟的缘故。同《阳明篇》195条。

凡属阳邪亢盛导致的发热，用攻下法治疗就会引起大便干硬；出汗很多的病人用峻药发汗也会引起大便干硬。

太阳病，寸脉缓、关脉浮、尺脉弱的，病人症见发热汗出，兼见恶寒、胃脘部痞满而无呕吐的，这是医生误用攻下法导致的。同《阳明篇》244条上半节。

太阴病的主要表现是，脘腹胀满，呕吐，不能进食，腹泻越来越严重，有时腹部疼痛。如果误用攻下法治疗，多会导致胸下痞满结硬。同《太阴篇》273条。

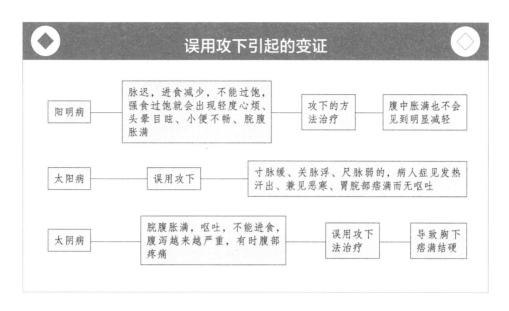

伤寒误用大吐、大下法，正气大伤，身体本极虚，医者又误用大汗法，但病人表气被郁仍未得到解除，又给其饮用大量水饮发汗，因而出现干呕。之所以这样，是由于胃中虚冷，胃气上逆所致。同《厥阴篇》380条。

霍乱病呕吐腹泻兼有表证，用发汗法治疗后，脉象已经平和，病人出现轻微心烦不适，这是由于疾病刚刚痊愈，脾胃功能尚还虚弱，暂不能消化饮食水谷所致。同《霍乱篇》391条。

太阳病，医者用发汗法治疗后仍有发热恶寒等表证，又用攻下法治疗，导致表里之气同时虚损，阴阳二气俱衰，此时表证已除而里证仍在，故见心下胃脘部痞满。医者再用烧针，脏气大伤，出现胸中烦闷、面色青黄、筋肉跳动等表现，这就难以治疗了。如果仅是面色微微发黄、手足尚温的，属胃气尚存，则较易治愈。同《太阳篇》153条。

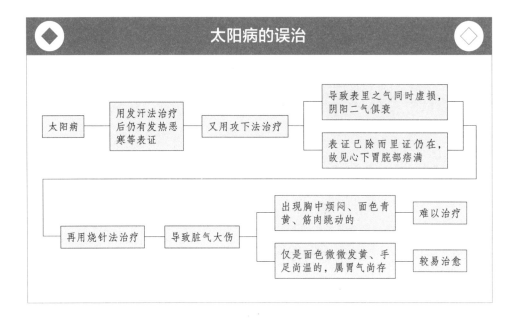

太阳病，已经发病八九天，就如同得了疟疾一样，发热恶寒交替发作，但是发热较重，恶寒较轻，一天发作两三次，病人不伴有呕吐，大小便尚且正常。如果脉象趋向略微和缓，是疾病将要痊愈的表现；如果脉象转为微弱，且恶寒较重的，是表里阳气均虚的表现，此时切不可再用发汗、攻下、涌吐的方法；如果颜面部潮热发红，是表证未解，邪气仍郁于肌表未得到解除，汗出不彻，身体必定感到瘙痒，宜用桂枝麻黄各半汤。

桂枝麻黄各半汤方

桂枝一两十六铢，去皮　芍药一两　生姜一两，切片　甘草一两，炙　麻黄一两，去节　大枣四枚，掰开　杏仁二十四枚，用水浸泡，去掉皮尖及两仁未分开的

以上七味药，用五升水，先放入麻黄，煎煮一二沸腾的时候，去掉药液上面的浮沫，再加入余下的药物，煎煮至留取一升八合，滤去药渣，趁药汁温热的时候每次服六合。（旧本为：桂枝汤三合，麻黄汤三合，合到一起为六合，一次服尽。调养护理方法同前。）同《太阳篇》23条。

服用桂枝汤或者攻下以后，仍感到头痛，颈项部僵硬不舒，微微发热，无

汗，心下胃脘部胀满微痛，伴小便不顺畅等症状的，当用桂枝去桂加茯苓白术汤。

桂枝去桂加茯苓白术汤方

芍药三两　甘草二两，炙　生姜三两，切片三两　白术　茯苓三两　大枣十二枚，掰开

以上六味药，用八升水，煎煮留取三升，滤去药渣，趁药汁温热的时候服取一升，小便通畅后疾病即愈。（旧本为：现用桂枝汤去桂枝加茯苓、白术。）同《太阳篇》28条。

太阳病，先应用发汗的方法治疗，表证仍未得到解除，医生反用攻下，如果脉象仍浮的，表明病人仍未痊愈。浮脉表明病邪仍在太阳，本应用汗法，医生因汗之不愈而误用攻下之法，易使表邪内陷，疾病不能痊愈。如今虽经攻下，仍见脉浮，表明病仍在太阳，而未入里，应当解表方能痊愈，宜选用桂枝汤。同《太阳篇》45条。

桂枝汤方

桂枝三两，去皮　芍药三两　甘草二两，炙　生姜三两，切片　大枣十二枚，掰开

以上五味药，捣碎桂枝、芍药、甘草三味，与生姜、大枣混合，加七升水，用小火煮成三升，滤去药渣。待药汁冷热合适的时候喝一升，服药后过一会儿再喝一升温热的稀粥来助药力，同时让病人加被保暖两个小时左右以助发汗。同《太阳篇》45条。

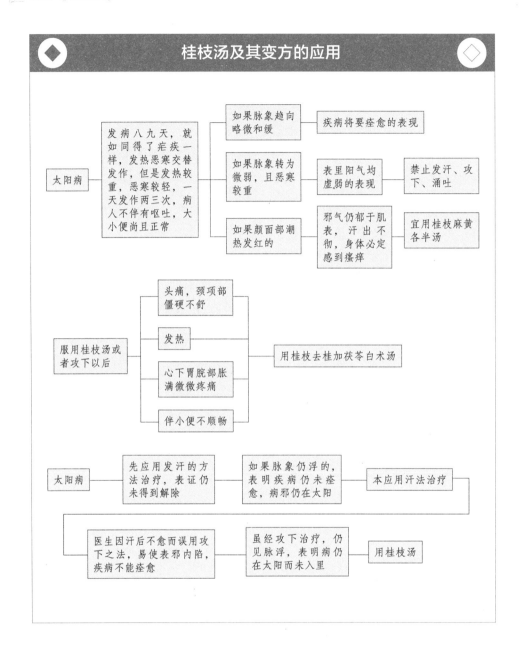

桂枝汤及其变方的应用

太阳病 ── 发病八九天，就如同得了疟疾一样，发热恶寒交替发作，但是发热较重，恶寒较轻，一天发作两三次，病人不伴有呕吐，大小便尚且正常

- 如果脉象趋向略微和缓 ── 疾病将要痊愈的表现
- 如果脉象转为微弱，且恶寒较重 ── 表里阳气均虚弱的表现 ── 禁止发汗、攻下、涌吐
- 如果颜面部潮热发红的 ── 邪气仍郁于肌表，汗出不彻，身体必定感到瘙痒 ── 宜用桂枝麻黄各半汤

服用桂枝汤或者攻下以后
- 头痛，颈项部僵硬不舒
- 发热
- 心下胃脘部胀满微微疼痛
- 伴小便不顺畅

── 用桂枝去桂加茯苓白术汤

太阳病 ── 先应用发汗的方法治疗，表证仍未得到解除
- 如果脉象仍浮的，表明疾病仍未痊愈，病邪仍在太阳 ── 本应用汗法治疗
- 医生因汗后不愈而误用攻下之法，易使表邪内陷，疾病不能痊愈 ── 虽经攻下治疗，仍见脉浮，表明病仍在太阳而未入里 ── 用桂枝汤

攻下后又用误发汗，患者出现了白天烦躁不安，不能安宁入睡，到了夜间精神萎靡但欲寐，微微发热，脉象沉微，不伴有呕吐、口渴及表证表现的，此为肾阳虚衰，当选用干姜附子汤。

干姜附子汤方

干姜一两　附子一枚，生用，去皮，破成八片

以上二味药，用三升水，煎煮留取一升，滤去药渣，一次服完。同《太阳篇》61条。

伤寒误用涌吐或者攻下后，出现心下胃脘胀满，有气往上冲逆胸膈，稍坐起就感到头晕目眩，脉象沉紧等症状的，应当用茯苓桂枝白术甘草汤。此时如果再误用发汗，必加重阳虚，动经脉之气，出现身体震颤摇摆不定的症状。

茯苓桂枝白术甘草汤方

茯苓四两　桂枝三两，去皮　白术二两　甘草二两，炙

以上四味药，用六升水，煎煮留取三升，滤去药渣，趁药汁温热的时候分三次服用。同《太阳篇》67条。

经过发汗或攻下方法治疗后，病症仍然未得到治愈，出现烦躁不安等表现的，应当用茯苓四逆汤。

茯苓四逆汤方

茯苓四两　人参一两　附子一枚，生用，去皮，破成八片　甘草二两，炙　干姜一两半

以上五味药，用五升水，煎煮留取三升，滤去药渣，趁药汁温热的时候服七合，一天服三次。同《太阳篇》69条。

发汗、涌吐或者攻下后，病人出现烦躁不宁、不能闭目静息，严重者甚至会出现心中懊恼，辗转反侧、坐卧不安的表现，应当用栀子豉汤；如果心烦兼有少气的，应当用栀子甘草豉汤；如果心烦兼见呕吐的，应当用栀子生姜豉汤。

栀子豉汤方

栀子十四个，掰开　香豉四合，用绵布包裹

以上二味药，用五升水，先煮栀子，煎煮留取二升半，再加入香豉，最后煮

留一升半，去掉药渣，分为两次服用，趁药汁温热的时候服用一次后，出现呕吐的，则无需再服用后面的药。

栀子甘草豉汤方

栀子十四个，掰开　甘草二两，炙　香豉四合，用绵布包裹

以上三味药，用四升水，先煮栀子、甘草，煎煮留取二升半，再加入香豉，最后煮留一升半，去掉药渣，分为两次服用，趁药汁温热的时候服用一次后，出现呕吐的，则无需再服用后面的药。

栀子生姜豉汤方

栀子十四个，掰开　生姜五两　香豉四合，用绵布包裹

以上三味药，用四升水，先煮栀子、生姜，煎煮留取二升半，再加入香豉，最后煮留一升半，去掉药渣，分为两次服用，趁药汁温热的时候服用一次后，出现呕吐的，则无需再服用后面的药。同《太阳篇》76条下半节。

发汗或者攻下后，热扰胸膈、气机阻滞，出现心烦身热、胸中堵塞憋闷感觉的，应当用栀子豉汤。同《太阳篇》77条。

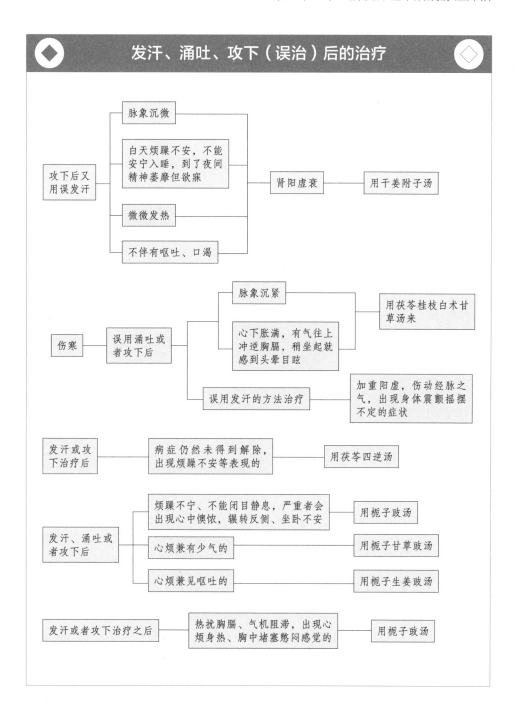

太阳病，邪气内传阳明已十余天，病人出现了心下胃脘部满闷不舒，想要呕

吐，心胸疼痛、脘腹微微胀满、心中郁闷烦躁、大便溏薄等症状，如果是之前误用峻猛攻下或者涌吐的，可以给予调胃承气汤；如果没有误下或涌吐，就不能用调胃承气汤。虽然有想要呕吐、胸中疼痛、大便微溏的症状，但并不是小柴胡汤证。因为病人有呕吐，所以可以推测之前用过较强的涌吐或者攻下法造成的。同《太阳篇》123条。

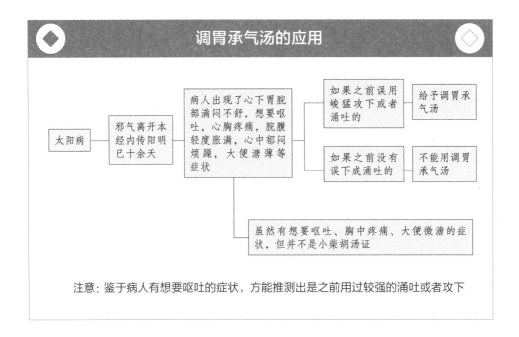

太阳病经过反复发汗治疗仍未治愈，又误用攻下，致邪热内陷，病人五六天没有大便，口舌干燥，口渴引饮，午后日晡之时发潮热，从心下胃脘部到小腹均硬满疼痛，不能触摸，属于大陷胸汤的适应证。同《太阳篇》137条。

伤寒五六天，已经发汗解表，后又攻下，出现了胸胁满闷、轻微痞满结硬、小便不利、口渴无呕吐、只有头部出汗颈下无汗、寒热往来、心中烦闷等症状的，这是病证仍未得到治愈的表现，属于柴胡桂枝干姜汤证。

柴胡桂枝干姜汤方

柴胡半斤　桂枝三两，去皮　干姜二两　栝楼根四两　黄芩三两　牡蛎二两，煅　甘草二两，炙

以上七味药，用一斗二升水，煎煮留取六升，滤去药渣，再继续煎煮至留取三升，趁药汁温热的时候服一升，一天服用三次。第一次服药后会感到轻微心烦，再次服用后得汗出，疾病就能痊愈。同《太阳篇》147条。

伤寒用发汗或者涌吐、攻下方法治疗后，表证虽然已解除，但病人因脾胃受损、痰饮内阻中焦，而出现心下胃脘部痞满硬结、嗳气频作不能缓解的，属于旋覆代赭汤的适应证。

旋覆代赭汤方

旋覆花三两　人参二两　生姜五两　代赭石一两　甘草三两，炙　半夏半升，洗　大枣十二枚，掰开

以上七味药，用一斗水，煎煮留取六升，滤去药渣，再继续煎煮至留取三升，趁药汁温热的时候服一升，一天服用三次。同《太阳篇》161条。

伤寒先用较猛烈的攻下法治疗后，又再发汗，故出现心下胃脘部痞满。如果还有恶寒发热头痛的，是表证还未完全治愈的缘故，不能先泻热消痞，而是应当先解表，待表证解除后方能消除痞证。宜选用桂枝汤来解表发汗，大黄黄连泻心汤来泻热消痞。

大黄黄连泻心汤方

大黄二两　黄连一两

以上二味药，先用二升开水泡一会儿，绞去药渣，分两次温服。同《太阳篇》164条。

伤寒误用涌吐、攻下法治疗后，迁延七八天仍没有治愈，表邪入里化热，阳明热邪炽盛，弥漫周身，充斥内外，症见时有恶风、极度口渴、口干咽燥一直想多喝水、心烦不安等，属于白虎加人参汤的适应证。同《太阳篇》168条。

白虎加人参汤方

知母六两　　石膏一斤，打碎　　甘草二两，炙　　人参二两　　粳米六合

以上五味药，先用一斗水，煮至粳米熟透的时候，滤去药渣，趁药汁温热的时候服一升，一天服三次。

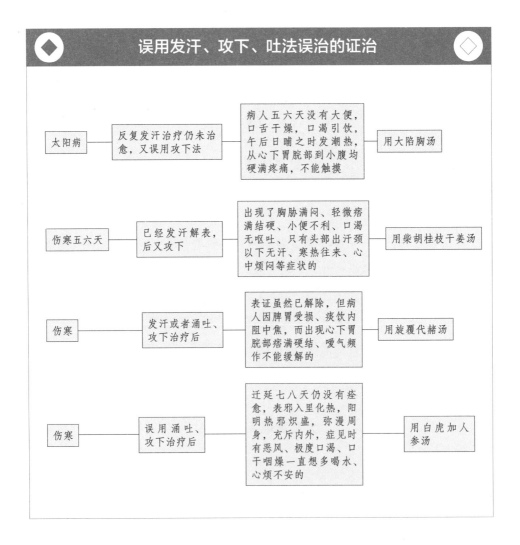

误用发汗、攻下、吐法误治的证治

| 太阳病 | 反复发汗治疗仍未治愈，又误用攻下法 | 病人五六天没有大便，口舌干燥，口渴引饮，午后日晡之时发潮热，从心下胃脘部到小腹均硬满疼痛，不能触摸 | 用大陷胸汤 |

| 伤寒五六天 | 已经发汗解表，后又攻下 | 出现了胸胁满闷、轻微痞满结硬、小便不利、口渴无呕吐、只有头部出汗颈以下无汗、寒热往来、心中烦闷等症状的 | 用柴胡桂枝干姜汤 |

| 伤寒 | 发汗或者涌吐、攻下治疗后 | 表证虽然已解除，但病人因脾胃受损、痰饮内阻中焦，而出现心下胃脘部痞满硬结、嗳气频作不能缓解的 | 用旋覆代赭汤 |

| 伤寒 | 误用涌吐、攻下治疗后 | 迁延七八天仍没有痊愈，表邪入里化热，阳明热邪炽盛，弥漫周身，充斥内外，症见时有恶风、极度口渴、口干咽燥一直想多喝水、心烦不安的 | 用白虎加人参汤 |

伤寒误用涌吐或攻下法治疗后病证仍未得到解除，病人五六天甚至十余天没有大便，日晡潮热，不恶寒，自言自语就像见到鬼一样。病情严重的甚至发作时

神志模糊，目不识人，循衣摸床，惊惕不安，微微喘息，双目直视。若是脉象弦长的，表明尚有生机；若是脉象短涩，预后凶险，属于死证。如果病情较轻，只有潮热和谵语等症状的，属于大承气汤的适应证。同《阳明篇》212条。

太阳、阳明、少阳三经同时发病，病人脘腹胀满、身体沉重难以转侧、口舌麻木不仁、食不知味、面色晦暗如尘垢覆盖、谵语、小便失禁，如果兼有身热、自汗出的，可用白虎汤。此证如果误用发汗，就会出现谵语加重；如果误用攻下，就会出现额头汗出如油珠、手足厥冷的变证。

白虎汤方

知母六两　石膏一斤，打碎　甘草二两，炙　粳米六合

以上四味药，用一斗水，煎煮至粳米熟透，滤去药渣，药汤即成，趁药汁温热的时候服一升，一天服用三次。同《阳明篇》219条。

阳明病，脉象浮紧，病人症见口干咽燥、口苦、脘腹胀满、喘息、身热汗出、不恶寒反恶热、身体沉重。如果误用辛温发汗，会出现心中烦乱不安、躁扰不宁甚至谵语等变证；如果误用温针，会出现惊悸不安、烦躁意乱、失眠等变证；如果误用攻下，会导致胃内空虚，邪气化热留扰胸膈，出现心中懊恼不安、舌上生薄黄苔等变证，属于栀子豉汤的适应证。同《阳明篇》221条。

阳明病攻下后，出现心中懊恼不安，心烦意乱，如果肠中有燥屎的，可以继续用攻下法治疗；如果只是腹中轻微胀满，大便刚开始干硬，后段稀溏的，不可以继续攻下。同《阳明篇》238条。

太阳病误用涌吐、攻下或发汗法治疗后，病人出现轻度心烦、小便频数、大便硬结的，可用小承气汤来调和胃肠气机，疾病就能痊愈。同《阳明篇》250条。

病人出现大汗淋漓，如果腹泻剧烈又伴有四肢厥冷的，为阳虚不固，属于四逆汤的适应证。同《厥阴篇》354条。

太阳病误下之后，病人自觉有气上冲的，可以继续应用桂枝汤，服药方法仍遵从于桂枝汤；如误下后无气上冲，说明正气损伤较重，就不能再用桂枝汤了。同《太阳篇》15条。

太阳病误用下法后，病人出现脉象急促、胸膈满闷的，当选用桂枝去芍药汤。

桂枝去芍药汤方

桂枝三两，去皮　甘草二两，炙　生姜三两，切片　大枣十二枚，掰开

以上四味药，用七升水，煎煮留取三升，滤去药渣，趁药汁温热的时候服取一升。（旧本为：现用桂枝汤去芍药，调养护理方法同前。）同《太阳篇》21条。

如果误下后出现胸膈满闷、脉微而恶寒的，当选用桂枝去芍药加附子汤。

桂枝去芍药加附子汤方

桂枝三两，去皮　甘草二两，炙　生姜三两，切片　大枣十二枚，掰开　附子一枚，炮，去皮，破成八片

以上五味药，用七升水，煎煮留取三升，滤去药渣，趁药汁温热的时候服取一升。（旧本为：现用桂枝汤去芍药加附子，调养护理方法同前。）同《太阳篇》22条。

太阳病，本为桂枝汤证，医生反而误用攻下之法，于是导致病人出现腹泻不止的症状，此时脉象急促的是表邪未解；兼有喘息气促和汗出的，应当用葛根黄芩黄连汤。

葛根黄芩黄连汤方

葛根半斤　甘草二两，炙　黄芩三两　黄连三两

以上四味药，用八升水先煮葛根，煮耗掉二升水后，加入余下药物一起煎煮，最后煮成二升，去掉药渣，趁药汁温热的时候分两次服用。同《太阳篇》34条。

太阳病，用攻下法治疗后出现轻微气喘的，是表邪没有得到解除的缘故，属于桂枝加厚朴杏子汤的适应证。

桂枝加厚朴杏子汤方

桂枝三两，去皮　甘草二两，炙　生姜三两，切片　芍药三两　大枣十二枚，掰

开　厚朴二两，炙，去皮　杏仁五十枚，去皮尖

以上七味药，用七升水，小火煎煮留取三升，去掉药渣，趁药汁温热的时候服取一升，同时加被保暖两个小时左右以助微微发汗。同《太阳篇》43条。

伤寒，已经六七天未解大便，兼有头痛发热，如果小便色黄的，属于阳明病里实热结，当用承气汤攻其里热、泻热通腑；如果伴见小便清长的，此时邪气仍在表，内无热结，宜选用桂枝汤来解肌发汗。服用桂枝汤后，有可能会出现头痛持续、鼻衄的症状，这是郁闭较甚兼阳络轻微损伤的表现。同《太阳篇》56条。

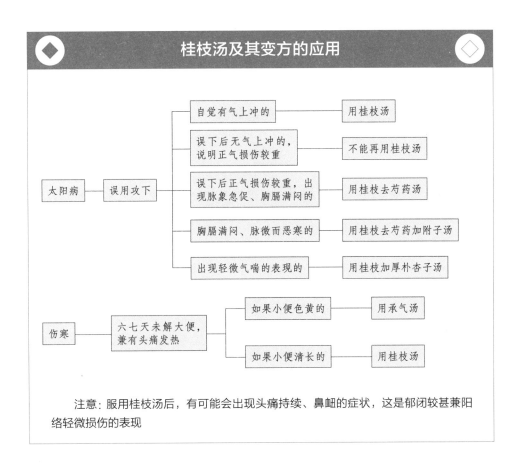

桂枝汤及其变方的应用

注意：服用桂枝汤后，有可能会出现头痛持续、鼻衄的症状，这是郁闭较甚兼阳络轻微损伤的表现

伤寒已五六天，峻猛攻下之后，仍身热不退、心胸如有物结聚作痛的，是胸膈郁热仍未得到解除，属于栀子豉汤的适应证。同《太阳篇》78条。

伤寒攻下之后，表邪内陷化热，郁阻胸膈脘腹之间，出现心烦、脘腹胀满、坐卧不安等症状的，属于栀子厚朴汤的适应证。

栀子厚朴汤方

栀子十四个，擘开　厚朴四两，炙，去皮　枳实四枚，用水浸泡，炒成黄色

以上三味药，用三升半的水，煎煮留取一升半，去掉药渣，分为两次服用，如果趁药汁温热的时候服用一次后，出现呕吐的，则无需再服用后面的药。同《太阳篇》79条。

伤寒，医生误用丸药大力攻下，导致上焦有热、中焦有寒，出现身热不退、微微烦躁，伴有腹痛腹泻、纳食减少等症状的，属于栀子干姜汤的适应证。

栀子干姜汤方

栀子十四个，擘开　干姜二两

以上二味药，用三升半的水，煎煮留取一升半，去掉药渣，分为两次服用，如果趁药汁温热的时候服用一次后，出现呕吐的，则无需再服用后面的药。同《太阳篇》80条。

凡要使用栀子汤一类方子的，如果病人平时脾胃虚寒，就不可以服用。同《太阳篇》81条。

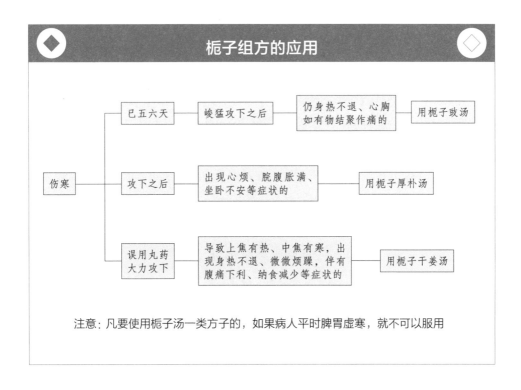

伤寒表证，本当发汗解表，医生却误用攻下，导致脾肾虚衰，出现腹泻不止，泻下完谷不化，此时即使仍有身体疼痛等表证，也要先急治里证，宜选用四逆汤回阳救逆。如果服药后脾肾阳气恢复，泄利得止，手足温，而身体疼痛仍在，此时应当治疗表证，宜选用桂枝汤。同《太阳篇》91条。

太阳病，邪气已转属少阳十余天，医生反而多次误用攻下，这样又过了四五天，小柴胡汤证仍在的，可先用小柴胡汤和解少阳。如果服用小柴胡汤出现呕吐不止、心下胃脘部拘急疼痛、郁闷烦躁的，说明病证未能得到治愈，为少阳兼见阳明里实证，用大柴胡汤和解少阳兼攻下里实，就能痊愈。同《太阳篇》103条。

大柴胡汤方

柴胡半斤　黄芩三两　芍药三两　半夏半升，洗　生姜五两，切片　枳实四枚，炙　大枣十二枚，瓣开

以上七味药，用一斗二升水，煎煮留取六升，去掉药渣，再加热浓缩，趁药

汁温热的时候服一升，一日服用三次。另一方加大黄二两，如果不加，恐怕就不能算是大柴胡汤了。

太阳病迁延十余日后仍未得到治愈，症见胸胁满闷而呕吐，日晡潮热阵作，过些时候又出现轻度腹泻，这本为少阳兼阳明里实的大柴胡汤证，之所以用大柴胡汤是由于大便不通的缘故。现在反而出现腹泻了，可以推测到医生曾用峻下的丸药来攻下，这不是正确的治疗方法。丸药攻下后出现潮热、微微腹泻等症，潮热是里实之证，应当先用小柴胡汤和解少阳枢机，再用柴胡加芒硝汤。

柴胡加芒硝汤方

柴胡二两十六铢　黄芩一两　人参一两　甘草一两，炙　生姜一两，切片　半夏二十铢（旧本原为五枚，洗净）　大枣四枚，掰开　芒硝二两

前七味药，用四升水，煎煮留取二升，滤去药渣，加入芒硝，再次放到火上用小火煮沸，趁药汁温热的时候分两次服用；如果服药后大便仍未解出的，可以再服一剂。同《太阳篇》104条。

伤寒已经十余日，邪气由太阳经内传阳明，症见谵语的，是胃肠有实热的缘故，应当用汤药来攻下。如果小便尚通畅的，大便也应当坚硬，现在反而出现腹泻，可以推测到医者曾用峻下的丸药来攻下，这不是正确的治疗方法。如果不是误治，而是邪入三阴导致的下利，脉象应当极微细，四肢微冷。如今脉象反而实大，是里有实热的表现，说明医者误用攻下，大便虽下但实邪仍未除，应当用调胃承气汤。同《太阳篇》105条。

伤寒迁延八九日仍未治愈，误用攻下，病人出现胸胁满闷、心烦惊悸不安、小便不利、谵语、全身沉重难以转侧等症状的，属于柴胡加龙骨牡蛎汤的适应证。

柴胡加龙骨牡蛎汤方

柴胡四两　龙骨一两半　黄芩一两半　生姜一两半，切片　铅丹一两半　人参一两半　桂枝一两半，去皮　茯苓一两半　半夏二合半，洗净　大黄二两　牡蛎一两半，洗去腥

气　大枣六枚，瓣开

以上十二味药，除大黄外，用八升水，煎煮留取四升，将大黄切成围棋子大小后加进去，再煮至一二滚，滤去药渣，趁药汁温热的时候服一升。（旧本为：现用小柴胡汤加龙骨等药。）同《太阳篇》107条。

误用火法治疗，又强行攻下，导致心阳虚弱，神气浮越，症见烦躁不安的，应当用桂枝甘草龙骨牡蛎汤。

桂枝甘草龙骨牡蛎汤方

桂枝一两，去皮　甘草二两，炙　牡蛎二两，煅　龙骨二两

以上四味药，用五升水，煎煮留取二升半，滤去药渣，趁药汁温热的时候服八合，一天服用三次。同《太阳篇》118条。

太阳病，脉象浮而动数，浮主风邪在表，数主身体有热，动主疼痛。数又主热在表尚未与体内有形实邪相结，病人出现头痛发热、轻微盗汗、反而恶寒等表现的，是太阳表邪尚未解除。医生却误用攻下，脉象由动数变为迟脉，并出现胸膈内疼痛拒按。胃内因误下而空虚，邪热乘虚内陷扰动胸膈，与水饮相结，病人还多见气短、烦躁不安、心中懊恼等不适，形成结胸证，应当用大陷胸汤。如果误下后尚未形成结胸证，只见头部出汗，汗出到颈部就停止，其他地方无汗，伴见小便不利、周身发黄的，这是形成了湿热发黄之变证。同《太阳篇》134条。

伤寒五六天，症见呕吐、发热的，是小柴胡汤证已经具备，本应用小柴胡汤，却用其他药物泻下。误下后如果小柴胡汤证依旧存在的，可以继续用小柴胡汤，此之前虽然已经误下，但还未形成变证，但由于误下伤正的原因，服用小柴胡汤后多会出现蒸蒸发热、寒战汗出，疾病可随战汗而痊愈。如果误下后出现心下胃脘部满闷坚硬胀痛的，多为邪热内陷，与水饮互结的结胸证，可用大陷胸汤。如果只是胃脘部胀满而无疼痛的，多为误下伤胃，胃虚气结心下的痞证，不能用小柴胡汤，宜选用半夏泻心汤。

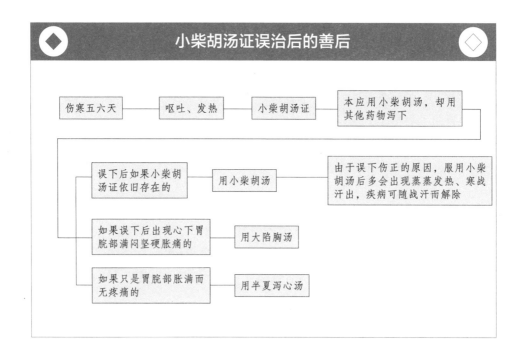

小柴胡汤证误治后的善后

伤寒五六天 → 呕吐、发热 → 小柴胡汤证 → 本应用小柴胡汤，却用其他药物泻下

误下后如果小柴胡汤证依旧存在的 → 用小柴胡汤 → 由于误下伤正的原因，服用小柴胡汤后多会出现蒸蒸发热、寒战汗出，疾病可随战汗而解除

如果误下后出现心下胃脘部满闷坚硬胀痛的 → 用大陷胸汤

如果只是胃脘部胀满而无疼痛的 → 用半夏泻心汤

半夏泻心汤方

半夏半升，洗　黄芩三两　干姜三两　人参三两　甘草三两，炙　黄连一两　大枣十二枚，掰开

以上七味药，用一斗水，煎煮留取六升，滤去药渣，再继续煎煮至留取三升，趁药汁温热的时候服一升，一天服用三次。同《太阳篇》149条。

原本因误下形成心下胃脘部痞满的痞证，用泻心汤后痞满并没消除，同时病人还出现了口咽干燥、心烦口渴、小便不利等症状的，当属膀胱气化不利、水饮内停，可用五苓散。同《太阳篇》156条。

太阳伤寒或中风证，本应发汗而解，医生却误用攻下法，导致脾胃损伤，病人出现了腹泻，一天多达十余次，下利完谷不化，腹中肠鸣有声，心下胃脘部痞满而硬，干呕，心中烦躁不得安宁。医生见到心下痞，便误认为是邪热内结，尚未除尽，又用攻下之剂，导致痞满日益加重。这并不是胃肠实热阻滞，而是脾胃气虚，虚气上逆，才会造成胃脘部痞满硬结，可用甘草泻心汤。

甘草泻心汤方

甘草四两，炙　黄芩三两　干姜三两　半夏半升，洗　大枣十二枚，掰开　黄连一两

以上六味药，用一斗水，煎煮留取六升，滤去药渣，再继续煎煮至留取三升，趁药汁温热的时候服一升，一天服用三次。同《太阳篇》158条。

伤寒表证误用攻下后，病人出现腹泻不止、心下胃脘部痞满硬结，给予泻心汤后又用其他药物攻下，遂导致腹泻不止，医者再给予理中汤，腹泻却愈加严重。这是因为理中汤是治疗中焦虚寒泄泻的方剂，而这个病人腹泻的原因是病在下焦滑脱不禁，应当用赤石脂禹余粮汤。如果服用赤石脂禹余粮汤后腹泻仍不止，同时伴见小便不利的，应当用分利之法，利小便以实大便。

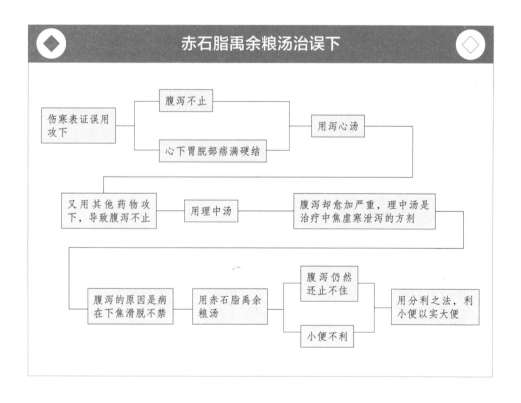

赤石脂禹余粮汤方

赤石脂一斤, 打碎　太一禹余粮一斤, 打碎

以上二味药, 用六升水, 煎煮留取二升, 滤去药渣, 趁药汁温热的时候一天服用三次。同《太阳篇》159条。

太阳病表证尚未解除, 却反复误用攻下法, 损伤太阴脾土, 于是形成了协热利, 出现腹泻不止、心下胃脘部痞满硬结等症状, 同时仍有发热恶寒等表证的, 可用桂枝人参汤。

桂枝人参汤方

桂枝四两, 单独切片, 去皮　甘草四两, 炙　白术三两　人参三两　干姜三两

以上五味药, 用九升水, 先放入甘草、白术、人参、干姜, 煎煮成五升, 再放入桂枝共同煎煮至留取三升, 滤去药渣, 趁药汁温热的时候服一升。白天服两次, 夜晚服一次。同《太阳篇》163条。

太阳中风证误下后, 邪热不解, 内迫于肺, 出现喘息汗出, 尚无大热的, 就不能再用桂枝汤, 可用麻黄杏子甘草石膏汤。

麻黄杏子甘草石膏汤方

麻黄四两　杏仁五十个, 去皮尖　甘草二两, 炙　石膏半斤, 打碎, 用绵布包裹

以上四味药, 用七升水, 先放入麻黄, 煎煮消耗掉二升水, 去掉药液上面的浮沫, 再加入余下的药物, 煎煮至留取三升, 滤去药渣, 趁药汁温热的时候服一升。同《太阳篇》162条。

阳明病用攻下法治疗后, 热邪尚未完全祛除, 病人手足温热, 没有结胸的症状, 心中懊恼不安, 有饥饿感但不能进食, 只是头部汗出的, 可用栀子豉汤。同《阳明篇》228条。

伤寒经吐法治疗后, 出现脘腹胀满拒按的, 可用调胃承气汤。同《阳明篇》249条。

病人已发热七八天, 没有恶寒、头痛等表证, 也没有潮热、谵语、脘腹胀满

等里证，即使脉象浮数的，也可用攻下法治疗。如果攻下治疗后浮脉已去，但脉仍数，表明气分之热已解，血分之热未除，阳明血府热结，故出现能食易饥、六七天无大便等表现，为阳明瘀血证，宜抵当汤。同《阳明篇》257条。

原本为太阳病，医生却反误用攻下，出现脘腹胀满，时有疼痛，这是误下损伤脾阳，邪陷太阴所致，可用桂枝加芍药汤。

桂枝加芍药汤方

桂枝三两，去皮　芍药六两　甘草二两，炙　大枣十二枚，掰开　生姜三两，切片

以上五味药，用七升水，煎煮留取三升，滤去药渣，趁药汁温热的时候分三次服用。（旧本说：桂枝汤加芍药。）同《太阴篇》279条上半节。

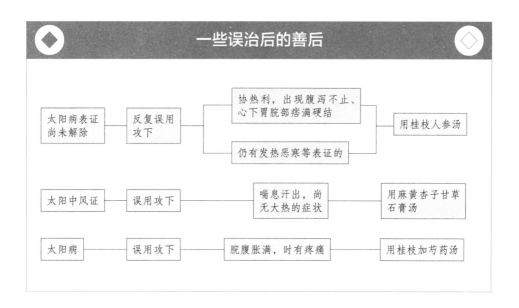

一些误治后的善后

伤寒六七天，峻猛攻下后，病人出现寸脉沉迟，尺脉不显，手足厥冷，咽喉疼痛，甚至咳唾脓血痰，持续腹泻不能停止的症状，为寒热错杂、虚实并见证，属于难治之证，可用麻黄升麻汤。

麻黄升麻汤方

麻黄二两半,去节　升麻一两一分　当归一两一分　知母十八铢　黄芩十八铢　葳蕤(一方为菖蒲)十八铢　芍药六铢　天门冬六铢,去心　桂枝六铢,去皮　茯苓六铢　甘草六铢,炙　石膏六铢,打碎,用绵布包裹　白术六铢　干姜六铢

以上十四味药,用一斗水,先煮麻黄至一二滚,去掉药液上面的浮沫,再加入余下的其他药物,煎煮留取三升,滤去药渣,趁药汁温热的时候分三次服用。在煮熟三斗米饭的时间内把三次药都服完,服药后病人汗出,疾病就能随之痊愈。同《厥阴篇》357条。

伤寒,病人脾气虚寒,腹泻,又复感外邪,医生却误用涌吐、攻下,导致下寒与上热相格拒。如果再次误用涌吐和攻下,病人出现食物入口随即呕吐的,可用干姜黄芩黄连人参汤。

干姜黄芩黄连人参汤方

干姜三两　黄芩三两　黄连三两　人参三两

以上四味药,用六升水,煎煮留取至二升,滤去药渣,趁药汁温热的时候分二次服用。同《厥阴篇》359条。

附录 图解《伤寒论》方剂索引

图书在版编目（CIP）数据

图解《伤寒论》/（汉）张仲景著；冯宇，王茂云
编译 . -- 石家庄 : 河北科学技术出版社，2024.6

ISBN 978-7-5717-2040-7

Ⅰ . ①图… Ⅱ . ①张… ②冯… ③王… Ⅲ . ①《伤寒
论》－图解 Ⅳ . ① R222.2-64

中国国家版本馆 CIP 数据核字（2024）第 087257 号

图解《伤寒论》

TUJIE《SHANGHAN LUN》

（汉）张仲景 著 冯 宇 王茂云 编译

特约监制 武 亮 刘一寒 责任编辑 李蔚蔚 徐艳硕
责任校对 李 虎 美术编辑 张 帆
出版：河北科学技术出版社
地址：石家庄市友谊北大街 330 号（邮编：050061）
印刷：天津光之彩印刷有限公司
经销：新华书店
开本：710mm×1000mm 1/16
印张：19.75
字数：291 千字
版次：2024 年 6 月第 1 版
印次：2024 年 6 月第 1 次印刷
书号：ISBN 978-7-5717-2040-7
定价：69.80 元